糖诗三百首

—— 糖尿病病人 必读

李定国 ● 主编

U0232764

长江出版传媒
Changjiang Publishing & Media

湖北科学技术出版社
HUBEI SCIENCE & TECHNOLOGY PRESS

图书在版编目（ＣＩＰ）数据

糖诗三百首——糖尿病病人必读/李定国主编. —武汉：湖北科学技术出版社，2019.6

ISBN 978-7-5706-0583-5

Ⅰ．①唐… Ⅱ．①李… Ⅲ．①糖尿病－防治 Ⅳ.①R587.1

中国版本图书馆CIP数据核字(2019)第017691号

Tang Shi Sanbai Shou

策　　划：熊木忠		责任校对：傅　玲
责任编辑：黄国香 李雨点		封面设计：喻　杨

出版发行：湖北科学技术出版社　　　　　　　　　电话：027-87679468

地　　址：武汉市雄楚大街 268 号　　　　　　　邮编：430070

　　　　　（湖北出版文化城 B 座 13-14 层）

网　　址：http://www.hbstp.com.cn

印　　刷：湖北恒泰印务有限公司　　　　　　　　邮编：430223

督　　印：王冬生

700×1000　　　　1/16　　　　23.75 印张　　　　316 千字

2019 年 6 月第 1 版　　　　　　　　2019 年 6 月第 1 次印刷

定价：68.00 元

《糖诗三百首——糖尿病病人必读》
编委会

主　　编　李定国

参编人员　李定国　蔡惠玲　李　文　李　宁

　　　　　李国玉　陈少君　李翰霆　刘佳霖

　　　　　王东安　邱　峥　林　黎　张梦琼

　　　　　王继芳　蔡惠玉　陈　宁　王乃民

　　　　　郭亿儿　陈少贤　宋利华　林　丰

微　序

　　20世纪以来，全球糖尿病的病人日益增多，遭受"糖魔"虐害者已达数亿之众。目前，我国的糖友已超1亿，我国业已成为糖尿病的"超级大国"。有鉴于此，让广大群众了解糖尿病机制和防治知识，以求遏制"糖魔"肆意逞凶，实乃当务之急。

　　前年，湖北科学技术出版社首席编辑、编审熊君向笔者约稿，邀约笔者编写一本有关糖尿病防治的科普读物，建议以书面形式举行"病人'招待会'"来"答病人问"。笔者问："篇幅大概若干？"熊答："拟设30万字设置300题左右即可。"笔者曰："既然拟设300题，笔者倒有一款别致的书名，不知是否可行？"熊编审："请说说是何'名目'？"笔者答道："我想借用'唐''糖'谐音，将书名取《糖诗三百首——糖尿病病人必读》如何？"熊君曰："您的设想甚妙，我觉得可将糖尿病的相关知识设置300则，每则赋诗一首作为内容提要，诗文结合，料想会受到读者的欢迎，不知可否？"笔者答道："你我的设想可谓'不谋而合'，然而'引诗'未必每首合辙，有的因问答内容所限，只能以'打油诗'格式作为提示。"熊编审曰："我们合作出版过多册读物，深知阁下'指耕'如伯牙抚琴、郎朗弹奏，定会妙笔生花！"笔者答曰："编审如此'点赞'，吾乃受宠若惊，每题赋诗一首就权当是宴席前的'开胃汤'吧！"

　　就此，编审与笔者遂"一拍即合"，随即签订出版合同。然囿于笔者知识疏浅、水平有限，书中诗文及讲解内容，难免有疏漏或不当之处，谨望医界同仁及广大读者不吝赐教。

笔者　谨识　戊戌夏　于祖居柏志楼

目　录

第八章 糖尿病的饮食疗法 ·················· 211

第九章　糖尿病的运动疗法 ·········· 267

第一章　糖尿病史话

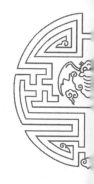

1. 古老的糖尿病

诗曰：痼疾悄然降世间，消渴虐人非等闲。"法老"
医书有录述，隋唐典籍留箴言。巫术草药无效验，水果甜
酒未解难。世人追溯几千载，迄今根除尚盘桓。

注解：糖尿病被世人发现已有几千年的历史，是一种非常古老的
疾病。人类对糖尿病的文字记载，甚至可以追溯到人类文明的幼年时期。

公元 1874 年，古埃及学家埃伯斯（Georg Ebers）发现了一本写在莎
草纸上的古埃及医书，经考证该书创作于公元前 1500 年前后，也就是古
埃及的"法老时代"（历史上公元前 3100 年到公元前 525 年为法老时代）。
埃伯斯如获至宝，并迅速将其翻译出版。这本书从此便以《埃伯斯古医书》
（Ebers Papyrus）之名流传于世。在这本书中记载了一种症状为"多饮多
尿"的疾病，甚至还记载了利用谷物、水果和甜酒对此病进行治疗的过程。
据证，这是迄今为止发现的最早的关于糖尿病的文字记载。

《埃伯斯古医书》，是现存最早的医学文献之一。全书共 110 卷，
连接起来了约 20 米长。书中记载了大量疾病症状（包括癌症、糖尿病
和精神疾病）的描述，以及使用混合了巫术和草药的治疗方案。该书
现存德国莱比锡大学博物馆。

而差不多在同时期，古印度的医生们也注意到有一些病人的尿液会
吸引大量的蚂蚁和苍蝇，而这正是尿液中含糖量高的标志。在古代中国，
最早在两千多年前的东汉时期，人们已经开始用"消渴证"来描述糖尿
病症状。隋代的《古今录验方》中也记载了"小便至甜"的观察。药王
孙思邈在唐代已经第一次提出糖尿病的运动和饮食疗法，建议少吃面食，
多运动，这几乎和当下医生们给糖尿病病人的生活建议不谋而合。

而就像我们熟知的大多数重要科学发现一样，古代世界里关于
糖尿病最详尽的报道和探究来自古希腊人。卡帕多细亚的阿莱泰乌斯
（Aretaeus of Cappadocia）是公元 2 世纪前后的古希腊医生，他在书中
如此描述糖尿病病人的症状，至今读来如在眼前："糖尿病是一种可

怕的痛苦的疾病……皮肉和骨头被不停地融化变成尿液排出。（病人的）生命是短暂的、令人不快的和痛苦的……难以抑制的口渴、大量饮水和排尿，五脏六腑都被烤干了……病人受恶心、烦躁和干渴的折磨……并会在短时间内死去。"

在古代希腊、罗马的荣光暗淡之后，先人的智慧被埋藏在中世纪的黑暗中长达千年，直至文艺复兴的到来。阿莱泰乌斯的上述报道在16世纪被重新发现，而现代糖尿病的英文名"diabetes mellitus"也在16世纪被最终确定。

2. 糖尿病病名溯源

诗曰："消渴""多尿"两相宜，名贯中西皆切题。饥肠辘辘填不尽，胀脬盈盈溺有余。莫说血糖甜滋滋，但觉身心苦凄凄。三多一少人疲惫，形销骨立现鹤躯。

注解：诗中"脬"（为膀胱的简称，胀脬，即臌胀的膀胱）；"鹤躯"是喻枯瘦的身体。糖尿病是一个古老的疾病。公元前400年，我国最早的医书《黄帝内经·素问》及《黄帝内经·灵枢》中就记载过"消渴证"这一病名。汉代名医张仲景的《金匮要略》的消渴篇对"三多"症状（即善饥、烦渴、多尿）及枯瘦（"大骨枯槁"）已有记载。唐朝初年，我国著名医家甄立言首先指出，消渴证病人的小便是甜的。其实，大约在公元前1500年之前，埃及人就曾经用草纸记录了这一种病，指出这种病的病人有多尿的现象，这个记载应该说是目前发现的有关糖尿病最早的记录。

古代对糖尿病这一疾病名称，不论是我国还是西方都以某种症状为代表来取名的。我国医生根据病人出现烦渴多饮和消瘦而取名"消渴证"，西方则以"多尿"（diabetes）来命名的。大约在公元2世纪，希腊人亚里士多德首先使用"diabetes"来描述病人有多尿的现象。其实，"diabetes"的希腊语，原意是"通过""超出"的意思，为何用来表示"多尿"尚无可考，而在拉丁文中及英文中，"diabetes"却含多尿的意思。可见使用"diabetes"作为多尿现象的命名跟"甜"沾不上关系，况且以"多尿"为主征的疾病还有尿崩症。据西方的记载，古印度人早就注意到糖尿病病人的尿是甜的。有位瑞士的医生发现糖尿病病人的小便干了之后会有结晶，他把结晶拿去分析化验，发现原来这种结晶是糖。公元1675年，英国医生托马斯·威利斯（Thomas Willis）也发现糖尿病病人的尿"其味如糖似蜜"，于是他在"diabetes"的后面加上"mellitus"，于是糖尿病的全名为"diabetes mellitus"。"mellitus"是拉丁文，译成英文乃是"honey"——意思是"蜂蜜"；因此，"diabetes mellitus"既含多尿，又有"甜尿"的意思。然而，直至如今仅用"diabetes"这一词汇虽然是指"多尿症"，但往往仍然指的是糖尿病。而尿崩症则不能用"diabetes"来表达，必须用"diabetes insipidus"全称，"insipidus"不能省略，"insipidus"乃"无味"之意。拉丁文"mellitus"和英语"mellituria"也是糖尿病的意思。

3. 我国古代糖尿病的别称

诗曰：司马相如字"长卿"，辞赋玑珠冠儒英。誉享文坛赞佩多，名满天下"粉丝"盈。惜乎相如患消渴，异乎消渴称"长卿"。"大腕"之疾成病名，自古文人也"追星"。

注解：在我国，糖尿病还有个"别名"——长卿病。这是没有病案记载的早期病例。所谓"长卿"，乃西汉辞赋家司马相如的字（司马长卿）。他因为患了糖尿病，于是人们把糖尿病称为"长卿病"，这是"名人效应"所致。《史记·司马相如列传》云："相如口吃而善著书，常有消渴疾。"《说文解字病疏下》解释："其人一日饮水一斗，小便亦一斗。"原来，司马相如是古代文坛的"大腕"，他名满天下，拥有众多"粉丝"，因此，他的病也出了名。文人墨客只要患了"消渴证"，往往就说是患了"长卿病"。此外，古代糖尿病又称为"临邛渴"，那是因为卓文君私奔到司马相如的老家四川临邛（今邛崃市），并跟司马相如在临邛开了个小酒店"当垆卖酒"，故又有人把消渴证称作"临邛渴"。

古代诗人词家，在诗词中常有"长卿疾""长卿病""临邛渴""相如渴""抱渴""文园病客"等词汇作消渴病的代名词。（"文园"乃因司马相如当过"文园令"而作为消渴证的代称。）

4. 世界上最早记录的糖尿病病案

诗曰：盛唐名医数王焘，乃父消渴属"中消"。口干多饮饥不辍，身长疮疖痒难熬。孝子尝尿辨症候，病父循医食药疗。对症遣方病告愈，《外台》治验有摘抄。

注解：世界上最早诊治糖尿病并记录病案的医生是中国唐代名医王焘。王焘出身官宦世家，其祖父王珪是唐初杰出的宰相之一。王焘的父亲李敬直（皇帝赐姓李）是南平公主的驸马。有一次，王焘外出行医，走后不久，他的父亲病了，不仅口渴多饮，而且饮食大增，身上长疖疮，久治无效，病情越来越重，家人把王焘找回来给他父亲治病，通过认真观察病情，查阅医书，并根据甄立言《古今条验》一书中指出的："消渴病者小便似麸片甜"。于是王焘亲口尝其父小便，果然是甜的。故针对其父的消渴病制订了治疗方案，辅以调整饮食，由于治疗及时、准确，他父亲的病终于治好了。于是，王焘便把这些经验，摘抄收入《外台秘要》一书中。《外台秘要》（公元752），比10世纪阿拉伯医生阿维森纳的《医典》（公元1011—1013）中关于糖尿病的诊断和治疗早200多年。

5. 司马相如：史载糖尿病第一人

诗曰：司马相如卓文君，才子佳人夜私奔。甘遂情爱离王府，愿为当垆客临邛。相如罹患消渴证，文君尝尿留美名。阅遍中外名人记，史载糖友第一人。

注解：司马相如卓文君私奔后为了生计，曾客居临邛开了一间酒肆。文君在店堂卖酒，相如和佣人酒保一起洗涤酒器，故有"文君当垆""相如洗器"之成语。

　　上面提到世界上最早诊治糖尿病并记录病案的医生是中国唐代名医王焘，这个病例乃王焘的父亲李敬直。但是，在史书上早就有糖尿病病例之记载。古代将糖尿病称为消渴证系以"消"与"渴"之症状为主征予以命名的：消即消瘦；渴即口渴多饮。我国最早的医学典籍之一的《黄帝内经》就记载有消渴证。到了西汉时期由司马迁主笔的《史记》就记载了司马相如是糖尿病病人，因此，司马相如是史书所载第一位"糖友"。《史记》中有"相如口吃而善著书。常有消渴疾"。后人忽略了他的口吃和消渴，而盛传他的爱情和辞赋，却不免夸张。仔细读《史记》，则可以发现一个真实的司马相如。

　　复姓司马的有两位大师，一个是辞赋大家司马相如，一位是史学大家司马迁，后者为前者作的传记中说：司马相如虽然具有高超的文学才华，写得一手好文章，但是却有两个毛病，一个是口吃，另一个便是长期患有消渴之疾。可惜的是，司马迁虽然提到了司马相如患有消渴病，但只是一笔带过，并没有过多的描述。反倒是记录西汉各类八卦典故的《西京杂记》一书中对此有更详细的描述。

　　《西京杂记》中专门有"相如死渴"一条，将司马相如之死与消渴病联系了起来。文章说司马相如早年就患有消渴病，后来遇到了美艳异常、放诞风流的卓文君，不但演出了私奔的闹剧，而且司马相如为卓文君美色所惑，过度沉湎其中，于是引发了"痟疾"。

　　关于相如罹患消渴、卓文君尝尿的轶闻也为后人津津乐道。据说司马相如40岁时（约在公元前219年）曾得过一场病，这病来得蹊跷，饮食非但未减反而增多，同时还伴有多饮、多尿、身体倦怠无力，且日渐消瘦。卓文君十分着急。她劝丈夫请医生诊治，但司马相如不以为然。一日，卓文君给司马相如洗内衣裤，偶然发现丈夫内裤上的尿渍处聚集了不少蚂蚁。慧心过人的卓文君觉得其中必有缘故，可能与相如多食、多饮、多尿和身体倦怠等异常现象有关。于是，她决定亲自尝一尝丈夫的尿液。一尝，果然发现丈夫的尿液竟有甜味。读过医书的卓文君，结合丈夫的症状和尿甘而不燥的特点，判定丈夫患了消渴证，随即请来当地名医诊断，果然诊断为消渴证。经过两年的治疗和她的精心照顾，多方调理，司马相如的病基本稳定。

由于司马相如的文名太盛，就连折磨他的消渴病也跟着出了名，后世不少文人在提到此病时，都以"相如病""长卿病"（司马相如字长卿）、"临邛渴"（临邛曾为其居住地）等来代替。

6. 杜甫的糖尿病及其"糖诗"

诗曰：杜甫死因成"谜局"，多种假设难信服。史家有谓"暴食"死，郭老考证腐肉毒。过饱"饫死"易排除，牛肉变质岂成立。其实诗圣患"消渴"，多首"杜诗"可解读。

注解：杜甫是盛唐大诗人。他忧国忧民，人格高尚，一生写诗1500多首，诗艺精湛，被后世尊称为"诗圣"。

2004年10月，法国前总统希拉克访华。希拉克对中华民族的文化十分"钟情"，他热爱唐诗，能够背诵李白和杜甫的一些诗句。10月9日，他到成都瞻仰了杜甫草堂。希拉克总统应邀为杜甫草堂题词留念，他欣然题词："对人类最伟大的诗人致以最崇高的敬意。"随后，他与导游姚菲探讨起杜甫的死因，总统说他从书上看到杜甫是吃牛肉喝酒致死的，姚菲委婉地纠正说，现在权威专家认为杜甫是死于消渴证（糖尿病）。总统开心地笑了，说自己又学到了一些知识。

杜甫的死因历来意见不一。《旧唐书·杜甫传》："永泰二年，啖牛肉白酒，一夕而卒于耒阳，时年五十九。"郭沫若在《李白与杜甫》一书中，对于杜甫的死因做过专门的论述，他认为杜甫确是死于牛肉、白酒，但不是"饫死"（饫，饱食之意。"饫死"即吃得过饱被撑死），而是中毒。

根据唐人郑处诲的《明皇杂录》，说杜甫死于牛肉白酒。大历五年（公元770年）夏天，杜甫因避兵乱到衡州，中途到了耒阳，恰遇大水，船只好泊在方田驿。因无食物，挨饿了10天左右。耒阳县令聂某得知后，送来了牛肉、白酒。杜甫吃得过多，就在一个晚上死了。根据郭沫若的考证，说聂县令所送的牛肉一定很多，杜甫一次没有吃完，时在暑天，冷藏不好，容易腐化。腐肉是有毒的，杜甫中毒而死是完全有可能的。

希拉克可能是从郭沫若的《李白与杜甫》一书中读到杜甫是吃腐败变质的牛肉引起食物中毒致死的。其实，郭老提出的腐肉中毒的说法是经不起推敲的。他没有注意到"啖牛肉白酒，一夕而卒于耒阳"的记载，这"一夕"应是指收到牛肉、白酒的"当晚"，而不是第二、第三天的晚上，于是，牛肉冷藏不好，容易腐败而变质之说，显然是一种猜度。实际上，挨饿多日一时暴饮暴食，如果按一般的病症而论则有两种可能，一是急性胃扩张，再就是急性胰腺炎，这两种病都可由于酒肉大量进肚而引发，并且可以致命。

值得提醒的是，研究杜甫之死，不能忽视杜甫长期以来患有糖尿病，这在他的诗句中多次提及。我们在诵读杜诗时，他的一些诗句便是病情的"主诉"和"病史"。因此说杜甫患了糖尿病是"有诗为证"的。杜甫至少在他五首诗中直接提到自己患有消渴病。

其一是《客堂》："栖泊云安县，中消内相毒。""中消"即指消渴，消渴在古代医学中有"三消"之分，《医学心悟》云："多饮为上消，消谷善饥为中消，小便如膏为下消。"

其二为《同元使君春陵行》："我多长卿病，日久思朝廷。肺枯渴太甚，漂泊公孙城。"这里提到的"长卿病"就是消渴病。

其三是《上韦左相二十韵》即自谓："长卿多病久"的诗句。

其四是《十二月一日三首》云："新亭举目风景切，茂陵著书消渴长。"

其五是《送高司直寻封阆州》诗中有"长卿消渴再，公干沉绵屡。"

除了这五首诗，杜甫还有表明他对消渴病的治疗不当而使病情日益加重的诗句。比如他嗜酒，便导致糖尿病加重。杜甫不但被邀赴宴，总是欣然从命，自己还常"借酒、乞酒、赊酒"，甚至不惜"竭囊而沽"，处处欠下"酒债"。杜甫本人不知酒的危害，其结局可能是：狂饮伤身，使胰岛负担过重。直到暮年，自觉不行了，于是只得"潦倒新停浊酒杯"（《登高》），连他一生嗜爱之物也无法再喝了，可见其病情已不可逆转。再就是不注意控食，而且用蔗浆"解渴"，结果便如雪上加霜；杜甫不知节食忌糖的重要性，而是反道而行："加餐可扶老，仓廪慰飘蓬"（《暂往白帝复还东屯》），这时不节制饮食不说，他还对自己吃得多而庆幸。当他将亲自栽种收获的稻米，做成米饭时，顿时胃口佳，不惜"多病久加饭，衰容新授衣"（《雨四首》）。这样可能使刚刚稳定、降下来的血糖又突然上升。糖尿病病人吃糖无疑是火上浇油，但杜甫却喜欢把蔗浆当作饮料。"茗饮蔗浆携所有，瓷罂（小口大肚的瓶子）无谢玉为缸"（《进艇》）。出游时，为防口渴，竟带大瓶小瓶的甘蔗汁。有糖尿病还大量喝蔗浆，现代医生们为此也会大惊失色的。

这些诗句都是杜甫对自己病情的陈诉。因此，他最可能是由于暴饮暴食而诱发糖尿病的并发症（如并发酮症酸中毒）而病逝的。

7. 欧阳修的糖尿病眼病

诗曰："醉翁"中年患消渴，"三多一少"肉消脱。双眸昏暗如遮雾，四肢麻木似裹袜。目昏略能辨黑白，眼蒙艰难填空格。糖毒伤眼致"糖网"，"糖网"致盲不消说。

注解：欧阳修是宋代著名的文学家。《醉翁亭记》就是他的脍炙人口的代表作。现代读者对《醉翁亭记》不一定熟悉，但是，其中有一句："醉翁之意不在酒"却人人皆知。

话说欧阳修在中年即出现了"消渴病"的症状，随着病情的日益加重而发生了并发症：糖尿病眼病，最可能是罹患了"糖尿病性视网膜病变"（简称"糖网"）。据史书记载，欧阳修对自己的病历记录是详尽和认真的，43岁"眼力昏暗"、46岁"目昏略辨黑白"。54岁时，欧阳修曾说"两目昏暗，已逾十年"，显然40多岁他的视力就已经受到了很大的影响。大约在39岁时，他写过一首五言律诗《镇阳读书》，这首诗的前四句是："春深苦夜短，灯冷焰不长。尘蠹文字细，病眸涩无光。"可见，他在40岁之前已经罹患了糖尿病眼病。

史书记载，欧阳修晚年多病。在他59岁那年，在《与王胜之书》中写道，"自春以来，得淋渴疾，癯瘠昏耗，仅不自支。"所谓"淋渴疾"，即"消渴"。欧阳修除了有消渴证的症状外，而且已经出现了并发症——糖尿病眼病（"糖网"）和神经系统的病变。

苏东坡弟弟苏辙的孙子苏籀也曾说过这样一件事，他听说欧阳修"读书五行俱下"，于是就去登门拜访，一看果然如此，他还发现欧阳修看书的时候距离很近，看远的东西更不清楚。可以推测，苏辙的孙子见欧阳修时必定是欧阳修的晚年了，一般来说老年人都有老花眼，应该把书拿远了看才清楚，如果出现这种情况，推测可能与血糖变化引起的晶状体异常调节、眼底视网膜出现的病理性改变（出血、渗出、机化等）或糖尿病性白内障有关了。

宋神宗熙宁五年（公元1072年），长年患病在身的欧阳修病情越来越严重。他躺在床上，两眼昏花，容颜憔悴，骨瘦如柴，全身关节疼痛，难于成眠。四肢麻木，两脚感觉不灵，形成"袜套式"的麻木感。他不时地要水喝，而小便频繁，昼夜不止。他的家属和朋友们看到他如此痛苦，一个个暗自流泪。欧阳修也感觉到自己快不行了，反而显得比较沉静。他时不时地睁开几乎看不清东西的双眼，留恋不舍地环顾书房里一卷卷心爱的书籍和一幅幅名人书画，更想念着那一对常年与他做伴的丹顶白鹤。没过几天，一代文豪欧阳修与世长辞了，终年66岁。死后谥文忠，后人尊称他为文忠公。

8. 冯梅林揭秘苍蝇逐犬溺

诗曰："汪星人"尿招苍蝇，德国医生探原因。剖验狗胰见破坏，试切犬腺晓真情。证实胰腺调血糖，推测胰损尿"糖晶"。所憾贫病断深究，幸得"后继"有班廷。

注解："汪星人"是近年来的一个网络语言，把狗假想成是来自外太空的外星人。且说1889年夏天，在德国斯特拉斯堡的大街上，一条卷毛狗在路边的人行道上溜达。每到一棵树下，那条狗便把后腿抬起，在树根上撒泡尿，狗一离开，就不知从哪飞来一群苍蝇，围着尿飞来飞去。

这情景，被一个过路的大胡子医生偶然发现了，他走过去，在离树几步远的地方仔细地观察。看来看去，"大胡子"感到奇怪，苍蝇为什么对狗尿这么感兴趣呢？难道狗尿中有什么特别的成分不成？他很快对狗尿进行化验，分析结果表明，狗尿中有大量的糖分。

这个大胡子医生名叫冯梅林，是德国的大学教授，也是很有名气的内科医生，这几年，他一直和一个叫闵可夫斯基的病理学家在苦心研究胰腺在消化过程中的功能。狗尿引来苍蝇的怪事引起他极大的兴趣，他立刻想办法捉住了那条狗，一检查，发现那条狗的胰腺坏了，失去了应有的功能。为了弄清问题，他又将另一条狗的胰腺切除，发现那条狗的尿同样会引来苍蝇，这说明这只失去胰腺的狗的尿中也含有大量糖分。

他还想和朋友继续往下探讨，可贫困的生活和虚弱的身体使他们被迫中断了研究，这也成了他们终生的遗憾。

但他们的事业仍然在进行。30年后，加拿大多伦多大学医院讲师班廷对这个问题再次进行苦心的研究。终于在实验室里把胰岛素分离出来。

班廷以自己的努力攀上了当时的医学之巅，填补了医学上的一个空白，并荣获了1923年诺贝尔奖。当荣誉向他走来时，他就想，要不是1889年德国的冯梅林教授的发现为他的研究打下了基础，他怎么可能取得如此重大的成就呢！

9. 胰岛素之父——班廷

诗曰：班廷发现胰岛素，亿万糖友皆得救。论文启迪"一闪念"，实验进行数百次。一波三折不气馁，千锤百炼终成就。荣获诺氏医学奖，世称"胰岛素之父"。

注解：每年的11月14日是世界糖尿病日。为什么定为这一天呢？那是因为这一天是胰岛素之父——班廷的生日。班廷（Frederick Banting）是加拿大生理学家，1891年11月14日生于加拿大安大略省阿利斯顿。21岁时赴省最高学府多伦多大学读医学，就读4年后因第一次世界大战应征入伍当军医。由于他在战火中英勇顽强而获陆军十字勋章。

1920年6月，班廷来到伦敦，开了一家诊所。根据班廷的回忆录，他那新开张的诊所，开张28天后才等来了第一个病人，这病人还不是来就诊的，而是一个落魄的退伍老兵，来诊所买点酒喝。与美国一样，

19世纪20年代禁酒令颁布后，医生是唯一可以合法卖酒精的。他第一个月的收入只有4美元。无所事事之余，靠战争诗集和医学教科书打发时间，还在伦敦附近的多伦多西部大学的医学系找了一份外科和解剖学与生理学示范讲师的临时工作。

1920年10月31日，班廷正准备给学生上一堂关于糖代谢的辅导课，他对该领域非常生疏，只在见习时看到过一位糖尿病病人。班廷彻夜备课到翌日凌晨2点，当看到一篇新出版的关于胰腺结石病人合并糖尿病情况的论文时，一个想法突然在他脑海"一闪念"：胰岛（称为"朗格汉斯岛"，是由朗格汉斯首先给以描述）内是否有防止发生糖尿病的物质？1920年11月7日，班廷到多伦多大学生理系求见著名的麦克劳德（John Macleod）教授。麦克劳德教授说："这个研究值得进行，即使是阴性结果亦有生理学价值。"他同意让班廷到他主持的生理系来做这个实验。

这个研究计划是：切除一些大的胰腺制成实验糖尿病犬。对另一些犬予结扎胰管使外分泌腺萎缩后，提取萎缩胰中可能来自胰岛的物质。将提取液注射于去除胰腺的糖尿病犬，观察提取液能否降低血糖及尿糖。实验并非一举成功，而是一波三折，最终于1921年7月末，他们制成了第一份呈粉红色的胰提取液。他将提取液给糖尿病犬注射后显示出降糖效果。随后他们对提取方法做了很大改进，但也不是一帆风顺的，然而，功夫不负有心人，结果还是实现了预愿。1922年1月11日，班廷等将胰提取液应用于一个糖尿病病人——汤普森（Leonard Thompson），这个世界上第一个被注射胰岛素治疗糖尿病的病人，是多伦多14岁男孩，他自1919年以来一直患糖尿病，体重只有29.5千克，即将陷入昏迷和死亡。起初他被注射的是班廷和他的助手贝斯特的提取物，两周后用生化学家科立普（J.B. Collip）等的纯化提取物。经过胰岛素的治疗，汤普森的血糖恢复正常，人也显得面貌精神、身体强壮。这位世界第一个使用胰岛素的糖尿病病人，成年后在一家药厂当助手，每天注射胰岛素，达13年，而于1935年4月20日因感冒合并肺炎去世。为了纪念汤普森第一次注射胰岛素这一历史性的日子，匈牙利儿童糖尿病部门自2006年以来便把1月11日视为每一年的儿童糖尿病日。因此，我们把班廷称为"胰岛素之父"，那么，就可以称汤普森为"胰岛素之子"了。

发现胰岛素时还不知道它是何种物质，4年后才明确胰岛素是一种蛋白质。胰岛素的英文为"insulin"，这一词汇源于拉丁语"岛"（island）。

1923年10月26日班廷和麦克劳德分享了诺贝尔生理学或医学奖。1992年世界糖尿病联盟为纪念这位胰岛素之父——班廷，以他的生日——11月14日为每年的世界糖尿病日。

10. 磺胺治伤寒发现降糖药

　　诗曰：磺胺抗菌本寻常，病人竟致低血糖。临床医师细观察，药理学家试改良。新药终于脱颖出，三代磺脲上临床。若问此药啥能耐？服后促泌可降糖。

　　注解：自从人类发现糖尿病以来，医药家对其发病机制的研究和治疗药物的开发一直没有停止过。胰岛素的问世乃是公认的糖尿病治疗之里程碑，然而，自20世纪50年代始，磺脲类口服降糖药的出现也为糖友做出了巨大的贡献。它的发现乃从磺胺治疗伤寒病病人时出现的低血糖副作用而引起人们注意的。

　　1942年法国蒙彼利埃（Montpellier）大学内科医师詹邦（Janbon）观察到伤寒证病人在用一种磺胺抗菌药治疗时出现严重低血糖反应，同校的药理学家鲁巴提尔（Loubatieres）随即进行了基础研究，发现磺胺类药物使狗的血糖水平下降，但切除胰腺后再给予磺胺类药物，血糖却没有下降，提示此类药物需要经过胰岛来发挥作用。1955年法兰克（Franke）和福克斯（Fuchs）在试验一新型改良磺胺（Carbutamide）时发现该磺胺药能导致震颤、出汗等低血糖反应。1955年至1966年间第一代磺脲类降糖药经研制被用于临床，它们包括甲磺丁脲、氯磺丙脲等。1966年以格列本脲为代表的第二代磺脲类药物先后被发现并广泛使用至今，它们包括格列本脲、格列吡嗪、格列齐特、格列喹酮等。

　　自1980年之后，以格列美脲为代表的第三代磺脲类口服降糖药登场而倍受欢迎，从而使众多糖友普遍服用，其用药安全性、作用方式均发生了巨大改进。

11. "降糖一哥"的百年沉浮

诗曰：常言好事总多磨，二甲双胍逢蹉跎。百年沉浮道曲折，几度冷落路坎坷。前遇巨星胰岛素，后遭同胞"苯乙"拖。良药自有出头日，五项领先当"一哥"。

注解：随着口服降糖药的不断开发，让糖友服药降糖有越来越多的选择，但是二甲双胍依然在诸多药物中脱颖而出，成为口服降糖药中的"一哥"。然而，回顾二甲双胍的曲折"生涯"，觉得它荣获"降糖一哥"的桂冠也算是"历经坎坷"，因为它曾经经历了几度被"冷落"的遭遇。

二甲双胍的原植物叫作山羊豆，又名"法国紫丁香"。20世纪初，人们发现如果给动物注射较多的山羊豆碱，能使它们出现类似低血糖的症状，随后人体试验也证明了这一点。其中起作用的有效成分就是胍类物质。双胍类化合物的降糖潜能比胍类更强，安全性更好。十烷双胍最早被应用于临床，其后二甲双胍就"呱呱落地"了。可二甲双胍生不逢时，因为同时代诞生了另一位巨星——胰岛素。胰岛素是人体内唯一能降低血糖的物质。在它被发现的最初十几年，人们一度天真地以为糖尿病问题已经完全解决。在这样的潮流下，二甲双胍只得继续隐姓埋名。

但是，随着胰岛素副作用的不断显现，双胍类药物重新进入人们的视野，与二甲双胍齐名的有苯乙双胍。20世纪60年代，美国科学家逐渐发现苯乙双胍能导致乳酸中毒，而这种并发症死亡率较高。20世纪70年代末，苯乙双胍几乎完全退出了市场，同属于双胍家族的二甲双胍也受到波及，一度被建议退市，就这样因为"同胞"的"株连"而再次陷入被冷落和误解的境地，只能再度经历命运的"蹉跎岁月"。

38年之后，研究者发现二甲双胍和苯乙双胍具有完全不同的作用机制，它不会抑制乳酸的释放和氧化，乳酸中毒的发生率很低。之后，二甲双胍才走上了2型糖尿病治疗的第一线。那么，二甲双胍为何能脱颖而出呢？那是它拥有明显的功效和良好的安全性。

尽管目前口服降糖药种类很多，但都有这样那样的不足。而二甲双胍的功效及其安全性却显得非常优越，盘点其优点，有如下 5 项。

（1）二甲双胍的降糖作用不是靠刺激胰岛素分泌，而是通过改善胰岛素抵抗，增加机体对葡萄糖的利用、抑制肝糖原的产生来完成的。它不会加重胰岛 B 细胞的负担，也不会导致高胰岛素血症。

（2）二甲双胍的降糖效果非常理想。

（3）与其他降糖药物相比，二甲双胍在降糖的同时可控制体重，全面控制各种代谢异常，这种"多面手"的功效，是其他口服降糖药，甚至胰岛素不可比拟的。

（4）具有保护心血管的作用，二甲双胍是目前唯一有证据表明可以降低 2 型糖尿病病人心血管并发症的降糖药物。有研究进一步证明，二甲双胍除了能降低 42% 的糖尿病相关死亡风险外，还可以降低 39%的心肌梗死风险和 41% 的脑卒中风险。

（5）二甲双胍价格低廉，具有良好的性价比。

12. 谢觉哉赋诗点赞"玉泉散"

诗曰：德高望重谢觉老，晚年消渴心焦躁。口含参片未解渴，胃控主食仍多尿。偶得妙方服多剂，终告病愈显药效。赋诗点赞"玉泉散"，验方出了活广告。

注解：《喜渴病愈》："文园病渴几经年，久旱求泉竟及泉，辟谷尝参都试过，一丸遇到不妨千。"这首诗是老一辈革命家谢觉哉（谢觉老）专门为糖尿病验方"玉泉散"而写的。

文园，典故名。即汉文帝的陵园。后亦泛指陵园或园林。因司马相如曾任文园令，遂指汉司马相如 。"一丸遇到不妨千"一句，不仅表达了谢老内心的喜悦之情，也为"玉泉散"验方做了活广告，从而使许许多多的糖尿病病人通过饮服"玉泉散"而成功地摆脱了病魔。

谢老是延安"五老"之一，中华人民共和国成立后曾任内务部长、最高人民法院院长、全国政协副主席。因工作繁忙，积劳成疾，晚年患上了糖尿病。1959 年 7 月因病在北戴河疗养，曾写"住北戴河杂诗"四首，其中一首是赞中药方子玉泉散的。此诗的第一句的意思是：汉代文学家司马相如曾为汉文帝随园令（掌守护陵园，后诗文中以"文园"指相如，后人也将"文园"作为消渴证的别称），因患消渴，几次被委以重任，因病难以承担。谢老患糖尿病后，医生让他经常口含参片以止渴。谢老试行一段时间，病症不见好转。后来，他又按医嘱采取了"饮食疗法"（辟谷）——每餐只食 75 克主食，试行几个月，病症依然不见消失。饱受糖尿病折磨的谢老非常烦躁。后来，谢老闲来无事翻阅《辞海》时，在"糖尿病"词条中，意外地发现：原来糖尿病就是古代所谓的"消渴病"。谢老"顺藤摸瓜"，发现有一种治疗"消渴病"的良方，是清代民间名医叶天士"发明"的，药方名曰"玉泉散"。谢老于是按照"玉泉散"处方服药百余剂，数年后，糖尿病大有好转！这可喜坏了谢老，欣喜之余，他挥笔写下了《喜渴病愈》一诗："文园病渴几经年，久旱求泉竟及泉，辟谷尝参都试过，一丸遇到不妨千。"谢老还特地为此诗标注了一条说明："糖尿病旧称消渴病，我病消渴有年，喝水多，小便也多；夜间睡醒，口干欲裂。有时肚子是饱的，但仍要吃，不吃就头昏眼花。西医要我限制吃米麦，每顿只能二两（100 克）左右，中医要我睡时含参片，可免口渴，但收效都不大。偶于叶天士手集秘方中得一方名玉泉散。服之，病若失。谚云：'吃药一千，遇药一丸。'"

按照中医理论，"玉泉散"一方中，葛根具有止渴生津的功效，是治疗消渴证及热病烦渴的良药；天花粉清热生津；麦冬滋养胃阴而生津，缓解口渴症状；生地黄养阴生津；五味子生津敛汗；甘草调和诸药；糯米补脾养胃、益气补肺。这几种药物和食物均具有消渴功能，组合在一起，遂成治疗糖尿病的独特验方。

13. 糖龄最长的鲍勃·克劳斯

诗曰：九旬老翁克劳斯，五岁便当小糖友。一生饮食能控制，从小打针靠"自司"。虚岁超过九十一，糖龄已达八六秋。消渴病人享高龄，"带病长寿"亦可求。

注解：诗中"自司"乃自己操作之意。2011 年 5 月 31 日，新华社报道了一位拥有 85 年糖尿病病史的九旬老翁鲍勃·克劳斯的新闻。这位高龄糖友 5 岁时被检查出患有糖尿病。此后，他一直借助各种治疗手段控制病情发展。

美国研究人员研究发现，50 岁的人患上糖尿病，平均寿命较非病人短 8.5 岁；60 岁的老人患上糖尿病，平均寿命要比非病人短 5.4 岁；90 岁的耄耋老人如果患上糖尿病，人均寿命要少 1 岁。即得病越早，其寿命缩短越明显。但是，鲍勃·克劳斯 5 岁就患了糖尿病，他的寿命却延长到 91 岁，于 2012 年去世，也就是说他的"糖龄"（糖尿病的病史）已经超过 86 年，这不能不说是一桩奇迹。

在我国，也有一些"带病长寿"的糖友，超过百岁的有张学良、陈立夫和宋美龄。张学良 41 岁得了糖尿病，享年 101 岁；陈立夫 58 岁得了糖尿病，享年 103 岁；宋美龄也是中年以后罹患糖尿病的。张、陈的"糖龄"分别为 60 年和 45 年，若以"糖龄"排名次，可能在世界上排在百名之后。2012 年世界糖友"糖龄"排名榜的前几名，仍是鲍勃·克劳斯"独占鳌头"，当年他已 91 岁，糖龄 86 年。接下来是罗伯特·克里夫兰，年龄 90 岁，糖龄 85 年。格拉蒂斯·道尔，年龄 92 岁，糖龄 84 年。詹姆斯·昆德尔，年龄 86 岁，糖龄 81 年。希拉·韶恩，年龄 81 岁，糖龄 80 年。吉拉尔德·克里夫兰，年龄 94 岁，糖龄 78 年。

鲍勃·克劳斯 1921 年出生在美国底特律市，1926 年 5 岁时便患 1 型糖尿病。他的弟弟先他 1 年被诊断出糖尿病，由于那时胰岛素还没有普及，弟弟很快就死了。母亲在他患病之后，对他饮食的控制近乎严酷，所有的食物都要一一过磅，而且在他 6 岁的时候已经开始自己注射胰岛素了。克劳斯之所以能够"带糖长寿"，跟他的饮食控制和精心的血糖监测和胰岛素的治疗紧密相关。

鲍勃·克劳斯退休前是华盛顿大学机械工程系的教授。他不愧是学工程出身，他生活的方方面面都经过了精确的计算，然后一丝不苟地执行。他在床头放有一小盒方糖，那是为了应付万一出现的低血糖而准备的，然而几乎没有用过它。这和他对血糖的认真监测和准确掌握胰岛素的剂量有关。克劳斯对饮食的控制也很严谨，他以汽车为例来具体介绍他的成功经验："我的身体就像是一部车，它需要多少能量，我就提供多少能量；如果它只能烧汽油，我决不给他加柴油。要想控制糖尿病，你必须在身体需要的时候才吃东西，不需要的时候就别吃东西。对我来说，饮食的唯一目的是维持生命，而不是像大多数人一样，为了追求感官上的愉悦而不停地吃。我现在已经老了，活动少了，所以我不需要太多的能量。我早餐吃一碗坚果（杏仁、核桃等），5个去核西梅，没有午餐，没有零食，晚餐吃一些凉拌蔬菜和瘦肉。由于我一日两餐都是固定的，所以我闭着眼睛也知道我应该注射多少胰岛素，什么时候注射。"

鲍勃认为，血糖仪在病人中的普及是现代科技对糖尿病的最大贡献。他说，使用血糖仪就能把命运的钥匙放回到病人的手中。此前，就像瞎子摸象，你吃一顿饭，注射胰岛素，然后等着，如果感到头晕，说明血糖太低，然后就喝一杯橙汁，再接着等，没有一个消停的时候。自从血糖仪出现以后，鲍勃对血糖的控制更加严格。每一次和他的医生帕特丽夏·吴见面，吴都会提醒他血糖控制太严格了，容易造成低血糖。而他的回答每次都是一样："我已经在这条路上走了80多年了，严格控制血糖可能正是我能够走这么远的原因。我在你出生前就这么做了，所以你没有资格让我不这么做！"

14. 勇夺5块奥运金牌的加里·霍尔

诗曰："1型"泳将压群英，三届奥运"蝉"冠军。亚特兰大已成名，备战悉尼望"刷新"。猝然罹患糖尿病，险乎击垮健壮身。凭借毅力超常态，带病夺魁举世惊。

注解：霍尔（全名为小加里·韦恩·霍尔）1974年9月26日出生在美国俄亥俄州辛辛那提的一个游泳世家。霍尔的祖父是美国游泳界的传奇人物，曾获得美国大学生游泳比赛的全国冠军。霍尔的父亲老加里·霍尔代表美国参加了1968年墨西哥、1972年慕尼黑和1976年蒙特利尔奥运会的游泳比赛。

加里·霍尔（小加里）先后参加过3届奥运会并蝉联冠军，捧回了 5 金、3 银、2 铜共 10 块奖牌。

早在 1996 年的亚特兰大（26 届）奥运会上，加里·霍尔就勇夺 2 块金牌，并且一举成名。其后，他在 2000 年以及 2004 年的奥运会游泳比赛中取得了均获得金牌的傲人成绩。然而，在这辉煌的成就背后，又有多少人知道，这位游泳名将，竟是位 1 型糖尿病病人！

1996 年的亚特兰大奥运会上，21 岁的霍尔与队友横扫接力比赛，将 4×100 米自由泳接力和混合泳接力的金牌摘入囊中。在个人 50 米和 100 米自由泳中，霍尔败给了俄罗斯的波波夫，屈居亚军。不服输的霍尔铆足了劲要在下届奥运会上与波波夫再较量。

1999 年，加里·霍尔刚刚 24 岁，状态如日中天，正在备战 2000 年悉尼奥运会。当时，霍尔住在亚利桑那州。他总感到口渴，朋友告诉他，亚利桑那天气干燥，口渴属于正常现象，不必忧虑。为了备战悉尼奥运会，霍尔每天在水中训练六七个小时，他经常在训练的时候浑身发抖，要不停地喝运动饮料。

一天晚上，霍尔与未婚妻伊丽莎白去参加一个派对。期间霍尔感到很不舒服，回家的路上，他精神恍惚，走路跌跌撞撞。第二天，霍尔不得不去看医生，化验结果是，血糖超过了 300 毫克/分升，并确诊为 1 型糖尿病。

疾病的到来犹如晴天霹雳，将霍尔击倒。霍尔说："'极度失望'这个词都难以描绘我当时的心情。医生说我可能要永远离开游泳赛场了。那一刻，我只想躺倒在地，永远消失。"他前往哥斯达黎加度过了 6 周时间。休假之后，他找到了洛杉矶加州大学的安妮·彼得斯医生，一道讨论了如何治疗糖尿病以及能否继续从事游泳运动的问题。

在经历了恐惧、震惊、愤怒和失望之后，霍尔通过学习，加深了对糖尿病的了解，逐渐学会了如何在身患 1 型糖尿病的情况下生活、训练和比赛。

在暂别泳池的那段日子里，霍尔十分积极地配合医生进行专业治疗，还亲自查阅大量医学资料，注意调整生活方式，加大运动量锻炼身体。随着体质的增强，不畏惧挑战的霍尔决定重返赛场。"我每天至少测 5 次血糖，打 5 次胰岛素。有比赛时，则每天测 15 次血糖"。

在 2000 年的悉尼奥运会上，糖尿病病人霍尔站在了泳池旁。个人 50 米自由泳金牌、100 米自由泳铜牌、4×100 米混合泳接力金牌和 4×100 米自由泳接力银牌，一枚枚挂在他脖子上的奖牌让那些曾怀疑过他的人哑口无言。4 年后，雅典再战，霍尔蝉联了 50 米自由泳冠军，并获 4×100 米自由泳接力铜牌。这时已 29 岁的他成为自 1924 年以来美国游泳奥运冠军中年龄最高的选手。

15. 劳伦斯与英国糖尿病协会

诗曰：重症糖友劳伦斯，坐待上帝"招聘书"。眼前尚无胰岛素，身边只有催命符。购得一张火车票，安排一趟世界游。幸遇胰岛素问世，解救沉疴返清道。

注解：在西方，谈到糖尿病的历史，都会提及一位英国医生罗宾·劳伦斯，因为英国糖尿病协会的历史与罗宾·劳伦斯（Robin Lawrence）密切相关。罗宾·劳伦斯是伦敦皇家医学院一位外科医生。1920 年，28 岁的劳伦斯被诊断为糖尿病，当时糖尿病是不治之症，当他知道自己得了糖尿病之后，觉得"坐等"见上帝，不如寰球一游，来个"潇洒走一回"再告别人间。于是就为自己安排了一趟旅行，他买了一张由欧洲到苏联的火车票，即著名的东方特别快车。希望能在走完生命最后旅程之前，可以周游世界一番。1922 年冬天，他的病情恶化。此时，他刚好赶上了胰岛素的发明。主持胰岛素治疗的医生哈里森博士（Dr. G.A. Harrison）劝他回到伦敦皇家医学院，1923 年 5 月 28 日劳伦斯回到皇家医学院，哈里森博士于 1923 年 5 月 31 日上午 10 点为他第一次注射胰岛素 20 单位。翌日，劳伦斯的尿糖减少，但出现低血糖反应，以后改为每天注射两次（上午 10 点和下午 4 点），未再出现不良反应，劳伦斯就继续进行胰岛素治疗而使病情得到控制。后来他就在伦敦皇家医学院建立了糖尿病专门的门诊以及成立了英国的糖尿病协会，他成为英国糖尿病协会的创始人之一，并担任第一任主席。

第二章　糖尿病概述

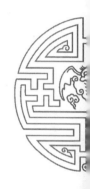

16. 全球糖尿病的现状如何?

诗曰：当今糖友满天下，2型病人已"称霸"。早年富国多病例，如今穷邦将凌驾。中印"分享"冠亚军，各国增员差别大。糖调受损数量多，发病岁数年轻化。

注解：随着世界各国社会经济的发展和居民生活水平的提高，糖尿病的发病率及患病率逐年升高，成为威胁人民健康的重大社会问题。1型糖尿病患病率远低于2型糖尿病。1型糖尿病在欧洲人种中最常见；在亚洲人、美国人、印第安人、太平洋岛屿人及非洲后裔中少见，最高发病率国家芬兰的患病率是最低发病率国家韩国的60倍，中国也是世界上1型糖尿病患病率最低的国家之一，但由于中国人口基数大，故1型糖尿病病人的绝对例数并不少。

近年来，世界各国2型糖尿病的患病率均有急剧增加的趋势，2型糖尿病病人激增是造成全世界糖尿病病人总数剧增的主要原因。据20世纪80年代以来世界卫生组织（WHO）报告的结果，世界各国2型糖尿病患病率的变化有以下共同特点：①患病率急剧增加。近50年内2型糖尿病急剧增加的趋势仍难以缓解。WHO预测的结果如下：1994年糖尿病病人人数为1.20亿，1997年为1.35亿，2000年为1.75亿，2010年为2.39亿，2025年将突破3亿。目前世界糖尿病病人人数最多的前3位国家为印度、中国、美国。②2型糖尿病是糖尿病病人群的主体。2型糖尿病占糖尿病病人的90%左右。③发病年龄年轻化。不少国家儿童2型糖尿病已占糖尿病儿童的50%～80%，儿童2型糖尿病问题已引起人们的极大关注。④存在大量血糖升高但未达到糖尿病诊断标准者。他们的空腹血糖、餐后2小时血糖或服糖后2小时血糖介于正常血糖与糖尿病诊断标准之间。目前糖尿病学界倾向于把这类人称为糖调节受损（IGR）者。糖调节受损者是糖尿病病人的后备军，他们的大量存在，预示着糖尿病暴发性流行的趋势还在继续发展。⑤各地发病状况差异巨大。世界各国2型糖尿病的患病率有很大差异，从不足0.1%

直至 40%。患病率最高的地区是太平洋岛国瑙鲁（Nauru）和美国皮玛（Pima）印地安人。患病率增加最快的是由穷到富急剧变化着的发展中国家。我国也是一个从穷到富的发展中国家，一定要采取必要的措施，避免随着经济发展而出现糖尿病病人剧增的现象在我国上演。

17. 我国是否已成为糖尿病"超级大国"？

　　诗曰：以往老外糖尿多，如今华人占"鳌头"。全球三点六六亿，我国一点一亿多。新增"糖叔""糖婶婶"，赶超"糖爷""糖婆婆"。"唐人"不少成糖友，"唐人"无奈糖尿何。

　　注解：据中华医学会糖尿病学分会公布调查结果：到 2014 年 12 月为止，中国约 1.14 亿人已经确诊为糖尿病病人。如今已经取代印度而成为世界第一糖尿病大国。

　　改革开放前，我国是糖尿病患病率最低的国家之一。近 50 年来，我国糖尿病患病率显著增加。如今竟成为糖尿病的"超级大国"。这跟我国人民的环境因素（外部因素）的改变有很大关系。

　　糖尿病的发生机制十分复杂，迄今为止确切的发病原因还不清楚。一般认为，遗传缺陷是糖尿病发生的内在因素。但是，糖尿病的发生，与很多外部因素有关。与 1 型糖尿病发病有关的外部因素主要有病毒感染、化学物质、饮食等。与 2 型糖尿病发病有关的因素主要有肥胖、高热量饮食、体力活动不足等。其中，超重、肥胖与胰岛素抵抗密切相关。糖尿病与高血压具有共同的发病基础。工作节奏的加快、压力的加大，增加了人体的应激状态，加剧了胰岛素抵抗，促进了糖尿病的发生。另外，自身免疫因素对胰腺功能的损害等，也是 1 型糖尿病发生的重要诱因。诸多因素促使中年男女的患病率逐渐赶上老年人。

　　我国已经逐渐进入老龄化社会，老年人的糖尿病患病率不可避免地正在呈快速上升趋势。糖尿病的发生具有增龄效应。伴随着年龄增长，胰岛内分泌细胞功能逐渐衰退。可见，老龄化本身也是糖尿病的危险因素。糖尿病并发症累及多个器官，致残、致死率高，严重影响病人的身心健康。因此，减少糖尿病的发生，对于个人和国家都具有重要意义。

18. 我国糖尿病病人分布上有何特点？

诗曰：神州进入新时代，古国遇到新问题。贫困状态尚未脱，富贵病症已风靡。城乡差别渐缩短，发病年龄往前移。昔日都市常见病，农村发病也不低。

注解：2007 年 6 月至 2008 年 5 月，中华医学会糖尿病学分会组织开展了一项"糖尿病及糖尿病前期患病率调查研究"，共涉及 14 个省市、4.6 万多名成年人。研究结果表明，中国 20 岁以上的成年人中，9.7% 有糖尿病；此外，15.5% 处于糖尿病前期。由此推断，我国目前患糖尿病的总人数已超过 1 亿。调查资料说明，我国糖尿病病人分布上有如下特点。

第一个特点是，我国糖尿病发病年龄前移。以前的情况是，患病率随年龄增加缓慢上升，60 岁以后达到高峰，即到了老年，糖尿病病人才会明显增多；而最新的变化是，患病率从 20 岁开始，就呈加速上升趋势，中青年人的糖尿病和糖尿病前期的患病率增长迅猛。这么早就成为糖尿病前期或糖尿病病人，将来发生并发症的时间也会提前。

另外，虽然糖尿病的患病率存在城乡差别，农村人群的糖尿病患病率为 8.2%，城市人群为 11.4%，但农村增长速度明显更快，并且糖尿病前期的患病率城乡也无大的差别。可见广大农村已逐渐成为糖尿病的"温床"。再就是，肥胖超重人群的糖尿病患病率远远高于体重正常人群，达到了 18.5%。

众所周知，糖尿病历来被称为"富贵病"，应当是人均富裕国家的都市常见病。但是中国，竟然成为"富贵病"的"超级大国"，而且，我国未诊断的糖尿病比例高于发达国家。在调查中，新诊断的糖尿病病人占总数的 60%，尽管比过去调查比例有所下降，但远高于发达国家。此外还发现，男性、低教育水平是糖尿病的易患因素。

19. 糖尿病为何"偏爱"中国人？

诗曰：唐人基因易感糖，莫怨祖先是炎黄。顿顿米饭当主食，餐餐荤肴先进肠。喜欢聚饮胡吃喝，习惯久坐爱"静养"。"方城"大战睡眠少，消渴增员"没商量"。

注解："唐人"乃中华儿女的别称。应该说，我们中国人是糖尿病的易感人群。基因研究表明，中国人具有更多的糖尿病易感基因。从饮食习惯上说，我们的传统饮食以碳水化合物为主。根据哈佛大学公共卫生学院的最新研究，每周吃 5 顿以上的白米饭与 2 型糖尿病发病存在一定的相关性。再就是国人吃饭，菜、饭、肉、汤"入嘴""进肚"的顺序很不讲究，见有荤菜肉食，往往"优先"进口，能够饱腹而低热的蔬菜则在肉食和主食之后才入肚。

由于中国人还经历过 20 世纪 60 年代的饥荒"考验"，因此，改革开放，也让肚子大大地"开放"。人们有了钱之后喜欢下馆子，暴饮暴食，导致营养过剩。另外，以车代步、久坐不动、缺少锻炼的人很多，再加上精神压力大、睡眠时间减少，都在为患上糖尿病"铺路"。这些，都是糖尿病在我国迅速增加的原因。

20. 中国糖友与欧美相比有哪些不同？

诗曰：且说中方与西方，潜在体质不相当。西人肥胖在下身，国人油脂囤"中央"。"唐人"贝塔功能低，老外胰岛"经"担当。国人餐后高糖多，"空腹正常"假健康。

注解：诗句中的"贝塔功能"即胰岛 B 细胞功能（B 细胞又称 β 细胞，β 为希腊文字母，其发音为"贝塔"）。与欧美人相比，中国人的血糖高以餐后血糖升高为主，糖耐量受损的病人达 70%。在常规体检中，人们往往只查空腹血糖，餐后血糖由于未检，遂让许多单纯餐后血糖升高的人成为"暗藏"病例，得以"蒙混过关"而漏网，因此造成的漏诊率高达50%。

从病人的肥胖程度看，中国人普遍比欧美的糖尿病病人"瘦"，即体重指数（BMI）更低。我国在BMI超过25的人群中，50%有内脏型肥胖（中央型肥胖），即使BMI在18.5～25的"正常人"中，内脏型肥胖也达到14%。而内脏型肥胖和糖尿病发病密切相关。可见，看上去不胖的人，也可能成为糖尿病病人。

研究还表明，东方人的B细胞功能低于西方人。也就是说，与西方人相比，国人的"贝塔功能"相对比西方人低，老外的胰岛功能较国人"经用"。胰岛素就是由胰岛B细胞合成分泌的。因此，国人应经常进行餐后血糖的检测，若见异常就应该适时开始相应的治疗，以防止B细胞衰竭。

21. 中国人在糖尿病防治上最需要重视什么？

诗曰：重视糖尿病前期，增加理解和认知。如果放任不干预，可能进入临床期。肥胖伴有高血压，贪食出现高血脂。应当及早看医生，控食多动用药医。

注解：对于糖尿病前期的理解和认知是防治的关键。所谓糖尿病前期，就是通过糖耐量试验筛查出的血糖异常升高者，而他们的血糖水平尚不够糖尿病的诊断标准。糖尿病前期病人是糖尿病的"后备军"。我国大量研究表明，糖尿病前期人群如果不进行干预，几乎不可避免都会变成糖尿病。不仅如此，他们还是心脑血管疾病的高危人群。

糖尿病前期人群如果坚持控制饮食、增加运动的生活方式干预，可使糖尿病发病减少一半左右。而且这是一种相对经济的治疗手段，只要理解，人人都能做到。如果单靠生活方式干预无法控制病情，特别是过于肥胖或合并高血压、高血脂的病人，应在正规医院专科医师的指导下开始药物治疗。大家记住，该用药就用药，不要讳疾忌医，以免耽误病情。

22. 何谓血糖?

诗曰: 谷物蔬果有营养, 消化吸收变血糖。血液运送到全身, 耗糖产能活力强。假若一时消不了, 肝脏肌肉暂储藏。如果摄入糖过多, 多余部分变脂肪。

注解: 血糖是指血液中的糖, 由于正常人血液中的糖主要是葡萄糖, 且测定血糖的方法也主要是检测葡萄糖, 所以一般认为, 血糖是指血液中的葡萄糖。

糖分是我们身体必不可少的营养之一。人们摄入谷物、蔬果等, 经过消化系统转化为单糖(如葡萄糖)进入血液, 运送到全身细胞, 作为能量的来源。如果一时消耗不了, 则转化为糖原储存在肝脏和肌肉中, 如果摄入的糖分过多, 多余的糖即转变为脂肪。

当食物消化完毕后, 储存的肝糖原即成为糖的正常来源, 维持血糖的正常浓度。在剧烈运动时, 或者长时间没有补充食物的情况下, 肝糖原也会消耗完。此时细胞将分解脂肪来供应能量, 脂肪的 10% 为甘油, 甘油可以转化为糖。

人类的大脑和神经细胞必须要糖来维持生存, 必要时人体将分泌激素, 把人体的某些部分(如肌肉、皮肤甚至脏器)摧毁, 将其中的蛋白质转化为糖, 以维持生存。像过去在图片上看到的那些难民个个骨瘦如柴, 就是这个原因。

人体所有的细胞所需的糖都由血液来输送, 所以维持血液中糖的恰当的浓度是很重要的。

23. 血糖为何叫作葡萄糖?

诗曰: 血糖叫作葡萄糖, 听来令人好"迷茫"。病人并未吃葡萄, 血中何来葡萄糖? 原来血糖系"单糖", 血中成分称血糖。最初见于葡萄汁, 因此叫作葡萄糖。

注解：有位病人检查血糖后，拿着化验单来向笔者询问："我几乎半年没有吃葡萄，为何血中竟有葡萄糖？"

不少病人，甚至有的医护人员，可能都并不了解"葡萄糖"这一名称的来历。葡萄糖是最常用的药物，有口服的葡萄糖粉，有5%、10%、50%的葡萄糖注射液。于是也有病人问："葡萄干是葡萄蒸后晒干的食品，葡萄酒是用葡萄酿造的饮品，那么葡萄糖是否用葡萄作原料制成的药品？"葡萄糖不是用葡萄制造出来的，它主要是用含有淀粉的红薯或玉米等作原料制成的。

其实葡萄糖是含醛基的己糖，它是一种单糖，为呈固体状态的白色结晶，溶于水，稍有甜味，有旋光性，其水溶液旋光向右，故又称为右旋糖（dextrose）。由于这种化合物最初是从萄萄汁中分离出来的结晶，因此就得到了"葡萄糖"这个名称。戴上"葡萄"帽子的这种单糖，其英文为"glucose"，"glucose"来自希腊文"gleυkos（gleukos）"，含有"甜味"的意思，并没有"葡萄"的含义。口服葡萄糖粉的生产原料：只要是含有丰富的淀粉就可以，比如大米、面粉、玉米、红薯、土豆等，当然生产时还要结合生产工艺，考虑成本的问题，现在一般采用玉米、红薯作为原料。因此它又称为玉蜀黍糖（玉米糖 cornsugar）。

人体血液中含有一定浓度的醛基的己糖，简称血糖。血糖是供给人体活动的主要能量来源，它是从人体胃肠道将食入的碳水化合物多糖类消化水解成单糖即醛基的己糖（常称为葡萄糖）。

24. 血液中的糖是从哪里来的？

诗曰：血糖多从食物来，碳水化物是"后台"。米面进肚吸入血，转成葡糖成"燃材"。平时葡糖供热量，"肝糖"分解饿时开。脂肪蛋白能转化，糖原异生为"补台"。

注解："葡糖"为葡萄糖的简称。人体血液中的葡萄糖浓度，随着人体进食多少及活动情况而变化，如饭后高，饿时低，但一般人有一个正常范围。血糖的过高过低都是疾病的表现，因此控制一个正常水平是很重要的。我们血液中葡萄糖（血糖）的来源主要是食物、体内储藏的糖原（多余食物的转化储存的形式）再分解和蛋白质、脂肪等成分的转化。

1. 食物来源：吃进去的食物，特别是大米、面粉、土豆、白薯等含碳水化合物高的食物，消化后经肠道吸收、进入血液，很快转化成身体可以利用的葡萄糖。

2. 肝糖原分解：人在饥饿的时候，体内需要的葡萄糖就从肝脏储存的糖原分解葡萄糖供给人体，使血糖保持在正常水平。

3. 其他物质转化：科学上把这个转化叫糖异生。指由体内储存的蛋白质、脂肪分解成为氨基酸、甘油、乳酸等非糖物质再转变为糖的过程。

一般来说，我们体内糖原储备是有限的，10多个小时肝糖原即会耗尽，但机体一刻也离不开血糖，特别是脑细胞与血细胞本身没有糖原储备，一旦得不到血糖供应，就会出现脑功能障碍如表现为瞌睡、头晕等，所以体内的蛋白质和脂肪就会被动员出来帮忙。正常人的血糖，无论是空腹或饭后都可利用体内调节机制，维持血糖在相对稳定的范围内。有糖尿病等疾病的人就不同了，机体不能调节，产生异常高或低的血糖，就会影响健康。血中葡萄糖是人体提供能量的主要物质，正常情况下，血糖浓度在一天之中是轻度波动的，一般来说餐前血糖略低，餐后血糖略高，但这种波动是保持在一定范围内的。

25. 血糖的去路有哪些？

诗曰：餐后血糖涌高潮，血糖去路有五条。变成肝糖储存起，暂时留在"肌细胞"。变为"脂肪"作备用，转化参与"组"细胞。产生能量和热量，供人利用被消耗。

注解：正常人进食以后，血糖升高，在胰岛素的帮助下，血糖的去路，主要有以下5个方面。

（1）进入肝脏变成肝糖原储存起来。

（2）进入肌肉细胞变成肌糖原储存起来。

（3）进入脂肪组织，转化为脂肪储存起来。

（4）进入各组织细胞，转化为细胞的组成成分。

（5）在各组织细胞中，被利用产生能量和热量，供人体利用而消耗。

空腹时血糖主要供应脑组织，其他组织利用和消耗血糖数量很少，主要利用和消耗脂肪酸。进食后2～3小时，体内全身组织都利用葡萄糖。就这样，葡萄糖发挥着对我们的生存不可缺少的重要作用。

当血糖浓度高于8.88毫摩尔/升（160毫克/分升）时，则随尿排出，形成糖尿。（详见第169问）

26. 正常人血糖波动范围及如何维持平衡？

诗曰：一天血糖有高低，变化幅度有"范围"。餐前偏低餐后高，凌晨最低在"寅时"。血糖来源有三条，去路主要分五支。来去能够保平衡，酶与激素皆参与。

注解：正常情况下，一天中血糖浓度不是一成不变的。一般规律为餐前血糖偏低，而餐后血糖偏高。但正常人的血糖，无论是空腹时还是饭后，都保持在一定的范围。也就是说，变化的幅度不大。一般来说，凌晨三四点钟（寅时）血糖处于最低点，但多不低于3.3毫摩尔/升（59毫克/分升），以后逐渐升高。正常人空腹血糖应在3.9～6.1毫摩尔/升（70～110毫克/分升）。

血糖浓度通常有两种表示方法：一种是毫摩尔/升，一种是毫克/分升。这两个血糖浓度单位可以相互转换，由毫摩尔/升转换成毫克/分升数值须乘以18；反之由毫克/分升转换成毫摩尔/升须除以18。在空腹状态下，血糖的波动范围为3.9～7.5毫摩尔/升（70～135毫克/分升）；在进食后2小时以内血糖可有升高，但最高不应超过10毫摩尔/升（180毫克/分升），2小时后血糖基本恢复到空腹水平。凡血糖超过或低于上述所列范围，均属异常。

正常人血糖保持在相对恒定范围的关键，在于血糖的来源和去路之间的动态平衡。（详见第24问及第25问）

在维持上述血糖来源和去路之间动态平衡的过程中，需要有多种酶和激素的参与，其中较为重要的一种激素就是胰岛素。当胰岛素不足或作用减低时，血糖的去路发生障碍，结果导致血糖升高，遂发生糖尿病。当然，如果胰岛素过量，则血糖被过分地利用，就会发生低血糖。

27. 人体内升高及降低血糖的激素有哪些？

诗曰：人体激素调血糖，有的降低有的扬。皮质激素生长素，肾上腺素胰升糖。以上"点名"四激素，堪称升糖"四人帮"。降糖只有胰岛素，人体靠它稳血糖。

注解：人体调节血糖的激素主要有胰岛素和胰高血糖素（qlucagon），后者也称为胰升糖素。体内能够升高血糖的激素又称对抗胰岛素的激素，除了胰高血糖素外，还有肾上腺素、肾上腺糖皮质激素等多种，因此，人体内升高血糖的激素较多，主要有 4 种：①胰升糖素：是胰岛 A 细胞所分泌的。能抵抗胰岛 B 细胞分泌的胰岛素。②肾上腺素：是位于肾脏上方的肾上腺内层（髓质）分泌的，肾上腺素对糖代谢的影响与胰岛素的作用相拮抗。③生长激素：是颅内的脑垂体分泌的，有升高血糖的作用。④肾上腺糖皮质激素：是肾上腺外层（皮质）分泌的激素，也有升高血糖的作用。

此外，由甲状腺分泌的甲状腺素也有一定的升高血糖的作用。人体内具有降糖作用的激素则很少，主要是胰岛素，其他如生长介素和 C-肽等激素的降糖作用都很弱。由此可见，人体中升高血糖的激素很多，而降低血糖的激素几乎只有胰岛素一种。所以，人类患糖尿病的机会要比患低血糖的机会多得多。

28. 何谓"黎明现象"与"苏木杰反应"？

诗曰：本该"黎明静悄悄"，血糖波动来骚扰。苏氏降糖量过大，出现反跳"低后高"。"黎明"乃因量不足，于是引起"高后翘"。凌晨血糖不稳定，认真监测见分晓。

注解：《这里的黎明静悄悄》是反映苏联卫国战争的影片，这里借用其影片名，指出由于糖友用药过量或由于夜间血糖升高而出现的两种现象——"黎明现象"与"苏木杰反应"。这两种现象使得糖友在黎明前后不能"静悄悄"。

No.1　"苏木杰反应"

早在 20 世纪 30 年代，美国生化学家苏木杰就发现胰岛素用量过大可导致糖尿病血糖不稳定，当减少胰岛素用量时，反使病人血糖下降，于是他提出"有低血糖就有高血糖"的格言，从而称这种现象为"苏木杰反应"或"苏木杰现象"。

"苏木杰反应"是指由于降糖药（尤其是胰岛素）用量过大或过度饥饿而引起短暂低血糖，随后出现血糖反跳性增高的一种反应。简单地说，也就是"低后高"现象。这种反应实际上是人体对血糖平衡的一种自我调节，当人体出现低血糖以后，机体内的升糖激素（如肾上腺素、胰高血糖素、糖皮质激素、生长激素等）分泌增加，促进糖原转化为葡萄糖，使血糖升高，以帮助机体纠正低血糖。也正是因为有这种反应才使体内血糖不至于过低而发生危险。

不过，正常人因胰岛 B 细胞功能正常，当血糖上升时，胰岛素分泌亦随之增多，使血糖仍然维持在正常水平。而糖尿病病人由于其胰岛 B 细胞功能减退，胰岛素分泌不足，其血糖则明显升高。

No.2　"黎明现象"

"黎明现象"是指糖尿病病人夜间无低血糖发生，由于人体内有许多不同的激素，其中很多激素都有升高血糖的作用，如糖皮质激素、甲状腺激素、胰高血糖素等等，而这些激素的分泌高峰一般出现在晨间 3～8 时，因此容易导致血糖升高，这一现象最初是 1981 年由国外学者施密特（Schmidt）首先提出，这就是所谓的"黎明现象"。

"黎明现象"表现为凌晨 3 时高血糖和早餐前高血糖，简单地说，也就是"高后高"（高后翘）现象。它主要与机体胰岛素分泌不足、胰岛素拮抗激素（如生长激素、皮质醇、肾上腺素、去甲肾上腺素等）分泌增加，以及胰岛素抗体产生有关。在以上综合因素的共同作用下，导致血糖不能被充分利用而出现高血糖。

"黎明现象"和"苏木杰现象"主要见于1型糖尿病并使用胰岛素治疗的病人，也可见于2型糖尿病接受或未接受胰岛素治疗者。这两种现象在表现上都有一定的隐蔽性，不容易被发现。比如，"黎明现象"发生时，病人可能没有任何典型临床症状，常常是由于早餐前出现高空腹血糖和三餐后高血糖难以控制而引起注意。因此自测血糖，尤其是对凌晨3时血糖和晨起时空腹血糖的监测，是及时发现"黎明现象"并制订处理对策的关键所在。

29. 如何鉴别和处理"黎明现象"与"苏木杰反应"？

诗曰："黎明现象""苏木杰"，发生原因有区别。后者降糖量过大，前者降糖稍欠缺。前者睡前药加量，后者减量并"添热"。加量减量掌握好，勿忘血糖勤监测。

注解：诗中"添热"乃添加热量（即加餐）之意。"略'加热'"即适当加餐。——由于"黎明现象"与"苏木杰反应"的发生机制不同，因此，两者的处理方法也不同。

No.1 两者的鉴别方法

尽管"苏木杰反应"和"黎明现象"在临床上都表现为早晨空腹血糖升高，但两者却是"同母异父"的双胞胎。由于病因不同，处理也就迥异，故须仔细鉴别。

具体做法是，病人可从夜间0点开始，每隔2小时测一次血糖，直至第二天早晨。如果在黎明前后发现有低血糖（血糖＜3.3毫摩尔/升），同时早餐前空腹血糖大于8毫摩尔/升，即"低后高"则为"苏木杰反应"；若凌晨3时血糖大于6.1毫摩尔/升，同时早餐前空腹血糖大于8毫摩尔/升，即"高后高"，就可断定为"黎明现象"。

不少糖尿病病人平时只查空腹血糖，并以此作为了解病情和调整药量的依据，这是不妥当的。姑且不说空腹血糖并不能完全代表全天的血糖控制水平，而且，如不注意分辨，有时它还可能造成某种假象而误导治疗。由此，我们不难看出全天候的血糖监测是多么重要，否则很容易被一些假象所忽悠，而导致误诊误治。

No.2 两者的处理措施迥异

由于引起"苏木杰反应"和"黎明现象"的原因截然不同，前者是因降糖药用量过大引起低血糖之后，血糖反跳性增高；后者是胰岛素用量不足引起的空腹血糖升高，所以两者的处理原则完全不同。

若属于"苏木杰反应"，其处理应当是减少晚餐前（或睡前）降糖药用量，并适当加餐。有些病人甚至包括一些经验不足的医生，一看见血糖高，就认为是胰岛素或降糖药的用量不足，不加分析地增大降糖药物的用量，其结果使"苏木杰反应"越来越严重，空腹血糖不降反升。

如属于"黎明现象"，则应加大胰岛素或降糖药的剂量，且要使其作用维持到第二天早上。在睡前加用中效胰岛素效果最好，因为它作用高峰时间恰好位于黎明前后，也就能充分补充黎明时机体对胰岛素的需要量。

30. 何谓"黄昏现象"？

诗曰：傍晚出现高血糖，调糖激素不正常。1型病人易出现，肥胖糖友偶登场。"黎明现象"迎朝晖，"黄昏现象"送夕阳。两种现象同机制，降糖药物不够强。

注解：通常认为，经常出现晚餐前血糖高于午餐后2小时血糖1.0～2.0毫摩尔/升者，应考虑有"黄昏现象"。但也有的病人"黄昏现象"发生较晚，表现在睡前血糖高于晚餐后2小时血糖。

其实"黎明现象"和"黄昏现象"是原因相同而时间不同的两种高

血糖现象。高血糖发生在黎明时叫作糖尿病的"黎明现象"，发生在傍晚时叫作糖尿病的"黄昏现象"。两种高血糖现象的发生机制是一样的，都是与糖尿病病人体内的胰岛素和升糖激素（生长激素、肾上腺皮质激素、儿茶酚胺、胰高血糖素）在24小时内的节律性分泌不协调有关。

在正常生理状态下，升糖激素均从半夜开始分泌并逐渐增加，至凌晨时分泌达最高峰，而在下午又有第2个分泌高峰。由于糖尿病病人体内的基础胰岛素分泌不足，加上降糖药物使用不到位，不能有效地抵消升糖激素升高的糖，因而就出现了糖尿病的"黎明现象"或"黄昏现象"。糖尿病病人一旦出现这两种现象，表示降糖药物或胰岛素的用量不够，必须调整治疗方案。

"黄昏现象"易发生在1型糖尿病病人，肥胖、胰岛素抵抗严重者，抑郁症、肝硬化、肾上腺皮质功能亢进、反复发生低血糖反应者，急性心梗、脑出血、大手术后应激反应明显者，糖尿病白内障手术后球结膜下注射地塞米松的病人等。

针对"黄昏现象"，通常采取以下措施：①将午餐分两次吃，血糖可能得到控制。②午餐后运动30～60分钟。③早餐前用短效胰岛素，中午用精蛋白生物合成人胰岛素注射液（预混30R），晚饭前用短效胰岛素或口服降糖药，对控制"黄昏现象"有利。④1型糖尿病病人发生"黄昏现象"，则使用胰岛素泵。⑤早晚餐前用磺脲类降糖药，早餐前注射1次中效胰岛素。⑥在常规降糖治疗的基础上，午餐前用赛庚啶4～12毫克，该药为一种抗组胺药，有抑制生长激素作用，3～7天见效。哌仑西平是治疗胃溃疡的药物，有抑制生长激素分泌作用，50～100毫克早餐前服用。

31. 何谓糖尿病?

诗曰：糖尿原发与继发，原发才能称消渴。属于高糖代谢病，遗传环境相交葛。"三多一少"典型征，血糖指标已"出格"。治疗重点"食""动""药"，终身用药不停搁。

注解：糖尿病有原发性与继发性之分，不过，我们经常说的糖尿病往往指的是原发性糖尿病。原发性糖尿病的病因尚未充分阐明，目前公认的基本病因有两条：一是遗传因素，二是环境因素。遗传因素是糖尿病的基础和内因，而环境因素则是患糖尿病的条件和外因，外因是通过内因而起作用的。从病理生理角度而言，糖尿病是一组以高血糖为特征的代谢性疾病。高血糖则是由于胰岛素分泌缺陷或其生物作用受损，或两者兼有引起。

原发性糖尿病分为 1 型（胰岛素依赖型）糖尿病和 2 型（非胰岛素依赖型）糖尿病两种。1 型糖尿病发病快，多见于青少年，胰岛功能低下或近于衰竭，并发症常见，形体消瘦，体内有胰岛素抗体，饮食疗法和口服降糖药物无效，一般需要胰岛素治疗。2 型糖尿病发病缓慢，多见于成年人，并发症较少，胰岛素相对减少或正常，形体肥胖，体内无胰岛素抗体，饮食控制、增加运动量、口服降糖药物均有效，很少单用胰岛素治疗。通过积极治疗，可使胰岛功能改善。

怀疑患了糖尿病的人，通常要查空腹血糖和餐后血糖，有的还要做糖耐量试验。

正常人的空腹血糖为 3.9 ~ 6.1 毫摩尔 / 升，如空腹血糖 ≥ 7.0 毫摩尔 / 升考虑有糖尿病。建议复查空腹血糖，做糖耐量试验。如果随机血糖 ≥ 11.1 毫摩尔 / 升可确诊糖尿病。（需另一天再次证实，排除应激状态，如感染、外伤等）。正常人餐后 2 小时血糖 < 7.8 毫摩尔 / 升，如果 7.8 毫摩尔 / 升 ≤ 餐后 2 小时血糖 < 11.1 毫摩尔 / 升，为糖耐量减低。餐后 2 小时血糖 ≥ 11.1 毫摩尔 / 升，考虑为糖尿病（需另一天再试，以排除应激状态，如感染、外伤等）。这时就要正规治疗。

不过，我们也应该对继发性糖尿病有所认识并加以区别。继发性糖尿病是由某些疾病引起的，病因多明确，但占糖尿病的少数。从病因分析有以下 4 类：①胰源性糖尿病。由于胰腺炎、胰腺结石、胰腺癌、胰腺切除等，可导致胰腺大部分细胞被破坏，引起胰岛素分泌不足而诱发糖尿病。②内分泌性糖尿病。由于对抗胰岛素的各种内分泌激素增多，如肢端肥大症、巨人症等引起的生长激素分泌过多。库欣病引起的皮质醇类激素分泌过多。嗜铬细胞瘤引起的肾上腺素、去甲肾上腺素分泌过多。胰高血糖素性糖尿病，如胰岛细胞瘤。妊娠糖尿病，由于胎盘分泌生长激素过多等，均可引起糖尿病。③医源性糖尿病。因长期服用肾上腺皮质激素（如泼尼松）所致。女性避孕药、女性激素及噻嗪类利尿药，亦可引起糖代谢紊乱。④真性红细胞增多症性糖尿病。真性红细胞增多症是由于血液中红细胞增多，血液黏稠度增高，影响胰岛素在血液中的循环，不能使胰岛素充分发挥作用，致使糖耐量减低，出现糖尿病症状。

32. 为什么糖尿病越来越年轻化?

诗曰：糖友越来越年轻，中年将成"主力军"。手脑不歇压力大，烟酒上瘾血压升。事业有成应酬多，吃喝无度添百斤。熬夜打牌到清早，眼蒙错过"门前清"。

注解：诗的末句"门前清"是玩麻将的"牌语"。

我国的糖尿病流行情况呈现出快速上升和年轻化趋势。相关数据显示，在 2017 年，中国约 1.14 亿人已经确诊为糖尿病病人。而 5 年前中国糖尿病病人是 9200 万人，4 年间多出 2200 万人，平均以每年 550 万例的速度增长。不少三四十岁的年轻人在体检中发现血糖升高，他们已经代替老年人，成了新的主力军。究其原因，跟年轻人生活无规律、身心压力大，以及吃喝无度、懒得迈步等状态有关。

研究发现，紧张和焦虑的情绪促使人体长期处于应激状态，体内大量分泌出应激激素，使血糖升高，长此以往，引发糖尿病。

年轻人喜欢用零食加餐，其实这为罹患糖尿病或糖代谢异常提供了一个很大的隐患。像瓜子、核桃、花生米、果脯以及话梅之类的零食，吃得过量，其高热量、高盐分等，都可能成为糖尿病的诱因。有些人不认为零食热量高，其实，10 粒花生米就相当于 25 克米饭。经常吃这些零食的人，很容易导致身体肥胖。不仅如此，很多咸味零食中所含的盐分也相当高。

年轻人喜欢聚饮买醉，特别是有些"事业有成"的年轻人属于"应酬族"，他们吃得多、坐得多、动得少，加之平时不注意控制饮食，大吃大喝，容易导致营养过剩，促使胰岛每天都在过度工作。久而久之，胰岛负担过重，导致血糖不能正常控制，结果在"应酬族"中糖尿病病人明显增多。尤其是那些大腹便便的男性，更容易被糖尿病"盯上"。有人把大吃大喝引起的肥胖症、糖尿病、高血脂、高血压、脂肪肝、痛风等称作现代富贵病。这种富贵病的发展过程很缓慢，有的是几年、十几年，甚至几十年，具有很大的隐蔽性。

所以，年轻人在生活中一定要养成良好的生活习惯，养成早睡早起的习惯，平时多参加体育锻炼。饮食方面要注重营养全面、均衡，不要暴饮暴食，戒烟节酒，不要吃太多高糖分和高油脂的食物，多吃新鲜水果和蔬菜。另外，还要坚持定期体检，以便及时发现问题，及时医治。

33. 何谓糖尿病前期?

诗曰：糖尿前期"预备役"，极易"转正"为糖疾。糖尿指标虽未达，血糖已超正常值。空腹血糖业受损，餐后耐量不给力。若此状态不干预，随时可能授"军籍"。

注解：随着正常血糖的标准趋于更加严格，许多人在体格检查中惊讶地发现自己的血糖已超过正常值水平，但又没有达到糖尿病的标准，这类病人即我们所称的糖尿病前期，又称葡萄糖调节受损（impaired glucose regulation，IGR）。

糖尿病前期时，糖调节已受损，包括空腹血糖受损（impared fasting glucose，IFG）和葡萄糖耐量减低（impared glucose tolerance，IGT）。后者系指空腹血糖正常，但餐后血糖水平介于正常人与糖尿病病人之间的特殊的代谢状态。其诊断标准为在口服 75 克葡萄糖的口服葡萄糖耐量试验（oral glucose tolerance test，OGTT）中，2 小时血糖为 7.8 ~ 11.0 毫摩尔 / 升，目前一般认为 IGT 是糖尿病的前期表现，在 2 型糖尿病的发展过程中表现得更为明显。

简单而言，糖尿病前期是介于糖尿病和正常血糖之间的一种状态，被认为是糖尿病的必经阶段，是糖尿病的预警信号。具体而言就是餐后血糖为 7.8 ~ 11.1 毫摩尔 / 升（即糖耐量低减），或空腹血糖为 6.1 ~ 7.0 毫摩尔 / 升（即空腹血糖受损）的状态。由此，糖尿病前期代表了正常葡萄糖状态和糖尿病高血糖之间的中间代谢状态。临床上包括空腹血糖受损和糖耐量受损两类，二者可单独或合并出现。其临床判定标准为：①糖耐量受损为空腹血糖＜ 7.0 毫摩尔 / 升、口服 75 克葡萄糖后 2 小时血糖 ≥ 7.8 毫摩尔 / 升；②空腹血糖受损为 6.1 毫摩尔 / 升＜空腹血糖＜ 7.0 毫摩尔 / 升、口服 75 克葡萄糖后 2 小时血糖＜ 7.8 毫摩尔 / 升。糖尿病前期虽然尚未进入糖尿病期，但其并非意味着是一种轻病，作为糖尿病的前期阶段，同 2 型糖尿病一样，同样存在着胰岛素抵抗和胰岛 B 细胞分泌功能损害。

34. 糖尿病前期的危险因素有哪些？

诗曰：直系亲属有"糖伍"，年龄已过四十五。体质指数二十五，甘油三酯二百五。孕妇年过双十五，久坐钟点超过"五"。心脑血管病为伍，糖尿前期易"入伍"。

注解：首句"糖伍"，"伍"乃同伴人之意，故"糖伍"即糖尿病的同伴，即"糖友"。糖尿病前期一般没有症状，不容易被发现。所以以下糖尿病高危人群应注意时常监测血糖，及早发现血糖升高倾向。

（1）直系亲属（如父母、兄弟姐妹）中有糖尿病病人。

（2）年龄 ≥ 45 岁。

（3）超重或肥胖者——体质指数（BMI）≥ 25。

（4）高密度脂蛋白胆固醇低和（或）高甘油三脂血症：高密度脂蛋白胆固醇 ≤ 0.90 毫摩尔 / 升，即 35 毫克 / 分升；甘油三酯 ≥ 2.82 毫摩尔 / 升。

（5）高血压：收缩压，即高压 ≥ 140 毫米汞柱和 / 或舒张压，即低压 ≥ 90 毫米汞柱（1 毫米汞柱＝ 0.133 千帕）。

（6）患有心脑血管病变，如常见的卒中、偏瘫等。

（7）年龄 ≥ 30 岁的妊娠妇女；有妊娠糖尿病史者；曾有分娩巨

大儿（出生体重≥4千克）者；曾有不明原因的滞产者；有多囊卵巢综合征的妇女。

（8）生活习惯久坐者。

（9）使用一些特殊药物，如糖皮质激素、利尿剂等。

35. 如何让糖尿病前期"止步"？

诗曰：糖尿前期藏险情，"一步之遥"步步惊。控食多动望"停步"，少甜少脂盼"止行"。避免久坐心减压，减少熬夜睡眠深。如有必要试吃药，有望"前期"早"转身"。

注解：由于糖尿病前期进入糖尿病仅是"一步之遥"，因此，必须采取措施制止它"前进"。最好是通过下述几种有效措施，让糖尿病前期状态"立定""向后转"！

1. 少吃甜食：管住主食，限制甜食。虽然不能说糖尿病是吃糖吃出来的，但是过多甜食肯定会促进糖尿病的发生。尽量少吃含糖食物，尤其是巧克力、冰激凌、奶油蛋糕等，还有各种含糖饮料。

2. 少吃油腻：众所周知，胖子容易得糖尿病，那是因为体内油脂太多，出现胰岛素抵抗，胰岛B细胞刚开始还能通过多分泌胰岛素来应对，后来控制不了就出现了血糖增高。

3. 避免久坐：长期静坐的生活方式与糖尿病发病有关。坐班族应每天抽出一定时间进行适度的运动，从而可消耗不少使血糖升高的多余脂肪和能量。

4. 精神减压：现代社会竞争激烈，生活压力大，这也是糖尿病高发的原因之一。因为重压促进升糖激素分泌。长期精神紧张，糖皮质激素等升糖激素的势头压过了降糖的胰岛素，高血糖就会出现。

5. 避免熬夜：经常熬夜者，该睡觉时不睡觉，该休息的交感神经不能得到休息，体内激素的昼夜节律性被破坏，释放的升糖激素会加重高血糖的状态。

6. 试吃药物：若糖尿病前期的"准糖友"经过上述措施，高血糖仍不能纠正，而且大有愈演愈烈、发展为糖尿病之趋势，就需要在医生指导下用药物辅助治疗，帮你刹住迈向糖尿病的脚步。目前已证实可延缓和预防糖尿病的药物有两种：一是二甲双胍，二是阿卡波糖。前者是帮助提高胰岛素作用效率同时可控制食欲；后者是使食物中的糖吸收慢一点，降低餐后血糖。不用担心吃上药就撤不下来，吃药的目的是使血糖控制在正常范围，吃几个月奏效后，这些药是可以停用的。

36. 糖尿病如何分型？

诗曰：糖尿病病人分四型，主要1型和2型。1型常见青少年，2型多为"胖子君"。糖尿孕妇有两种，"甜妞""淡妞"应分清。特殊类型虽罕见，治疗亦须究起因。

注解：按照WHO及国际糖尿病联盟（International Diabetes Federation, IDF）专家组的建议，糖尿病可分为1型、2型、妊娠糖尿病及其他特殊类型四种。其中，1型和2型是最主要的两种类型。

1. 1型糖尿病：1型糖尿病又被称为胰岛素依赖型糖尿病，通常发生于儿童及青少年，由于胰岛B细胞被破坏，因而胰岛素分泌缺乏，需要终身依赖外源性胰岛素补充以维持生命。

2. 2型糖尿病：2型糖尿病被称为非胰岛素依赖型糖尿病，多见于40岁以上的中、老年人，中年的胖子更为多见；其胰岛素的分泌量并不低，甚至还偏高，临床表现为机体对胰岛素不够敏感，即胰岛素抵抗。在糖尿病病人中，2型糖尿病所占的比例约为95%。

3. 妊娠糖尿病：妊娠糖尿病是指妊娠期间发生的糖尿病。在妊娠期，母体产生大量多种激素。这些激素对胎儿的健康成长非常重要，但是它们也可以阻断母体的胰岛素作用，引起胰岛素抵抗，从而引起母体的高血糖。孕妇糖尿病有两种情况，一种是怀孕前没有患糖尿病，由于怀孕才诱发糖尿病，这种孕妇姑且称她为"淡妞"，另一种是怀孕前已经患有糖尿病，当她怀孕了，就叫作糖尿病合并妊娠，这种孕妇则称她为"甜妞"（详见第46问）。

4. 其他特殊类型糖尿病：其他特殊类型糖尿病是指既非 1 型或 2 型糖尿病，又与妊娠无关的糖尿病，包括胰腺疾病或内分泌疾病引起的糖尿病、药物引起的糖尿病以及遗传疾病伴有的糖尿病等。其他特殊类型糖尿病虽然病因复杂，但占糖尿病病人总数不到 1%。其中，某些类型的糖尿病是可以随着原发疾病的治愈而缓解的。

37. 如何区别 1 型与 2 型糖尿病？

诗曰：2 型中老 1 型小，1 型"三多"2 型少。1 型偏瘦 2 型胖，2 型服药 1 型"岛"。乍听好像顺口溜，细品并非"数来宝"。请君逐句做对照，五项内容便明了。

注解：诗中的"岛"，意思是 2 型多先用口服降糖药，而 1 型必须使用"胰岛素"。

通过下面的各项情况可大致区分出 1 型糖尿病和 2 型糖尿病。

1. 年龄：1 型糖尿病大多数为 40 岁以下发病，20 岁以下的青少年及儿童绝大多数为 1 型糖尿病，仅极少数例外；2 型糖尿病大多数为 40 岁以上的中老年人，50 岁以上的人很少患 1 型糖尿病。

2. 起病时体重：发生糖尿病时明显超重或肥胖者大多数为 2 型糖尿病，肥胖越明显者越易患 2 型糖尿病；1 型糖尿病病人在起病前体重多属正常或偏低。无论是 1 型或 2 型糖尿病，在发病之后体重均可有不同程度降低，而 1 型糖尿病往往有明显消瘦。

3. 临床症状：1 型糖尿病均有明显的临床症状如多饮、多尿、多食等，即"三多"，而 2 型糖尿病常无典型的"三多"症状。为数不少的 2 型糖尿病病人由于临床症状不明显，常常难以确定何时起病，有的只是在检查血糖后才知道自己患了糖尿病。1 型糖尿病病人由于临床症状比较突出，故常能确切地指出自己的起病时间。

4. 急慢性并发症：1 型与 2 型糖尿病均可发生各种急慢性并发症，但在并发症的类型上有些差别。就急性并发症而言，1 型糖尿病容易发生酮症酸中毒，2 型糖尿病较少发生酮症酸中毒，但年龄较大者易发生非酮症高渗性昏迷。

就慢性并发症而言，1型糖尿病容易并发眼底视网膜病变、肾脏病变和神经病变，发生心、脑、肾或肢体血管动脉硬化性病变则不多见；而2型糖尿病除可发生与1型糖尿病相同的眼底视网膜病变、肾脏病变和神经病变外，心、脑、肾血管动脉硬化性病变的发生率较高，合并高血压也十分常见。因此2型糖尿病病人发生冠心病及脑血管意外的机会远远超过1型糖尿病病人，这是一个十分明显的不同点。

5. 临床治疗：1型糖尿病只有注射胰岛素才可控制高血糖，稳定病情，口服降糖药一般无效。2型糖尿病通过合理的饮食控制和适当的口服降糖药治疗，便可获得一定的效果，当然，当口服降糖药治疗失败、胰岛B细胞功能趋于衰竭或出现严重的急慢性并发症时，也是胰岛素的适应证。

对于那些通过临床表现很难判断是哪种类型糖尿病的病人，常常需要做进一步的化验等检查。

38. 如何根据化验判断 1 型与 2 型？

诗曰：判断1型与2型，五项化验显病情。遗传指标作参考，免疫抗体供探因。尿酮C-肽胰岛素，逐项观察其水平。化验结果非绝对，还得结合现病征。

注解：由于关系到是否终身采用胰岛素糖治疗，糖尿病病人往往十分关心自己所患的糖尿病类型，特别是"1型还是2型糖尿病"，要求查查胰岛功能，好决定是否要打胰岛素。与判断糖尿病类型有关的化验包括：①遗传学指标。有些人白细胞抗原（HLA）和1型糖尿病的发生有关，所以查查人白细胞抗原的类型，有时有助于糖尿病的分型。②免疫学抗体。1型糖尿病病人血液中可能有胰岛细胞抗体（ICA）、胰岛素自身抗体（IAA）和抗谷氨酸脱羧酶抗体（GAD），这些抗体呈阳性，病人很可能是1型的，但呈阴性不见得就一定是2型的。③尿酮体。1型糖尿病病人尿中经常有酮体，有时酮体量很大，易发生酮症酸中毒。而2型糖尿病病人则只有在感染、发热、饥饿、外伤以及重大情绪波动时尿中才出现酮体，发生酮症酸中毒的机会较少。④血胰岛素和 C- 肽。1 型糖尿病病人水平多很低，2 型糖尿病病人则不一定。当然，1 糖尿病病人在一段时间内也可以不低，反之 2 型糖尿病病人在血糖控制很差时胰岛素和 C- 肽水平也可以很低。⑤血糖。1 型糖尿病病人的血糖往往很高，特别是空腹血糖很高。相比之下，2 型糖尿病病人空腹血糖一般不是那么高。当然，血糖高低也是相对的，很难画一条线作为 1 型和 2 型的分水岭。值得提醒的是，上述这些化验并不是绝对的，有时即使做了化验，也还是难以分型，主要还得根据临床表现，特别是病人出不出现酮体或酮症酸中毒、是否消瘦、年龄如何等来判断糖尿病的类型。

39. 为何说 1 型糖尿病也是一种自身免疫性疾病？

诗曰：1 型依赖胰岛素，自身免疫病相就。病毒引起胰岛炎，"岛炎"导致细胞疲。胰岛细胞遭破坏，细胞难泌胰岛素。体内缺乏胰岛素，1 型糖尿遂"落户"。

注解：近些年来，不少医学家发现 1 型糖尿病具有自身免疫性疾病的某些特征。如在这些病人体内能发现抗胰岛细胞抗体；在病人的胰岛组织内能发现大量淋巴细胞浸润等。与此同时，在临床上还观察到 1 型糖尿病与其他自身免疫性疾病并存的频率也相当高。这些调查与研究说明，1 型糖尿病就是一种自身免疫性疾病。这种自身免疫性疾病和遗传因素密切相关。

启动 1 型糖尿病病人发生自身免疫反应的因素是什么？很可能是病毒感染。病毒先引起胰岛炎，那些被炎症破坏了的胰岛细胞及其碎片则成为自身抗原，它们刺激免疫细胞生成自身抗体。自身抗原和自身抗体构成的自身免疫反应则使胰岛细胞进一步被破坏，使体内再也不能产生胰岛素。所以 1 型糖尿病必须终身应用外源性胰岛素，故称 1 型糖尿病为胰岛素依赖性糖尿病（IDDM）。

40. 何谓自身免疫性疾病？

诗曰：自身免疫论病机，恰如"煮豆燃豆萁"。自家不认自家人，老伴竟被老伴欺。"自己""非己"未辨识，亲人当作仇人拒。同室操戈打内战，袍泽相残易丧躯。

注解：人体内有一个免疫系统，它是人体抵御病原菌侵犯最重要的保卫系统。这个系统由免疫器官、免疫细胞，以及免疫分子组成。它恰似一支保护身体健康的队伍，依靠识别"自己"和"非己"成分的功能，履行着攘外安内的任务。所谓"攘外"就是破坏和排斥进入人体的抗原物质；所谓"安内"就是识别和排除人体本身所产生的损伤细胞和肿瘤细胞等致病物，避免自身免疫性疾病之发生，从而维持人体健康。

自身免疫性疾病（AID）是免疫系统紊乱，对自身机体的成分发生免疫应答（即免疫反应）造成损害而引发疾病。如上所述，"免疫"的本质是识别"自己"与"非己"，而在识别过程中产生免疫应答——免疫细胞对抗原分子的识别、活化、分化和效应。应答可以产生效应分子（即抗体）和效应细胞，叫作正免疫应答；也可以使免疫细胞处于不活化状态，叫作免疫耐受。这两种机制维持着机体的免疫稳定性。对"异己"分子的正免疫应答可以产生保护作用，抗感染和抗肿瘤免疫属于此类。但免疫功能异常的情况下，对"自己"成分会突破免疫耐受而产生正免疫应答，这就会引起 AID（系统性红斑狼疮、类风湿等）；若过度应答则可导致变态反应性疾病。

具体而言，本来正常情况下免疫系统只对侵入机体的外来物，如细菌、病毒、寄生虫以及移植物等产生反应，消灭或排斥这些异物。在某些因素影响下，机体的组织成分或免疫系统本身出现了某些异常，致使免疫系统误将自身成分当成外来物来攻击而发生"自摆乌龙"。这好比共同持家的兄弟"同室操戈"，也像一支军队误将战友当成了敌人，而袍泽相残，更是俗语所说"大水冲了龙王庙，自家人不认自家人"，其结果就如足球赛中的"乌龙球"（将足球踢入本方的球门），这就是 AID。这种情况，如果不加以及时有效的控制，其后果十分严重，最终甚至危害生命。

AID 并非少见，如类风湿性关节炎、系统性红斑狼疮和银屑病是影响最为广泛的三大 AID，而硬皮病、皮肌炎、溃疡性结肠炎及 1 型糖尿病也是 AID。

41. 2 型糖尿病发展一般分几个阶段?

诗曰：2 型发展分三步，打从轻度到重度。起始多年未察觉，首先抵抗胰岛素。空腹受损跟着来，耐量减低随其后。倘若放任不干预，临床消渴便"长驻"。

注解：2 型糖尿病发展一般分 3 个阶段。

No.1 第一阶段是胰岛素利用障碍（也称胰岛素抵抗）

胰岛素利用障碍可在糖尿病发病前 20 年就开始出现。这些人往往有糖尿病家族史，肥胖、高脂血症、高血压等危险因素存在，虽然空腹血糖及餐后血糖正常，但胰岛素水平已明显升高。也就是说为了将血糖控制在正常范围，这些人要比别人多分泌胰岛素，这就容易造成胰岛功能慢性损害。

No.2 第二阶段是空腹血糖受损和糖耐量低减

"空腹血糖受损（IFG）和糖耐量低减（IGT）"已在"何谓糖尿病前期？"那一则做了介绍（详见第 33 问）。IFG 这类人胰岛的功能已出现轻度不足，基础胰岛素分泌已经不足，不能在空腹状态下控制血糖在正常范围内，但餐后血糖刺激的胰岛应激分泌功能尚正常。这类人发展成糖尿病的可能性比一般人要高，如不注意饮食、加强锻炼、减肥，发展下去会转变为糖尿病。IGT 这类人胰岛的功能已出现早期衰竭，表现为餐后血糖刺激的胰岛分泌功能下降，所以餐后血糖增高。这类人已到了糖尿病的预备阶段。若一个人既有 IFG 又有 IGT，那么离糖尿病就更近了。在这个阶段如果能早期发现，及时改变不良生活方式，去除患病危险因素，必要时加以药物干预，也许可使这些人停止向糖尿病发展，恢复健康。

No.3 第三阶段是临床糖尿病

这时空腹血糖达到 7.0 毫摩尔 / 升以上，进食后血糖达到 11.1 毫摩尔 / 升以上。这时胰岛功能已明显出现障碍，空腹或餐后血糖均无法控制在正常范围。由于血糖水平与进食的关系非常密切，在刚刚进入第三阶段临床糖尿病的病人，空腹血糖和进食后血糖会随饮食结构和量的变化而出现时高时低的波动，即有时血糖会达到诊断标准，有时血糖又在正常范围内，这时病人往往会对糖尿病的诊断产生怀疑，这时就需要做口服葡萄糖耐量试验（OGTT）进行鉴别了。

42. 何谓"1.5 型糖尿病"？

诗曰："1.5 型糖尿病"，学名缩写为"LADA"。介于 1 型 2 型间，似 1 似 2 易混杂。若论 2 型多肥胖，本型却是偏瘦客。再说 1 型孩提起，本型则多成人发。鉴于本型"两不像"，认真检测方妥贴。

注解："LADA"可读作"拉搭"。大家都知道 1 型和 2 型糖尿病，对"1.5 型糖尿病"则很陌生。其实这种糖尿病并不罕见，只是过去人们对它不认识或认识不够，往往误诊为 2 型糖尿病，从而导致治疗不及时或治疗方法不正确，产生不良后果。近年来，由于医生对其认识的加深和检测手段的提高，这种糖尿病的发现越来越多。

"1.5 型糖尿病"的发现已有 20 多年。1993 年，澳大利亚学者托米（Tuomi）在临床工作中发现部分最初被诊断为非胰岛素依赖型糖尿病（相当于现在的 2 型糖尿病）病人中，有一部分人起病相对较急，"三多一少"症状明显，尽管开始不用胰岛素即可控制血糖和预防酮症的发生，但是病人的胰岛功能恶化迅速，多在半年内发生 B 细胞功能的衰竭，必须应用胰岛素治疗。最明显的特点是，这种病人的体内像 1 型糖尿病病人一样，存在着一种或多种抗胰岛 B 细胞的抗体。正是自身抗体的存在，才使病人的胰岛 B 细胞被进行性破坏，胰岛功能逐渐衰竭。所以，这种疾病的早期表现虽然类似 2 型糖尿病，但是其本质和 1 型糖尿病一样，是自身免疫功能紊乱导致的 B 细胞功能衰竭，被称为成人晚发自身免疫性糖尿病（latent autoimmune diabetes in adults，LADA）。由于自身免疫破坏的速度较传统的 1 型糖尿病缓慢，LADA 病人的临床表现介于 1 型糖尿病与 2 型糖尿病之间，故又称为 "1.5 型糖尿病"，这种貌似 2 型的 1 型糖尿病，往往容易被误诊为 2 型糖尿病。

LADA 的发病率有明显的种族和地区差异，全世界的病人中白种人相对较少，我国和日本等亚洲国家相对较多，估计被诊断为 2 型糖尿病的病人中可能有 10% ~ 15% 是 LADA。由于 LADA 的本质是 1 型糖尿病，所以应该早期诊断，尽早开始胰岛素治疗，只有这样才能尽可能地保护病人的胰岛 B 细胞功能，达到满意的治疗效果。如果将 LADA 误诊为 2 型糖尿病，错误地应用胰岛素促泌剂，则会加剧胰岛 B 细胞功能的衰竭，造成后期治疗上的困难。所以，早期正确诊断是处理 LADA 病人的关键。到目前为止，还没有诊断 LADA 的金标准，但是如果病人具有如下临床特点，应该怀疑是 LADA：

（1）起病年龄在 15 岁以上。

（2）起病半年内口服降糖药物有效，可以不依赖胰岛素治疗，无酮症发生。随着病程进展，口服药物逐渐失效，必须依赖胰岛素治疗。

（3）起病时体重偏瘦或非肥胖。

（4）无明显的糖尿病家族史。

（5）伴有其他的自身免疫性疾病，如自身免疫性甲状腺疾病等。

（6）胰岛功能检测显示空腹和刺激后胰岛素和 C- 肽分泌均明显偏低。

上述 6 个特点可以提供诊断的线索，并不特异，确诊 LADA 主要是依赖于胰岛自身抗体的检测。

近年来许多学者建议所有初诊的糖尿病病人均应该检测胰岛的自身抗体，以利于早期发现 LADA。

LADA治疗用药首选胰岛素,早期的胰岛素治疗既可以有效控制血糖,又可以保护残存的 B 细胞功能,达到延缓病情进展的作用。胰岛素促泌剂是禁止用于 LADA 治疗的。因为此类药物会加速胰岛 B 细胞功能衰竭,导致血糖难以控制,增加了出现各种糖尿病急性和慢性并发症的机会。对于单用胰岛素血糖控制不稳定的病人,可以加用双胍类药物来控制。

43. 何谓"脆性糖尿病"?

诗曰:血糖波动太频繁,"脆性糖尿"调控难。忽高忽低难意料,骤升骤降易覆翻。常常遭遇"酮中毒",频频要闯"低糖关"。两种昏迷皆凶险,心脑血管便"崩盘"。

注解:"脆性"的含义是指病情极不稳定,血糖忽高忽低难以控制。"脆性糖尿病"又称"不稳定型糖尿病",主要见于 1 型糖尿病病人以及某些胰岛功能近乎衰竭的晚期 2 型糖尿病病人,一般认为是病人的胰岛功能完全衰竭所致。由于病人完全依赖外源性胰岛素控制血糖,而后者在药代学特点以及调控方面均与生理性胰岛素分泌有显著区别,再加上缺乏有效的辅助调节功能,因此,很容易出现血糖忽高忽低、大幅波动的现象。

"脆性糖尿病"不是糖尿病的一个新类型,而是根据其临床特点来命名的。它具有血糖波动大,不易控制,容易发生酮症酸中毒和低血糖两极分化现象的特点。

通常"脆性糖尿病"有下面 3 个临床特点:其一,病人通常体型比较消瘦,胰岛功能极差或接近衰竭。其二,病人病情极不稳定,即便是在饮食量、运动量和胰岛素剂量几乎恒定不变的情况下,血糖也会出现莫名的显著波动,特别容易发生低血糖、酮症酸中毒,甚至昏迷。其三,对胰岛素注射剂量的调节十分敏感,当血糖升高时,稍稍增加一点胰岛素注射剂量(例如 2 个单位)就发生低血糖,而血糖下降时,稍稍减少一点胰岛素剂量,血糖又明显升高。弄清了这 3 个特点,糖尿病病人就可判断自己是否是"脆性糖尿病"了。

"脆性糖尿病"的最大危害就是发生严重甚至是不可逆的低血糖昏迷。而1次严重低血糖可抵消一生血糖维持正常带来的益处；另外，"脆性糖尿病"的血糖波动非常大，而临床研究也发现，频繁发生的低血糖及高血糖（血糖波动）能够加速动脉硬化，增加糖尿病病人心血管事件的发生率和死亡率。所以"脆性糖尿病"病人的治疗非常棘手，医患都应认真对待。

44. 如何治疗"脆性糖尿病"？

诗曰："脆性糖尿"掀恶浪，强化治疗不可忘。血糖控制别太严，调药幅度勿"过杠"。重视生活有规律，严守"食""动"定时量。加强监测稳情绪，胰岛素泵须用上。

注解：诗中"过杠"乃超过"杠杠"之意。"脆性糖尿病"的治疗主要依靠胰岛素强化治疗，胰岛素泵通过精确设定泵的基础输注率和餐前大剂量，提供最接近模拟生理性胰岛素分泌的胰岛素输注，从而使病人的血糖得到相对平稳的控制。对于没有条件装胰岛素泵的病人，可以采取一日多次皮下注射胰岛素的方法，即三餐前注射短效胰岛素（或超短效胰岛素类似物），睡前注射中效胰岛素（或超长效胰岛素类似物），与每日1～2次注射胰岛素相比，这种一日多次皮下注射胰岛素的给药方式更接近于胰岛素的生理作用模式，对减少血糖波动的效果更好。必要时，也可考虑加用某些口服降糖药（如二甲双胍、阿卡波糖及胰岛素增敏剂），对于减少血糖波动也有一定的帮助。

然而，鉴于"脆性糖尿病"的临床特点，在治疗中我们应注意以下6点：①血糖控制不宜过严。由于"脆性糖尿病"病人的血糖极不稳定，低血糖风险极高，因此，对此类病人的血糖控制标准不宜太严，空腹血糖控制在8.0～10.0毫摩尔/升，餐后2小时血糖不超过13.0～14.0毫摩尔/升即可，以避免发生严重低血糖。②胰岛素调整幅度不宜过大。"脆性糖尿病"病人对胰岛素十分敏感，胰岛素血药浓度的微小改变，也会引起血糖的显著变化。因此，对胰岛素剂量的调节应十分谨慎，以防止低血糖或高血糖的大幅波动。③应尽量选用胰岛素类似物。在实施强化治疗时，用长效胰岛素类似物取代中、长效胰岛素，用超短效胰岛素类似物取代短效胰岛素，可以更好地模拟生理性胰岛素分泌，有利于血糖的平稳控制。④"脆性糖尿病"病人尤其要重视生活有规律，应做到吃饭定时定量、少吃多餐。运动也要定时定量。⑤情绪对血糖的影响在脆性糖尿病病人身上表现得尤为突出，情绪变化可以引起血糖波动；血糖波动又可导致情绪改变，二者互为因果。因此调整心态，避免情绪波动，保持良好睡眠，这也是确保血糖平稳的前提。⑥要加强监测，最好自备血糖仪，经常多点的血糖监测，尤其是夜间 2 ~ 3 时的血糖监测。

45. 什么是 1 型糖尿病的"蜜月期"？

诗曰：1 型糖友"蜜月期"，极似病魔已远离。"贝塔"功能暂改善，血糖水平亦降低。可以少注胰岛素，觉得多食也无虞。须知好景不长久，盲目停药酿危机。

注解：有些糖尿病病人只要通过合理的治疗，就可以拥有一段不用打针吃药而血糖照样正常的美好时光。这段时光对于糖友来说就像"新婚蜜月"一样甜蜜，故临床上称之为糖尿病"蜜月期"。

糖尿病"蜜月期"最初是在 1 型糖尿病病人身上发现的。此后，分别于 1996 年、1997 年，经美国和以色列的研究报道，类似的现象在 2 型糖尿病病人身上也被发现。然而，到目前为止，糖尿病临床医生，多数仍然称糖尿病的"蜜月期"为"1 型糖尿病的蜜月期"。

1 型糖尿病的"蜜月期"一般是指在发病初期，经胰岛素治疗 1 ~ 2 个月以后，有少数病人进入了典型的缓解期，在这段时间，病人胰岛 B 细胞功能不同程度得到改善，胰岛素用量明显减少，甚至个别病人可以停止使用胰岛素，这种现象在医学上称为糖尿病"蜜月期"。

No.1 糖尿病"蜜月期"是怎么出现的？

原来人的各种组织均会有一定的自我修复功能，1 型糖尿病的病人在早期胰岛受到破坏后也能进行修复，使部分胰岛再生，分泌胰岛素的功能也得到一定程度的恢复，结果病人病情得到一定程度的缓解，可以减少胰岛素的用量，甚至什么药都不用，也能维持正常，我们把这一阶段称为1型糖尿病的"蜜月期"。这时病人和家属都很高兴，以为糖尿病已被治愈。可惜好景不长，经过几个月（一般是6个月左右），病人的胰岛又因为自身免疫性的第二次破坏，再次遭到重创，这次损害就可能是永久性的了，结果他们的胰岛从此再不能分泌胰岛素了，迫使病人终身用胰岛素治疗。

所以，为了防止1型糖尿病的发生，要把住两道关口：第一道是增强抵抗力，使病人的胰岛不受病毒或毒物等有害因素的损伤。第二是增强免疫力，使病人受到上述有害物质损伤的胰岛避免再次遭受自身免疫的破坏。

No.2 如何正确对待糖尿病"蜜月期"？

对"蜜月期"不能盲目乐观，否则，那将是有害的。因为会误认为糖尿病已经被治愈，而降低对疾病的防范意识。因为"蜜月期"过后，高血糖将再次出现，并表现典型的1型糖尿病症状，不得不终身用胰岛素替代治疗。据称，也有个别患者获得永久性缓解而停用胰岛素治疗，但此种情况极为罕见。

46. 孕妇糖尿病为何有两种情况?

诗曰：孕期糖尿有两起，孕前孕后此或彼。或是怀胎现糖尿，或是糖友有了"喜"。前者多因进补滥，后者控糖不得体。同是孕妇糖尿病，区别对待方可取。

注解：孕妇糖尿病这个话题，准确的说应当是"妊娠期糖尿病或糖尿病合并妊娠"（本来，"孕妇糖尿病"称为"妊娠糖尿病"，但容易与"妊娠期糖尿病"相混淆，因为只差一个"期"字，故改称为"孕妇糖尿病"以资区别）。因为怀孕时有糖尿病的病人有2种情况：

其一是糖友"有喜"了，这就称为糖尿病合并妊娠；特别是怀孕前已经患有糖尿病者，由于控糖不给力，怀孕后可使病情加重。另一种是由于怀孕而发生或发现了糖尿病而变成"糖友"，特别是妊娠期"滥补"的孕妇，往往容易出现，这就称为妊娠期糖尿病。

妊娠期糖尿病（gestational diabetes mellitus, GDM）是一种高危妊娠，1979年WHO开始将GDM作为糖尿病的一个独立类型。美国糖尿病协会（American Diabetes Association, ADA）定义GDM为以往无糖尿病亦无糖耐量降低的妇女在妊娠期间初次诊断的葡萄糖不耐受而致的一类暂时性糖尿病，通常发生于妊娠中晚期。

47. 两种"糖妈妈"有何区别?

诗曰：孕期两种"糖妈妈"，"甜姐""淡姐"怀了娃。因孕带病称"淡姐"，带病怀孕叫"甜妈"。前者后者应分清，孕前孕后有真假。同患糖尿有差别，原来一码归一码。

注解：上面已经提到，孕妇糖尿病分两种情况，一种是原本就患有糖尿病的女性怀孕，称为"糖尿病合并妊娠"，用通俗的话讲，就是"甜姐"（或称"甜姐"，即患糖尿病的女士）怀上了宝宝晋升为糖妈妈。第二种是"妊娠期糖尿病"，即正常女性怀孕中晚期患上糖尿病，那就是"淡姐"（或称"淡姐"）因为怀宝宝变成"糖妈妈"。前者是"带病怀孕"；后者则是"因孕带病"（因为怀孕带来糖尿病）。这种妊娠后才发生或首次发现的糖尿病，称为妊娠期糖尿病（GDM）。世界各国报道GDM发现率为1%～14%，我国为3.75%左右。病人多数产后糖代谢功能恢复正常，但此后患糖尿病的机会增加。因此，患过GDM的产妇，要每2年复查糖耐量试验，以求及时发现糖尿病而避免耽误病情。据报道，孕妇糖尿病中80%以上为GDM，糖尿病合并妊娠者不足20%。因此，对患过GDM的产妇的追踪观察是十分必要的。

其实，GDM也有2种情况，一种是妊娠期发现的糖尿病，乃是怀孕前本来就有糖尿病，但是没有症状而未被发现（即隐性糖尿病），到了怀孕后却"露出原形"而被发现了。另一种是妊娠期发生的糖尿病，乃是怀孕前根本没有糖尿病的女士，怀孕后由于体内内分泌的变化而发生了糖尿病。（注意：前者是发现！后者是发生！）

48. 孕妇糖尿病对"准妈妈"的影响有哪些？

诗曰：妊期糖尿扰孕妇，激素 PK 胰岛素。血压增高闹子痫，霉菌感染犯尿路。羊水过多扰心肺，胎儿巨大碍产妇。能量不足产程长，宫缩乏力出血著。

注解：孕期糖尿病的发生，跟其体内的内分泌激素的争斗有关。那是因为内分泌"内战"——激素 PK 胰岛素所致。

GDM 是这样引起的——孕妇在胎盘形成及成熟的过程中不断分泌生乳素，并随妊娠周数增加而升高，妊娠 30 周以后达到高峰，这种激素能够抵抗人体内的胰岛素。除此之外，孕妇体内分泌的雌激素可以使糖耐量异常，肾上腺皮质激素分泌增加也有对抗胰岛素的作用。因此，妊娠期就容易发现和发生糖尿病。但一般情况下，正常孕妇会以增加胰岛素的分泌来适应这些变化而不患 GDM。如果孕妇的胰岛功能不足，血糖就会升高，于是发生 GDM。

孕期糖尿病，不论是上述"甜妞"或"淡妞"怀了娃，对"准妈妈"会造成多方面的影响，主要表现在 7 个方面的危害。

1. 孕期糖尿病孕妇合并高血压的发病率是正常孕妇的 4 ~ 8 倍，易发生妊娠子痫。妊娠高血压综合征的发生率为 13% ~ 30%，是正常孕妇的 3 ~ 5 倍。

2. 孕期糖尿病孕妇分娩时发生早产和死胎的概率均高于正常的产妇。

3. 孕期糖尿病孕妇出现羊水过多的概率为 10% ~ 30%，其原因可能是胎儿的血糖水平增高，导致其出现渗透性利尿，从而引起孕妇的羊水过多。在临床上，羊水骤增可导致孕妇的心肺功能异常。

4. 孕期糖尿病孕妇的抵抗力会明显下降，且容易出现合并感染，常见的此类感染有泌尿系统感染和皮肤 / 尿路霉菌感染。

5. 孕期糖尿病孕妇多孕育巨大胎儿，在分娩时出现难产和产伤的机会将增多，所以产妇实施剖宫产的概率高达24% ~ 39%。此外，由于孕期糖尿病孕妇对葡萄糖的利用率降低，在分娩时容易因体内的能量不足而使产程延长，从而易引起产妇出现宫缩乏力性出血。

6. 孕期糖尿病孕妇容易出现酮症，对此病若不及时纠正会使其发展为糖尿病酮症酸中毒，这将对母亲和胎儿产生极大的危害。若孕妇在妊娠的早期出现酮症可导致胎儿畸形，而在妊娠的中晚期出现酮症则可加重胎儿在宫内缺氧的程度。

7. 孕期糖尿病孕妇在以后的生活中发生糖尿病的危险会明显增高。

49. 孕妇糖尿病对胎儿有哪些影响?

诗曰：孕期糖尿胎儿难，高糖也会透胎盘。"糖液"培养儿巨大，"甜水"致畸胎体残。脊柱开裂脑积水，肛门闭锁心瓣翻。呼吸窘迫难存活，新生黄疸添麻烦。

注解：孕妇糖尿病对胎儿有6个方面的危害。

1. 围生儿死亡率增加：围生期胎儿死亡率高达10% ~ 15%，可能是糖尿病导致胎盘功能障碍及供氧减少，因为怀孕36周后，胎儿对氧需求量增加。

2. 巨大儿出生率高：孕妇血糖过高容易造成胚胎过度发育形成巨大儿（胎儿体重＞4000克），巨大儿的发生率高达10% ~ 40%，是非糖尿病病人的3 ~ 4倍。巨大儿往往导致难产，产道损伤、剖宫产概率增高，胎儿及孕妇的死亡率增加。

3. 可导致胎儿畸形：妊娠头3个月是胎儿器官形成的关键时期，这个阶段如果血糖控制不好可导致胎儿畸形，尤其是神经系统和心血管系统的畸形，如脊柱裂、脑积水、先天性心脏病、肛门闭锁等。糖尿病孕妇胎儿畸形率为6% ~ 8%，是非糖尿病孕妇的2 ~ 3倍。

4. 容易导致"新生儿呼吸窘迫综合征"：其发生率比非糖尿病孕妇的新生儿高5 ~ 6倍，这是由于高血糖刺激胎儿胰岛素分泌增加，形成高胰岛素血症，后者具有拮抗糖皮质激素，促进肺泡Ⅱ型细胞表面活性物质合成及释放的作用，使胎儿肺泡表面活性物质产生及分泌减少，影响胎儿肺成熟。

5. 容易发生"新生儿低血糖"：新生儿脱离母体高血糖环境后，高胰岛素血症仍存在，若不及时补充糖，易发生低血糖，严重时危及新生儿生命。母亲血糖越高，新生儿发生低血糖的概率越大。

6. 容易发生"新生儿黄疸"：孕妇发生糖尿病后，可导致胎儿在宫内缺氧，并使胎儿体内的促红细胞生成素增加，引起红细胞增多症。患有红细胞增多症的新生儿，由于其体内大量的红细胞被破坏，容易发生"新生儿黄疸"。

50. 怎样发现孕期糖尿病?

诗曰：及时发现是筛查，重点对象易"捉拿"。孕妇年过30岁，尿糖阳性两个加。曾有早产死胎史，患有慢性高血压。检验血糖超标准，耐量试验即"上马"。

注解：怎样发现孕期糖尿病呢？首先应在有可能发生糖尿病的孕妇中进行筛查。哪些准妈妈易患GDM呢？下面列出了一些危险因素，如果符合其中的某一条，那就要进行筛查，易患对象"一个也不能漏"。①孕妇年龄超过30岁。②近亲中有糖尿病病人。③肥胖。④反复自然流产。⑤曾有过找不到原因的早产、死胎、死产，新生儿死亡史和畸形史。⑥孕妇有慢性高血压病。⑦尿糖阳性。⑧反复发生感染。⑨妊娠胎儿大于孕周或曾经分娩过巨大儿。⑩羊水过多。⑪有多食、多饮、多尿等情况的孕妇。GDM的筛查时间，一般是在怀孕24～28周，这个时候早孕反应已经过去，胎盘已经形成，饮食结构也被打乱，所以容易发生糖尿病。

目前采用的筛查方法：用250毫升水冲服50克葡萄糖，服后1小时抽血查血糖。如果血糖超过正常范围，应进一步做糖耐量试验，最后确诊。凡糖耐量试验有两项超过正常值者，就可以诊断为GDM。第一次筛查正常的孕妇，如仍怀疑有 GDM，应在妊娠晚期重复筛查一次，以减少漏诊。

51. 糖尿病孕妇出现什么情况应终止妊娠？

诗曰：终止妊娠适应证，孕母出现"妊高症"。糖毒损伤视网膜，消渴累及心肝肾。羊水过多心脏移，血糖经久难纠正。畸胎死胎酮中毒，应当引产脱险境。

注解：糖尿病孕妇由于某些特殊原因，可能会招致不良恶果或危险，只有终止妊娠，进行引产手术，才能确保母体安全或使胎儿脱离宫内险境。凡孕妇妊娠 28 周后具有以下不良情况者，均应经医生确定，施行引产手术。

（1）孕妇血压明显升高，出现妊娠高血压综合征（简称"妊高症"），妊高症用药物不能满意控制者。

（2）出现明显水肿、蛋白尿，血尿素氮及肌酐有逐渐升高趋势。有心、肾及肝功能不良者。

（3）反复出现酮症酸中毒，血糖控制不满意者。

（4）怀孕后视网膜病变（"糖网"）逐渐加重，影响视力者。

（5）如果经超声波等检查发现胎儿严重畸形、发育不良或其他危险信号者。

（6）孕妇感觉胎动消失，经医生检查后确定胎儿已死在宫内者。

（7）孕妇羊水过多时，子宫底会急剧升高，压迫孕妇的胃，甚至使心脏移位，结果导致孕妇心悸、憋气、难以平卧，影响睡眠和饮食者。

52. 孕期糖尿病的治疗措施有哪些？

诗曰：合理治疗分先后，饮食调理先一步。热量只能增一成，餐数可以加三次。运动宜选符规律，锻炼提倡有节奏。降糖注意护胎儿，用药就用胰岛素。

注解：确诊为 GDM 后就要进行治疗，治疗方法主要是饮食调理、运动疗法和药物疗法。GDM 不要急着采用药物疗法，先通过饮食控制和运动疗法进行治疗。临床实践和观察发现，75% ～ 80% 的 GDM 病人可以不用药物而使血糖降下来。当然，如果用饮食调理和运动疗法不能把血糖"摆平"（控制下来），那就需加用药物（胰岛素）治疗。

1. 饮食调理：GDM 的饮食调理要点是——首先是少量多餐，即在每日三次主餐的空间加餐 2 ～ 3 次（加餐时间为早上 10 时、下午 3 ～ 4 时、晚上 9 时），加餐的量不超过每日总热量的 10%，加餐的食物品种可以是瓜果（如黄瓜、西红柿、苹果等）和咸面包、馍片、牛奶等。其次是要把握饮食结构，每日食物总热量在 8380 千焦左右，其中碳水化合物占 50% ～ 60%，蛋白质占 15% ～ 20%，脂肪占 20% ～ 30%。要多吃蔬菜，每日不少于 500 克，以补充维生素和纤维素。

2. 运动疗法：运动能增加机体对胰岛素的敏感性，有利于葡萄糖的利用，有助于降低血糖。宜选择规律、富有节奏的有氧运动锻炼项目，如散步、体操和上肢运动，每次锻炼 20 ～ 30 分钟，每周运动锻炼 3 ～ 5 次，保持心率在 120 次 / 分以下，避免剧烈运动。

3. 药物治疗：孕期一般不用口服降糖药，因磺脲类降糖药可通过胎盘到达胎儿，导致胎儿低血糖，并有诱发胎儿多种畸形的危险。胰岛素不通过胎盘，因此，目前均使用胰岛素控制血糖，但不主张常规使用胰岛素，如空腹血糖 < 5.23 毫摩尔 / 升，餐后 2 小时血糖 < 6.66 毫摩尔 / 升，可以不用。如血糖水平经饮食控制不满意者，空腹血糖 > 6.66 毫摩尔 / 升，则应给予胰岛素治疗。其用药原则是不宜使用长效胰岛素，选择中、短效胰岛素在餐前使用为宜。

53. 为何要关注糖尿病"童子军"？

诗曰：糖尿病中"童子军"，迅速增员应关心。"糖童"已超 50 万，新例每日 200 人。多系 1 型糖尿病，如今 2 型也"流行"。消渴"病谱"渐改变，少年患病也"老成"。

注解：近年来，糖尿病的"童子军""儿童团"正在迅猛扩展。因此，我们也应密切关注小朋友中的"小糖友"。

据报道，目前全世界每天出现 200 多名儿童糖尿病病人，每年儿童糖尿病病人以 3% 的比例递增，在学龄前儿童中增加更快——每年递增 5%。据全球调查，每 450 名儿童中就有一人是 1 型糖尿病（胰岛素依赖型）病人，目前全世界有 50 多万 15 岁以下的糖尿病儿童病人。

更加引人注目的是，主要发生在成人的 2 型糖尿病也已经在孩子中"流行"。糖尿病的这种"少年老成"现象十分令人担忧。以往，我国小于 20 岁发病的糖尿病病人绝大多数是 1 型糖尿病。但随着近年来大量流行病学资料显示，儿童青少年 2 型糖尿病患病率明显增加，并有超越儿童青少年以 1 型糖尿病为主的趋势。

54. "小糖友"为何胖墩多？

诗曰：儿童糖尿多"胖苗"，遗传环境两相交。父母肥胖子女胖，子女匀称父母"娆"。崽崽贪吃肯德基，囡囡爱尝麦当劳。零嘴快餐虽爽口，高糖高脂难消耗。

注解：诗中"娆"乃妖娆、苗条之意。导致 2 型糖尿病"童子军"迅速"增员"的原因有多方面，包括遗传因素和环境因素；在诸多环境因素中，关键性因素是肥胖。遗传因素是举世公认的。研究表明，糖尿病发病率在血统亲属中比在非血统亲属中高出 5 倍。近年不少研究提示，儿童、青少年中的 2 型糖尿病之所以日渐增多，以膳食结构的变化最为重要，过度饱食和缺少运动是主要的发病原因。据统计，80% 的 2 型糖尿病病人，体重较标准体重超出 20% 以上。

肥胖在一定程度上也受遗传因素的影响。根据一些医学专家的调查研究发现，父母都肥胖的，子女中有 70% ~ 80% 会产生肥胖；父母之一，特别是母亲肥胖的，子女中有 40% 会产生肥胖；而父母都不肥胖的，子女中仅有 7% 会产生肥胖。然而肥胖受环境因素的影响也很大，如高脂饮食的过多摄入、户外活动的减少等。特别是目前随着快餐消费的大肆兴起，使其成为我国城市儿童普遍的饮食消费行为，绝大多数儿童都光顾过快餐店。经常吃快餐的儿童肥胖率的比例高于不吃快餐的儿童。另外加上目前生活方式的变化，如坐车代替了骑自行车，乘电梯取代了爬楼梯，游戏机、上网取代了传统的户外玩耍的活动方式，导致孩子的体力活动量越来越小。健康的身体是一个能量摄入与消耗的平衡状态，摄入来源于饮食，消耗则主要是通过体力活动等。如果能量的摄入长期远远超过了能量的消耗，多余的能量自然就会在体内转化成脂肪，并以脂肪的形式贮存起来。久而久之，体重就会超出正常标准，从而导致肥胖。病因学研究表明，肥胖和糖尿病密不可分，肥胖不是仅仅会出现糖尿病，也可出现其他代谢性疾病。

55. 如何及早发现"小糖友"？

诗曰：及早发现"小糖友"，高危因素要探求。口渴多尿食欲旺，身疲懒动形体枯。伤口迟迟难愈合，两眼蒙蒙视模糊。孩子出现诸征兆，尽早就医是良谋。

注解：目前，1型糖尿病的高危因素还不明确，但儿童2型糖尿病的很多高危因素已被发现，常见为肥胖；有糖尿病家族史；有胰岛素抵抗性的病症（如黑色棘皮病）；母亲在怀孕时患有妊娠期糖尿病等。

当孩子出现以下征兆时应及时就医：①多尿、小便频，多年不尿床的大孩子又反复出现尿床。②经常口渴。③食量大增，以前不吃的东西也拿来充饥。④容易疲倦，喜欢待在家里，拒绝外出。⑤体重骤降，多数孩子体重正常或偏瘦，但发病会明显消瘦。⑥女孩可能会有阴部瘙痒或反复的泌尿系统感染。⑦伤口较难愈合，反复感染、渗出，经久不愈，治疗效果差。⑧视力模糊。⑨酮症酸中毒的症状（腹痛、恶心、呕吐，呼吸快而深、昏睡、神志不清，甚至昏迷）。

56. 拯救"小糖友"有哪几招？

诗曰：拯救"糖童"靠三招，食动药物搞"承包"。

制定合理总热量，安排适当全身操。减糖限脂优蛋白，骑车踢球或短跑。选用药物有讲究，"胰岛""二甲"当中标。

注解：运动、营养、药物、健康教育和血糖监测是防治糖尿病的五项原则（"五驾马车"）。对于糖尿病要做到病前预防、病中治疗、病后管理。这里，要特别强调的是对付儿童青少年糖尿病最主要的三招：第一招是控嘴（控制食量和调节饮食结构）——把吃出来的糖尿病"吃回去"；第二招是动腿（运动疗法）——把"坐失"的健康"走回来"；第三招是用药——把"不听话"的血糖"变乖"。

1. 饮食疗法：①"小糖友"的饮食治疗的原则是合理控制总热能，热能摄入量以达到或维持理想体重为宜；平衡膳食，选择多样化、营养合理的食物，放宽对主食类食物的限制，减少单糖及双糖含量高的食物，限制脂肪摄入量，适量选择优质蛋白质（食物蛋白质的氨基酸模式越接近人体蛋白质的氨基酸模式，则这种蛋白质越容易被人体吸收利用，称为优质蛋白质。例如，动物蛋白质中的蛋、奶、肉、鱼等以及大豆蛋白质），增加膳食纤维摄入，增加维生素、矿物质摄入，提倡少食多餐，定时定量进餐。②制定合理的总热量：儿童青少年病人的热能制定是保证充足的能量摄入，按照"［1000+ 年龄 × （70 ~ 100）］千卡"（1 千卡 =4.2 千焦）的公式，计算每日所需热能［其中 70 ~ 100 是由年龄、肥胖、活动量决定的：3 岁以下 × （95 ~ 100），4 ~ 6 岁 × （85 ~ 90），7 ~ 10 岁 × （80 ~ 85），10 岁以上 × （70 ~ 80）］。

2. 运动疗法："小糖友"在饮食治疗的基础上，长期坚持运动，有利于减轻体重，能提高胰岛素敏感性，改善血糖和脂代谢紊乱，有利于糖尿病病情的控制。运动方式和运动量的选择应该个体化，可以根据个人爱好选择适当的运动。肥胖患儿应逐渐减至标准体重。"小糖友"较适宜的运动包括骑车、跑步、打羽毛球、打乒乓球、踢足球、跳皮筋、踢毽子、跳绳等。

3. 药物疗法：对儿童青少年糖尿病的药物治疗，1 型糖尿病只有终身选择胰岛素，而 2 型糖尿病则可选择胰岛素或口服降糖药。用于治疗儿童青少年 2 型糖尿病的药物非常有限，二甲双胍是第一个获得美国国家食品药品监督管理局（Food and Drug Administration，FDA）批准用于治疗儿童青少年 2 型糖尿病的口服降糖药。临床使用多年，是对儿童青少年 2 型糖尿病安全有效的降糖药。

57. 儿童糖尿病的治疗特点是什么？

诗曰：儿童认知比较差，嘴馋爱玩淘气娃。饮食控制不听从，身体活动破计划。采血监测费周折，打针治疗难接茬。孩子病情要掌握，唯靠尿糖可观察。

注解：儿童糖尿病有许多不同于成人的特点，在谈到治疗原则时必须注意的是：

1. 年龄小，认知性较差：糖尿病儿童一般发病于小学或者中学阶段，但我们也看到出生后 2 个月就得了糖尿病的例子。由于孩子小，对什么是糖尿病、糖尿病有什么危害、糖尿病应该怎么综合治疗在了解和理解上有些困难，这就要求家长更加细致和耐心地帮助和指导他们和糖尿病做斗争。

2. 饮食控制较为困难：现在的孩子嘴不馋的不多，其他同龄儿童都能吃各种好吃的东西，他们却必须受到限制，这对他们来说是一个很难接受的事情，家长也应根据不同年龄的特点给予指导，提出要求。另外，少年儿童正是长身体的时候，在饮食治疗方面提倡用计划饮食来代替控制饮食。

3. 体力活动量相对较大：孩子多爱玩好动，运动量难以控制，在这方面，家长也应给予关怀，不让孩子不动，也不让孩子过量运动。

4. 必须使用胰岛素：儿童糖尿病在药物治疗上的特点是，他们绝大多数是胰岛素依赖型糖尿病，要做好长期注射胰岛素的思想准备和物质准备，并认真遵照医嘱进行注射。

5. 可较多地采用尿糖监测：和成年糖尿病病人一样，糖尿病儿童也需要经常做血糖检查，但儿童天天上学，采血比较困难，而且小胳膊小腿的，经常抽血让人心疼，所幸的是儿童糖尿病血糖波动虽可能较大，但他们的尿糖与血糖相符率较高，所以可以用监测尿糖的方法来观察病情的变化。

6. 青春期问题：青春期是胰岛素依赖型糖尿病好发年龄，也是血糖波动较大和胰岛素需要量较大的时期，对这个问题要有充分的了解和足够的重视。

58. 老年糖尿病有哪些特点？

诗曰：老年消渴发病高，2型病例为主导。典型症状不明显，参杂病征易混淆。酮症中毒较少见，高渗昏迷易发飙。年迈常患多种病，应请大夫细细瞧。

注解：据统计，老年糖尿病的患病率比中青年要高出 3 ~ 6 倍，而且还有几乎同样数量的老年人正处于糖尿病前期。因此，老年糖尿病的诊治必须引起高度重视。

1. 发病率高：糖尿病主要发生在中老年，儿童及青少年的患病率较低。随着人口年龄结构的老龄化，老年糖尿病的患病率也在增高。

2. 2 型糖尿病多：老年糖尿病绝大多数（95% 以上）为 2 型糖尿病，在病程的进展中少数病人逐渐变得需用胰岛素治疗，1 型糖尿病占很少一部分。2 型糖尿病病人体内胰岛素相对缺乏，多在中老年期发病，病情较稳定，很少发生酮症酸中毒，但易并发高渗性非酮症糖尿病昏迷。

3. 表现不典型的多：老年糖尿病病人常无典型的"三多"症状。究其原因有二：一是因为老年人口渴中枢不如年轻人敏感，不容易出现口渴多饮；二是因为老年人常伴有肾动脉硬化、肾脏老化、肾小球滤过率减低，而使老年人肾糖阈较年轻人高，血糖轻度增高时不出现明显的多饮、多尿症状。尿糖检查很少甚至有些人完全没有尿糖，因此容易漏诊。

4. 较晚被确诊的多：由于老年糖尿病"三多一少"症状不明显，所以很多老年人患了糖尿病也不去就诊。据有关资料报道，在所有糖尿病病人中有 70% 的病人过去不知道自己有糖尿病，而是在体检或糖尿病调查中发现的；有的老年糖尿病病人多饮、多尿不明显，但体重下降十分明显，常常被认为是胃肠道疾病、某些慢性消耗性疾病或恶性肿瘤而漏诊；不少病人常以并发症为首发症状，如有的病人因视力下降检查眼底发现有特征性的糖尿病视网膜病变，再经检查而确诊。有的病人因急性心肌梗死、脑血管意外急诊住院时发现糖尿病。这样就使许多老年糖尿病病人失去了早期诊断、早期防治的良机。

5. 身患几种老年病的糖友多：不少老年糖尿病病人，往往同时患有高血压、心脑血管病、高脂血症、痛风等多种老年病，其中有的是源于糖尿病的并发症，有的却是糖尿病发病前已经罹患的病症，因此，对于一身多病的老年糖友，不仅在诊断上要拓宽思路，在治疗上也要各方兼顾。

59. 老人该怎样与糖尿病和平共处?

诗曰："糖魔"欺老进门来，老叟自认该"倒霉"。方觉贪食血糖涨，始悟懒动胰岛衰。治病必须减热量，疗疾应当脱"肥胎"。戒烟节酒勤运动，满怀信心战消渴。

注解：据统计，老年人的糖尿病患病率（11.32%）要高于糖尿病的平均患病率（3.2%）。随着老龄化的加速，老年糖尿病病人将有增无减。因此，社会对此更应高度重视。

糖尿病为何特别"偏爱"老年人呢？首先，与生理改变有关。老年人体内的器官随着年龄的增长而逐渐萎缩，各种功能日趋减退。其次，与生活方式密切相关。老年人离退休后，无工作压力，社会活动相对减少，因而吃得好，休息多，活动少。若长期处于这种"收入多、支出少"的状态，必然导致营养、热量过剩；再加之机体对胰岛素作用的敏感性降低，故容易患糖尿病。

不少老年糖尿病病人是在例行体检时才被发现，事先毫无觉察，可以说是糖尿病"突然登门造访"。还有不少人直到出现了严重的并发症，到医院检查，才发现早已患有糖尿病。

那么，老人该怎样与糖尿病和平共处呢？

首先，一旦糖尿病不请自来，老年病人也不要灰心丧气、自怨自艾，而要学会与糖尿病和平共处。只要尽量做到早发现、早治疗，积极预防并发症，老年朋友仍然可以潇洒地生活着。具体地说，老年糖尿病病人要遵守三项治疗原则：一是要严格控制饮食，这不单纯是限制主食量，应该控制总热量的摄入，每个人可根据自己的具体情况，与医生或营养师商量，制订出适合自己的最佳饮食方案。二是每天要参加一些必要的体育活动。三是如果经过饮食控制，血糖控制得仍然不理想，则需在医生指导下加用降糖药。在治疗过程中，还必须坚持定期检查血糖，不能只查尿糖，因为随着年龄增长，老年人的肾糖阈也在上升，故尿糖不能反映血糖水平。

此外，老年人糖友还必须具有健康的生活方式和良好的饮食习惯。饮食宜清淡，少吃糖和盐；多吃蔬菜，炒菜多用素油；少吃动物蛋白质，多吃豆类蛋白质；进食宜少量多餐，切忌暴饮暴食；每天锻炼不少于半小时；少喝酒，不抽烟；随时调整自己的情绪，笑口常开。这样才能让病魔望而却步，安度健康幸福的晚年。

60. 糖尿病治疗的"五驾马车"是什么？

诗曰：治疗糖尿"五驾车"，并驾齐驱伐病邪。控食勤动为基础，监测教育防偏差。1型必用胰岛素，2型需服降糖"胍"。联合用药更给力，终身坚持不下马。

注解：诗中降糖"胍"，是指双胍类药物等口服降糖剂。糖尿病最大的危害是发生急性或慢性并发症，为避免并发症的发生，控制血糖是关键。良好血糖的保持，必须掌握"五驾马车"的治疗原则。早在半个多世纪前，美国著名的糖尿病专家乔斯林（Joslin）通过对病人的诊疗，精辟地提出了糖尿病的综合治疗原则，将糖尿病的治疗比作驾驭一辆三匹马的战车，这三匹马分别是饮食治疗、胰岛素治疗（那时还没有口服降糖药）和运动治疗。

糖尿病现代治疗的5个方面，即饮食疗法、运动疗法、药物疗法、血糖监测及糖尿病教育，被称为糖尿病治疗的"五驾马车"。其中直接起治疗作用的是饮食、运动和药物三要素，而血糖监测和教育则是保证这三要素正确发挥作用的重要手段。

1. 饮食治疗：不管是哪种类型的糖尿病病人，都需要饮食治疗。糖尿病的饮食治疗包括控制总热能、合理营养成分、少量多餐、高纤维饮食、口味清淡、水果适宜适量、少饮酒、不吸烟等。每个糖尿病病人都必须把合理控制饮食作为向疾病斗争的必要手段，而且终身进行饮食治疗。

2. 运动疗法：运动也是糖尿病的一项基本治疗措施，要求糖尿病病人坚持适当的体育锻炼，有利于病情控制。体育运动是治疗糖尿病的重要的甚至是必不可少的手段之一，因为体育锻炼对糖尿病病人有很多益处：①增强身体对胰岛素的敏感性。②能降低血糖、血脂和血液黏稠度。③有利于糖尿病慢性并发症的控制。④可减轻体重，增强体质。⑤给病人带来自信心和生活乐趣。

3. 药物治疗：糖尿病的治疗目的是让糖尿病病人不患并发症，健康地、正常地生活，并且享受和非糖尿病病人基本相同的寿命。所以，糖尿病的药物治疗是必不可少的。

口服降糖药或使用胰岛素，是指在饮食和运动治疗基础上选用合适的降糖药物，使血糖维持在基本正常的水平，应根据病人的具体情况进行全面和个体化处理。

4. 血糖监测：糖尿病是一种慢性病，应长期进行监测，及时了解病情，早期发现和防治并发症。糖尿病病人要定期监测血糖，包括空腹血糖和餐后血糖，以了解血糖水平，决定用药。其次，要监测尿常规，了解尿糖、尿酮体、尿蛋白情况，以利于临床分型和排除酮症存在的可能。再就是要监测肝肾功能，以避免药物对机体，特别是肝脏和肾脏的损害。

5. 糖尿病教育：即病人本身应该掌握更多的知识，利于配合治疗，控制病情。糖尿病教育和心理治疗主要是让糖尿病病人了解和认识糖尿病，正确地对待糖尿病，有效地治疗糖尿病。医务人员要针对糖尿病病人及其家属进行健康教育，要让全社会都对糖尿病有所认识和了解，并积极预防糖尿病的发生。

"五驾马车"治疗糖尿病的方案，是 1995 年由著名糖尿病专家向红丁教授首次提出来的，这种方案在指导糖友正确对待糖尿病的治疗起到了非常重要的作用，让广大糖友受益无穷。2016 年《中国 2 型糖尿病防治指南》就对糖尿病的综合控制目标进行了细化和调整，中华医学会糖尿病学分会副主任委员邹大进教授将其总结为新的"五驾马车"，即血糖管理、控制血压、控制胆固醇、控制体重、抗血小板治疗。这是对老"五驾马车"的补充和完善，对于控制糖尿病具有更加全面的指导意义。下面介绍新"五驾马车"的内容。

No.1　血糖管理

2 型糖尿病病人血糖控制的好坏，主要决定了糖尿病微血管并发症的发生发展。糖化血红蛋白（HbA1c）是反映长期血糖控制水平的主要指标之一，《中国 2 型糖尿病防治指南》对血糖管理提出了个体化的目标：糖化血红蛋白小于 7%、年轻没有并发症的病人，糖化血红蛋白尽量在 6% 以内，老年人、病史较长、有低血糖风险，已经有心脑血管疾病的病人，糖化血红蛋白可以放宽标准到 8%，甚至 8.5%。糖化血红蛋白也是临床决定是否需要治疗或调整治疗方案的重要依据。一般情况下，可将糖化血红蛋白 ≥ 7% 作为 2 型糖尿病病人启动临床治疗或需要调整治疗方案的重要判断标准。

No.2　控制血压

高血压是糖尿病的常见并发症或伴发病之一，我国门诊就诊的 2 型糖尿病病人中，约 30% 伴有高血压。糖尿病与高血压的并存使心血管病、脑卒中、肾病及视网膜病变的发生和进展风险明显增加，增加了糖尿病病人的死亡率。对糖尿病合并高血压病人的血压控制目标，《中国 2 型糖尿病防治指南》的建议比以往更加宽松，并体现了个体化定制：建议糖尿病病人血压控制应该在 140/80 毫米汞柱以下，有糖尿病肾病的病人最好在 130/ 80 毫米汞柱以下，老年人可以适当放宽到 150/90 毫米汞柱。

No.3　控制胆固醇

2 型糖尿病病人常见的血脂紊乱是三酰甘油升高、总胆固醇升高、低密度脂蛋白胆固醇升高、高密度脂蛋白胆固醇降低。血脂中，低密度脂蛋白胆固醇是"坏"胆固醇，对动脉粥样硬化发生起着极大的作用，因此，控制血脂紊乱，最重要的就是要控制低密度脂蛋白胆固醇水平。保持健康生活方式是维持健康血脂水平、控制血脂紊乱的重要措施，主要包括：减少饱和脂肪酸、反式脂肪酸和胆固醇的摄取，增加 ω-3 脂肪酸、膳食纤维、植物固醇/甾醇的摄入，减轻体重，增加体力活动。《中国 2 型糖尿病防治指南》明确指出，所有糖尿病病人，无论基线血脂水平如何，都应该在干预生活方式的基础上使用他汀类药物，降低总胆固醇和低密度脂蛋白胆固醇水平，降低糖尿病病人发生大血管病变和死亡的风险。

No.4 控制体重

肥胖是 2 型糖尿病的常见伴发症。肥胖不仅与 2 型糖尿病有关，而且还是许多慢性病的源头，如高血压、冠心病、脑卒中、乳腺癌、大肠癌等。《中国 2 型糖尿病防治指南》建议糖尿病病人努力将体重指数控制在 22 ~ 24.9 千克 / 米^2。对于肥胖的糖尿病病人来说，控制体重最重要的还是通过饮食和运动来实现，即管住嘴、迈开腿。

No.5 抗血小板治疗

糖尿病病人的高凝血状态是发生大血管病变的重要原因，使用阿司匹林进行抗血小板治疗，可以有效预防包括卒中、心肌梗死在内的心脑血管事件。《中国 2 型糖尿病防治指南》指出，有心脑血管疾病病史的糖尿病病人、高危心脑血管风险（10 年心脑血管风险 > 10%）的糖尿病病人，应常规使用阿司匹林作为预防心脑血管事件的措施。如果病人对阿司匹林过敏、不能耐受，或者有出血倾向、正在接受抗凝治疗、痛风、近期胃肠道出血以及不能应用阿司匹林的活动性肝病病人，可考虑使用氯吡格雷作为替代治疗；发生急性冠状动脉综合征的糖尿病病人，可使用阿司匹林加氯吡格雷联合治疗 1 年。

由此可见，升级版的新"五驾马车"的目的是全面预防并发症，综合控制糖尿病，以期为糖尿病病人提供更多有效的帮助。

第三章　糖尿病的病因与诱因

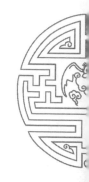

61. 引起糖尿病的原因是什么?

诗曰:"扶植"消渴"黑干将",里应外合策勾当。遗传"免疫"演双簧,暴食懒动"二重唱"。病毒感染添魔力,压力山大精神亢。外界环境相呼应,掀起胰岛素抵抗。

注解:到目前为止,引起糖尿病的确切原因尚未弄清楚,但是,经过长期的研究,发现糖尿病之发生与下列几种因素有关,笔者将几种"扶植"消渴证的"黑势力"称为"黑干将"。

1. 遗传因素:糖尿病具有家族遗传易感性。但这种遗传性尚需外界因素(环境因素)的作用,这些因素主要包括肥胖、体力活动减少、饮食结构不合理、病毒感染等。

2. 自身免疫:1 型糖尿病是一种自身免疫性疾病,在病人血清中可发现多种自身免疫性抗体。其机制主要在于病毒等抗原物质进入机体后,使机体内部免疫系统功能紊乱,产生了一系列针对胰岛 B 细胞的抗体物质。这些抗体物质,可直接造成胰岛 B 细胞损害,造成胰岛素分泌缺乏,导致糖尿病。

3. 肥胖:肥胖是糖尿病发病的重要原因。尤其易引发 2 型糖尿病。特别是腹型肥胖者。其机制主要在于肥胖者本身存在着明显的高胰岛素血症,而高胰岛素血症可以使胰岛素与其受体的亲和力降低,导致胰岛素作用受阻,引发胰岛素抵抗。这就需要胰岛 B 细胞分泌和释放更多的胰岛素,从而又引发高胰岛素血症。如此便呈现糖代谢紊乱与 B 细胞功能不足的恶性循环,最终导致 B 细胞功能严重缺陷,引发 2 型糖尿病。

4. 饮食结构:高脂肪饮食可抑制代谢率致使体重增加而肥胖。肥胖易引发 2 型糖尿病。常年吃肉食者,糖尿病发病率明显高于常年素食者。主要与肉食中含脂肪、蛋白质热量较高有关。所以,饮食要多样化,以保持营养平衡,避免营养过剩。

5. 活动不足:体力活动可增加组织对胰岛素的敏感性,降低体重,改善代谢,减轻胰岛素抵抗,使高胰岛素血症缓解,降低心血管并发症。

因此体力活动减少已成为2型糖尿病发病的重要因素。

6. 精神神经因素：在糖尿病发生、发展过程中，精神神经因素所起的重要作用是近年来中外学者所公认的。因为精神紧张、情绪激动、心理压力会引起某些应激激素分泌大量增加，而这些激素都是升血糖的激素，也是与胰岛素对抗的激素。这些激素长期大量的释放，势必造成内分泌代谢调节紊乱，引起高血糖，导致糖尿病。

7. 病毒感染：某些1型糖尿病病人，是在罹患腮腺炎等病毒感染性疾病后发病的，于是认为1型糖尿病之发生与某些病毒感染有关。

62. 糖尿病的高危人群有哪些?

诗曰：罹患消渴一生苦，几类人群是"候补"。家人若有糖尿病，年逾不惑"大烟斗"。曾有高糖或肥胖，生过八斤胖小子。"七高"之中有三项，高危人群已靠谱。

注解：诗中第二句"大烟斗"是嗜烟的"老烟民"，整句的意思是"中年的老烟民"。糖尿病的高危人群，是指目前血糖完全正常，但患糖尿病的危险性较大的人群。这些人群因血糖正常，对今后容易患糖尿病认识不足，重视不够，因此往往是糖尿病的后备军。

1. 1型糖尿病的高危人群：是指家族史阳性、具有某种遗传标志和免疫学标志的人群。如家里有人是1型或2型糖尿病病人，具有某种人类白细胞抗原系统（HLA）类型或者胰岛细胞抗体、抗谷氨酸脱羧酶抗体阳性者，就比较容易罹患1型糖尿病。

2. 2型糖尿病高危人群：包括有糖尿病家族史者，也就是父母、兄弟姐妹或其他亲属有糖尿病者、肥胖者、曾有过高血糖或尿糖阳性者、生过4千克以上的巨大胎儿者。

3. 代谢综合征人群：代谢综合征至少包括"七高"——高体重（超重或者肥胖）、高血糖、高血压、高血脂（血脂异常症）、高血黏稠度、高尿酸和高胰岛素血症。一个人如果有这7个"高"中的3项及其以上者，即使现在血糖不高，也很容易得糖尿病，因此有代谢综合征者也应该算作糖尿病高危人群。

4. 未联结成代谢综合征的肥胖症者：也可以是糖尿病的高危人群。肥胖者脂肪细胞变大，细胞上胰岛素受体相对变少或不敏感，故易引起糖尿病。

5. 年龄超过40岁者：年纪越大，患糖尿病的机会越高。

6. 吸烟者：有人把吸烟者也列为糖尿病高危人群的范围。

7. 工作高度紧张、心理负担重者：高危人群如不进行饮食控制、体育锻炼和心理调节，得糖尿病的机会要比其他人多得多。若身体情况符合糖尿病高危人群7项中的其中2项，就要立刻行动起来，加入到检测血糖，特别是餐后血糖的队伍中来，做到早预防、早诊断、早治疗，以求远离糖尿病。

63. 糖尿病与病毒感染有关吗?

诗曰：遗传易感为根基，病毒感染糖尿罹。几种病毒是惯犯，痄腮风疹柯萨奇。自身免疫起反应，"贝塔细胞"陷支离。1型糖尿青少年，常被病毒"当马骑"。

注解：诗中"'贝塔细胞'陷支离"，"贝塔细胞"即胰岛B细胞（又称β细胞），意即以病毒感染为诱因而导致胰岛B细胞陷入支离破碎功能丧失的状态。

遗传易感性作为糖尿病发病的内因基础已较为明确，而又有哪些因素是引起糖尿病的环境因素（外因）呢？它们又是怎样与遗传易感性间相互作用从而促发糖尿病的呢？这些都还有待于医学工作者的进一步研究。但大多数学者认为在1型糖尿病中，某些病毒的感染是重要的环境因素之一。具有遗传易感性者，在感染上某些病毒后可引起自身的免疫反应而促发糖尿病。在对初患糖尿病者的血清学方面的研究证明，有65%的初患糖尿病病人与正常对照组或病程较长的糖尿病病人比较，其血清内的柯萨奇中和抗体滴定效价较高，这也提示患糖尿病前曾有过病毒的感染。从流行病学角度看，糖尿病发病率以夏末、秋初及冬季为最高，这也与柯萨奇 B_4 病毒流行季节明显相符合，也就间接说明糖尿病的发病与病毒感染有关。

早在 1864 年，挪威医生发现一例腮腺炎病人，不久发生了糖尿病。之后有关病毒感染引起糖尿病的报告络绎不绝。与糖尿病有关的病毒有腮腺炎病毒、风疹病毒、柯萨奇病毒、巨细胞病毒及脑炎病毒、心肌炎病毒等。

病毒感染导致胰岛细胞破坏的方式可能有以下 3 种：一是 A 病毒通过具有糖尿病易感性个体的胰岛细胞膜上的病毒受体进入 B 细胞内，部分 B 细胞发生急性坏死，继之细胞溶解。二是 B 病毒通过易感个体的胰岛 B 细胞膜上的病毒受体进入 B 细胞后，长期滞留，使细胞生长速度减慢，细胞寿命缩短，B 细胞数量逐渐减少，并且激发自身免疫系统，若干年后出现糖尿病。如风疹病毒可在胎儿期入侵，经数年或 10 余年后出现临床糖尿病。（美国观察 241 例先天性风疹综合征病人，发现 30 例糖尿病及 17 例糖耐量低减；澳大利亚报告先天性风疹综合征 45 例，其中 9 例发生糖尿病。）三是 C 病毒经 B 细胞膜病毒受体进入 B 细胞后，病毒核酸编入宿主 B 细胞基因，使 B 细胞中胰岛素基因发生变异，合成异常胰岛素。

尽管病毒感染是青少年发生 1 型糖尿病的重要环境因素，但尚须有遗传易感性的基础及病毒感染后引起自身免疫反应等因素才可发病。因此，有关专家认为，病毒感染只可能是诱因。目前，多数学者认为，虽然有不少事实表明某些病毒感染与糖尿病有一定的关系，但是，病毒感染是否是糖尿病发病的病因之一，目前尚未完全确定。

64. 精神因素与糖尿病的发病有关吗？

诗曰：精神因素涨血糖，多种激素齐登场。暴怒激发升糖素，焦虑导致心紧张。肾上腺素分泌急，儿茶酚胺释放忙。胰岛无法稳局面，血糖飙升难收场。

注解：近 10 余年来，中外学者确认了精神因素在糖尿病发生、发展中的作用，认为伴随着精神的紧张、情绪的激动及各种应激状态，会引起升高血糖激素的大量分泌，如生长激素、去甲肾上腺素、胰高血糖素及肾上腺皮质激素等。有关资料表明，心理因素可以促发糖尿病的发生。暴怒、焦虑、恐惧、悲伤等情绪变化均可导致精神紧张和剧烈的心理冲突，其中尤以暴怒对糖尿病病人影响最大。这是因为暴怒会使人的交感神经高度紧张和兴奋，机体为应付外来的刺激，必须迅速做出反应。一方面，在大脑的调控下，儿茶酚胺释放量增多，肾上腺分泌出比正常情况下更多的肾上腺素。在激素分泌过多时，肝中的糖原即转变成葡萄糖释放到血液中，以提高血中葡萄糖浓度。另一方面，为保证机体在应急时对能量的需要，机体还会抑制胰岛素的分泌，这无疑会使血糖进一步上升。

65. 糖尿病是由于吃糖吃多了引起的吗？

诗曰："吃糖过多得糖尿"，盲目推理不可靠。持此观点属误解，传此认识是滥调。糖尿发病因素多，胰岛问题最主要。南方嗜甜消渴低，北方反而多"病号"。

注解：生活中为了预防糖尿病，很多人都认为应该少吃点糖，否则容易患上糖尿病，那么多吃糖和糖尿病这两者之间到底有没有直接关系呢？其实这个问题不能一概而论，需要做具体分析。正常人的血糖之所以保持在正常范围，是因为有足够的胰岛素进行调节。如果体内的胰岛素相对或绝对不足，从而影响了对血糖的调节，才出现了血糖升高，最终导致糖尿病。目前认为，糖尿病的发生与遗传、环境、免疫等多方面的因素有关。已有大量的基础和临床研究显示，多吃糖与糖尿病的发生没有必然的关系。所以，患糖尿病是因吃糖多了的说法不确切。虽然多吃糖不是发生糖尿病的直接原因，但是，若过多食用白糖等单糖，易使体内热量过多，导致超重和肥胖。而肥胖是发生糖尿病的高危因素。所以，不可因为多吃糖与糖尿病的发生没有必然的关系，就随意地经常过多吃糖。下面就进一步说说其中的道理。

首先，医学上的"糖"和老百姓说的"糖"不完全相同。在医学概念里，"糖"是指碳水化合物，包括多糖（如淀粉类）、单糖（葡萄糖、果糖）和双糖（蔗糖）等。而老百姓平时说的"糖"，指的是单糖或双糖。其次，糖尿病是一种与多种因素（如遗传、肥胖、自身免疫力缺陷等）有关的内分泌代谢病。因此，不能简单地把吃甜食和得糖尿病画上等号，它们之间没有必然的联系。

　　但是，如果吃糖过多，引起肥胖，又会增加患糖尿病的风险。我们可以回顾一下历史。过去，中国人特别是广大劳动者几乎都是以碳水化合物为主要食物，可我国糖尿病的患病率在世界各国中不但不高，而且很低，主要是因为相对于运动量而言，人们摄入的总热量没有明显增加，单糖吃得也少，肥胖的人自然不多。

　　但随着大家的生活水平日益提高，我们的饮食结构已经发生了很大的变化，包括糖果、白糖、红糖、冰糖等单糖和双糖的摄入量都增加了，总热量摄入增加，脂肪比例也增加了，体力活动却越来越少，肥胖的人多了。大量摄取单糖、双糖，就可能促使肥胖率增高，从而使糖尿病发病率增高。因此，有糖尿病家族史的人、老年人就应当加以注意。

　　老年人属于糖尿病高危人群，年龄越大越容易得糖尿病。不少老年人本来就是隐性糖尿病或轻症糖尿病病人，却没什么明显症状，空腹时测血糖、尿糖，往往在正常范围内，若不查餐后血糖根本不知道得了病。这种情况下如果大量摄入单糖、双糖或输入葡萄糖，就会迅速演变为显性糖尿病。

　　由此可见，虽然"糖"在医学上和老百姓所理解的概念不一样，说明两者之间没有必然的关系，但也并不代表平时就能多吃糖，要知道吃糖过多，还是会引起肥胖病，增加患糖尿病的风险。为了预防糖尿病的发生，建议大家不要经常大量吃糖。

66. 为什么说糖尿病是一种生活方式病？

诗曰：新陈代谢不失灵，人体充满精气神。合理膳食睡眠足，适当运动腿脚轻。心无杂念少烦恼，胸怀豁达善修身。生活方式循科学，远离糖尿享高龄。

注解：本则的七律，是从正面的角度来解说的。只要生活方式合理就不容易罹患糖尿病。下面则是讲述不合理的生活方式会损害健康和引发糖尿病的原因。

糖尿病有1型糖尿病和2型糖尿病两种，1型糖尿病主要发生在青少年身上，跟父母的遗传有很大关系；2型糖尿病则主要发生在中老年人群，与不健康的生活方式关系密切。那么这些生活方式都包括哪些呢？

1. 吃得多——热量摄入过多：现在的高热量的食品比较多，高热量的食品往往诱惑力比较大，所以进食的比较多，摄入过多高热量的食物，必然会引起肥胖，继而会加重胰岛素抵抗，引起糖尿病。

2. 动得少——降低胰岛素敏感性：现代人工作基本靠坐着，行路基本靠车，运动是防治糖尿病的"五驾马车"的一个重要因素，因为运动能增加肌肉、肝脏、脂肪细胞对胰岛素的敏感性，能有效地防治糖尿病，可是人们现在普遍缺乏运动，这也是引发糖尿病的不健康生活方式之一。

3. 食谱欠妥——饮食结构不合理：生活水平提高了，我们想吃什么都唾手可得，而没有一个健康的观念作为指导，就造成该吃的吃了，不该吃的也吃了。比如现在的超市里的食品，花样百出，食品安全问题也是频频被曝光，超市买的食品普遍高热量、高盐、高糖，这些都是糖尿病的诱发因素。如果我们有一些健康常识，学会看食品标签，那就会对我们的健康有很大的帮助。

4. 作息无序——起居不规律：如今职场竞争激烈，加班加点赚收入者为数不少。为了公关或开展相关业务而熬夜应酬，吃、喝、玩坚持到深夜者大有人在。熬夜及睡眠不足，或者昼夜颠倒，均会打乱了人体生物钟，致使体内的内分泌失调。

5. 心郁气闷——心扉开关失灵：生活节奏加快，压力也是逐渐地增高，长期的心理焦虑，高度紧张，闷闷不乐，也是糖尿病的危险因素；若能以爱人之心对待身边的朋友，其实最大的获益者是自己，常说的"助人为乐"的确在理。

67. 什么叫胰岛素抵抗?

诗曰：所谓胰岛素抵抗，是敏感性下降。缘起遗传和环境，祸添吸烟与肥胖。"贝塔细胞"终受损，胰岛分泌遂下降。"四高"临身风险大，消渴极易缠身上。

注解：20世纪30年代，人们发现，给糖尿病病人注射相同剂量的胰岛素，有的病人血糖明显下降，而另一些病人则效果不明显。20世纪50年代，亚雷（Yallow）等应用放射免疫分析技术测定血浆胰岛素浓度，发现血浆胰岛素水平较低的病人胰岛素敏感性较高，而血浆胰岛素较高的人对胰岛素不敏感，由此提出了胰岛素抵抗（insulin resistance，IR）的概念。

胰岛素抵抗，指的是人体外周组织对胰岛素不敏感，因而使其生物学效应降低，促进葡萄糖摄取和利用效率下降的一种现象，通俗点讲就是胰岛素不能起到它应有的作用。糖友若存在胰岛素抵抗，就会表现为血糖较难控制。

胰岛素抵抗形成原因较复杂，主要包括遗传因素和环境因素。遗传因素中包含遗传缺陷和基因突变等。肥胖、吸烟及缺乏运动等可以归结为环境因素。其中，肥胖是导致胰岛素抵抗的最常见的原因，很多体型肥胖者都会存在不同程度的胰岛素抵抗现象。

需要明确的一点是，胰岛素抵抗的形成通常远远早于糖尿病的发生。一个没有糖尿病的人发生胰岛素抵抗，并不意味着就一定会患糖尿病，这还取决于胰岛B细胞的功能。有的人可能胰岛素抵抗很严重，但并未患有糖尿病，这是因为他的B细胞功能较好，可以通过多分泌胰岛素来弥补胰岛素的效率下降。打个比方说，如果将胰岛素看作执行降低血糖任务的"工人"，发生胰岛素抵抗后，就相当于工人的效率下降了，原来两个工人能完成的任务，现在要4个人甚至6个人来完成。当B细胞功能完好时，它可以派出更多工人来完成降低血糖的任务。虽然耗费人力增加了，但是活儿还是可以干完的，因此并不会发生糖尿病。然而长期的超负荷工作会伤害胰岛 B 细胞。一旦 B 细胞功能受损，分泌胰岛素的能力下降，也就是派不出更多的工人来干活儿，那么血糖就降不下去了，长此以往就形成了糖尿病。可以说，胰岛素抵抗是引发糖尿病的重要原因之一。

胰岛素不仅是体内唯一的降糖激素，它还有促进蛋白质、脂肪和糖原合成的重要作用。肥胖会促成胰岛素抵抗的发生，机体为了代偿胰岛素的功能，必须分泌更多胰岛素，而由于机体对其敏感性下降，大量胰岛素不能被充分利用，因而囤积在血液中形成高胰岛素血症，促进脂肪合成，又进一步加剧了肥胖。可以说，胰岛素抵抗与肥胖是一个互为因果的恶性循环。

胰岛素抵抗造成的高胰岛素血症对健康危害极大，它不仅是心血管事件的一个独立危险因素，还会促进动脉粥样硬化的发生发展。

存在胰岛素抵抗的人，通常还可能会伴有肥胖、高血糖和高胰岛素血症，甚至还会有高血压、血脂紊乱、高血黏（血液黏稠度增高）、高尿酸血症（"四高"）等一系列病理表现。这些情况通常合并出现，称为"胰岛素抵抗综合征"。目前认为，胰岛素抵抗是上述代谢异常共同的危险因素，可以说它是高血压、肥胖、血脂异常、糖代谢紊乱形成的"共同土壤"，甚至与引起女性不孕的多囊卵巢综合征也有关。胰岛素抵抗者的肥胖一般表现为腹型肥胖或称中央型肥胖。

判断一个人是否存在胰岛素抵抗，除了体型是个重要提示，还可以看他的胰岛素分泌量（针对非糖友）或注射量（针对糖友）。如果他的胰岛素分泌量远远高于常人，或注射量远远高于一般糖友，那么很可能就是存在胰岛素抵抗现象了。

68. 胖人为何易患糖尿病？

诗曰：胖人食量超限度，胰腺猛泌胰岛素。内脏"加油"囤脂肪，细胞受体减数字。由于降低敏感性，导致抵抗胰岛素。"贝塔细胞"超负荷，胖子变身"消渴户"。

注解：俗话说，一白遮百丑，一胖得百病。生活中的你是否感觉得到，身边的糖尿病病人或多或少都是肥胖者，而糖尿病病人中肥胖者确实占据了一席之地，而且可以说肥胖是糖尿病的一大诱因。有资料表明，肥胖者患糖尿病的概率比体重正常的人要高 5 ~ 6 倍。那么，为什么胖子比较容易罹患糖尿病呢？

（1）肥胖的人摄食量过高，刺激胰岛 B 细胞过度分泌，导致胰岛功能衰竭而发生糖尿病。

（2）肥胖即脂肪细胞数目多体积大，对胰岛素需求多，胰岛细胞负荷过重，导致胰岛功能衰竭而发生糖尿病。

（3）由于脂肪细胞膜上胰岛素受体数目减少及亲和力下降，导致胰岛素的生物活性降低而发生糖尿病。

（4）由于脂肪细胞增多，靶细胞膜上的胰岛受体减少，靶细胞内也有受体后缺陷。对胰岛素不敏感，产生胰岛素抵抗而发生糖尿病。

（5）中央型肥胖（或称内脏型肥胖、腹型肥胖）的人群，由于存在脂毒性和脂肪细胞因子的巨大变化，不仅能引发和加重胰岛素抵抗，还会损伤胰岛细胞和血管内皮细胞，从而促进糖尿病慢性并发症的发生和发展。

69. 肥胖的糖尿病病人如何减肥？

诗曰：肥胖糖友要减肥，及早进行不宜迟。热量摄入须降低，运动强度略上提。合理择药以降糖，酌情选方适"脱"肥。用药注意"个体化"，综合措施应坚持。

注解：伴有肥胖的糖尿病病人首先需要检查自己的生活习惯，有哪些不符合减肥的原则。然后要开始节食计划，按照糖尿病饮食的原则配制食谱，减少热量的摄入，使之略低于消耗量，也就是使每天的总热量"入不敷出"。蛋白质摄入量不宜过低，多选用鱼、禽肉、低脂肪奶制品、豆制品。忌用高油脂食品，如肥肉、油炸食品、奶油制品等。多吃绿叶或瓜类蔬菜、粗粮等，既能饱腹，又能补充维生素、矿物质和膳食纤维的不足。

必须提醒的是，糖尿病病人决不能采取饥饿疗法来减肥，以防止低血糖的发生。运动锻炼也应尽量选择餐后活动。具体做法如下。

1. 节制饮食和运动疗法：根据肥胖程度，可采取低热量饮食和极低热量饮食，定时进餐，不吃零食，改变食物结构，膳食热量中脂类和油类应当小于20% ~ 30%，蛋白质少于15%，总热量中的55% ~ 60% 应为糖类。体力活动与膳食控制对减肥有协同作用，运动疗法宜采用每日摄取热量10% 的运动量，以轻 / 中度活动为佳。时间为30 ~ 60 分钟，活动时心率＝（220- 年龄）×（60% ~ 85%）作为参考。

2. 合理选择降糖药：首选对减轻体重有协同作用的双胍类药物，如二甲双胍可以降低体重，改善胰岛素抵抗，增加胰岛素敏感性，单独应用不易出现低血糖。此外，还可选择 GLP-1（GLP-1 即胰高糖素样肽 -1）受体激动剂等，能够抑制食欲，降低体重。

3. 减肥药物的使用：饮食和运动治疗之外，还可以根据病情考虑使用减肥药物，包括作用于中枢神经系统抑制食欲的药物等，以及作用于胃肠系统而影响摄入和吸收的减肥药物。

70. 瘦人为什么也会得糖尿病？

诗曰：糖尿病病人多肥胖，并非瘦子沾不上。1 型就多瘦"糖友"，2 型有瘦也有胖。糖尿病病人多 2 型，2 型病例多肥胖。虽然"胖友"占多数，"瘦君"风险别遗忘。

注解："肥胖者容易得糖尿病"，这个想必大家都知道。但如今在临床上，体质指数（body mass index，BMI）不是很高甚至是正常的人群，患上糖尿病或出现胰岛功能异常、糖耐量异常的情况也越来越多。虽然肥胖是糖尿病的危险因素，但瘦子也不代表就进了"保险箱"。尽管肥胖是糖尿病的重要因素，但在中国的非肥胖人群中，糖尿病患病率也并不低。

"瘦糖友"的出现有多种原因。首先，中国人的确"不经胖"，同样的体质指数，欧美人脂肪更多积聚在皮下，血糖保持在正常水平；而中国人却是肚子上一团肉，向心性肥胖较多（男性腰围在 90 厘米以上或女性腰围在 85 厘米以上者），其血糖升高。

虽然糖尿病的发病原因至今尚未完全搞清楚，但目前可以肯定的是，引起糖尿病的基本原因有两个：遗传因素和环境因素，肥胖只是环境因素中的一种。临床上发现，"瘦糖友"多为 1 型糖尿病病人，而 2 型糖尿病则"有胖有瘦"，这是因为超重或肥胖的人，出现代谢紊乱的可能性更大。一般来说，瘦人患糖尿病多是由于胰岛素分泌"绝对"不足所致。胰岛素缺乏，人体不易储存能量，身体也不容易发胖。此外，现代社会节奏快，工作和心理压力大，极易导致体内胰岛素代谢紊乱。在此作用下，清瘦型的人也有可能患上糖尿病。

既然糖尿病不是胖人的"专利"，那么，哪些瘦人有患糖尿病的高风险呢？具有高风险的人群主要有：①有糖尿病家族史，糖尿病具有一定的遗传性。②向心性肥胖或"隐性肥胖"的人。他们看上去不胖，但肚子上的脂肪却很多，体质指数看似正常甚至偏低，但内脏脂肪含量却过高，这类人需尤其警惕，更应注意监测腰围、腰臀比。③有巨大儿生产史的女性。很多孕妈妈营养过剩，胎儿过大，这不仅加大了产妇分娩时的困难，而且也增加了产妇日后患糖尿病的危险。怀孕期间要注意检测血糖，做到营养均衡最重要，并非吃得越多越好。④患有多囊卵巢综合征的育龄女性。多囊卵巢综合征与内分泌激素代谢紊乱有一定的关系，而这也会增加患糖尿病的风险。

生活中，瘦人与胖人的糖尿病管理略有差异。消瘦的糖尿病病人要适当增加碳水化合物、蛋白质的摄入比例，运动量方面也要根据实际情况调整。药物治疗上，建议根据病人的胰岛功能、血糖波动以及兼顾体重等方面，选择适合自己的降糖方案，因为有些胰岛素或降糖药物，会对体重产生一定的影响。

71. 如何计算标准体重？

诗曰：计算身体之重量，量量身高过过磅。国际倡用

BMI，小于二五为"适量"。亚洲人种数值低，小于二三才"适当"。我国十八至二四，男女指标都一样。

注解：体质指数 BMI，计算方法很容易；超重肥胖有数值，国际亚洲有差异。计算体重对了解自己的现状，观测自己的病情变化，以及设计自己的饮食结构来说是十分必要的。所以，糖尿病病人在初诊时一定要测量一下体重，留作基本材料。在诊疗过程中，也最好每3个月测量一次体重，尽量使自己的体重保持在正常范围之内，不要过低，更不要超重甚至肥胖。观测体重要结合身高进行计算，计算体重的方法很多，比较合理的是计算体质指数（BMI），计算方法是：体质指数＝体重（千克）÷身高（米）的平方，也就是：体质指数（BMI）＝体重（千克）/ 身高^2（米^2）。国际标准是 BMI < 25 为正常体重，BMI > 25 就是超重，BMI > 30 即可诊断为肥胖症。而亚洲人的体形与欧美人不同，所以我们亚洲人的肥胖诊断标准为 BMI < 23 是正常，BMI 为 23 ~ 25 为超重，BMI > 25 就是肥胖。中国人虽属于亚洲人种，体质指数的正常范围上限应该比亚洲标准低些。我国体质指数的正常指标是 18 ~ 24（男女都一样）；偏重体质指数范围是 24 < BMI < 28；肥胖体质指数是大于 28；偏瘦体质指数是小于 18。

根据体质指数的结果，提出健康指导（饮食习惯的分档）：①体质指数正常的，可按原来的饮食习惯持续生活。②体质指数显示体重偏重的，要注意饮食，适当低脂饮食，不需减肥。③体质指数显示肥胖的，要改变饮食习惯，低脂饮食，同时应进行减肥治疗。④偏瘦指数的人，要加强营养。

例如：一个人体重是 140 斤（70 千克），身高是 150 厘米（1.5 米），要看这个人体重是否正常，只要看这个人的体质指数，算法是：70/（1.5^2）=70/2.25 = 31.11。

结果对照后可以看出这个已是肥胖体质，健康指导应是：体质指数显示肥胖的，要改变饮食习惯，低脂饮食，同时应进行减肥治疗。

还有一种比较简单的体重计算方法，那就是无论男女，标准体重（千克）= 身高（厘米）–105，理想体重应浮动于标准体重 ±10%，如超过标准体重 10% 应视为超重，超过标准体重 20% 则应视为肥胖。例如一个人身高是 165 厘米，其标准体重应为 60 千克，浮动范围为 54 ~ 66 千克，超过 66 千克为超重，超过 72 千克则为肥胖。

72. 腰臀围比例对糖友有何意义？

诗曰：肥胖可以分两型，一为上身一下身。上身"肥相"似苹果，下身"胖态"鸭梨形。脂肪分布有指标，测定腰臀为准绳。男性小于零点九，女性零点八五零。

注解：腰臀围比例是人体脂肪分布的指标，人体脂肪之分布可分为两型：上身肥胖型与下身肥胖型。国内外多项研究发现，不同类型的肥胖对身体的影响不同。有些人，特别是男性容易胖在腹部，也就是胳臂和腿细而肚子大，俗称"苹果形肥胖"（上身肥胖型），这种人的脂肪包围着心脏、肝脏和胰腺，得高血压、冠心病、糖尿病和脑卒中的机会比较大。另外一些人容易胖在臀部和大腿，也就是上半身不胖而下半身胖，俗称"梨形肥胖"（下身肥胖型），这种肥胖虽然还是不如不胖，但对身体影响较小。所以经常量一下腰围和臀围，计算一下腰/臀围比值就很有意义了。测量腰围和臀围时应尽量少穿衣裳，正确的腰围测量方法是在肋骨下缘和胯骨最上缘（都在身体两侧）连线中点测量，测量时要保持皮尺的位置水平，松紧适宜。有人测量腹围时量的是肚子最大的部位，这种量法误差较大。正确的臀围测量方法是从耻骨上缘（而不是臀部最宽处）水平测量。男性腰/臀围比值不应超过 0.90，女性腰/臀围比值则不应超过 0.85。如果想简单一点儿，也可以单测腰围，男的不应超过 2 尺 7（90 厘米），女的不宜超过 2 尺 4（80 厘米）。

第四章　糖尿病的临床症状

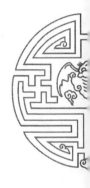

73. 糖尿病为何会出现"三多一少"症状呢？

诗曰："三多"皆因高血糖，超过肾阈排尿糖。尿糖排放带水出，渗透利尿溺满缸。尿多脱水必多饮，多饮必然尿流长。尿水携带糖分走，糖分丢失闹饥荒。

注解：不少糖尿病病人都具有多尿、多饮、多食和消瘦症状，临床上将其称为"三多一少"的典型糖尿病症状。那么，"三多一少"症状的发生机制是怎样的呢？现分述如下。

No.1 多尿

多尿是由于血糖过高，超过肾糖阈（8.88 ~ 10.8 毫摩尔 / 升），经肾小球滤出的葡萄糖不能完全被肾小管重吸收，形成渗透性利尿。血糖越高，尿糖排泄越多，尿量越多，24 小时尿量可达 5000 ~ 10000 毫升。但老年人和有肾脏疾病者，肾糖阈增高，尿糖排泄障碍，在血糖轻中度增高时，多尿可不明显。

No.2 多饮

多饮主要由于高血糖使血浆渗透压明显增高，加之多尿，水分流失过多，发生细胞内脱水，加重高血糖，使血浆渗透压进一步明显升高，刺激口渴中枢，饮水量和饮水次数都增多，以此补充水分。多饮进一步加重多尿，形成正比关系。

No.3 多食

由于大量尿糖丢失，如每日失糖 500 克以上，机体处于半饥饿状态，能量缺乏需要补充引起食欲亢进，食量增加。同时又因高血糖刺激胰岛素分泌，因而病人易产生饥饿感，食欲亢进，老是有吃不饱的感觉，甚至每天吃五六次饭，主食达 1 ~ 1.5 千克，副食也比正常人明显增多，还不能满足食欲。

No.4 消瘦

由于胰岛素不足，机体不能充分利用葡萄糖，使脂肪和蛋白质分解加速来补充能量和热量。其结果使体内碳水化合物、脂肪及蛋白质被大量消耗，再加上水分的丢失，病人体重减轻、形体消瘦，严重者体重可大量下降，以致疲乏无力，精神不振。同样，病程越长，血糖越高；病情越重，消瘦也就越明显。

74. 有些糖尿病病人为什么没有症状？

> 诗曰："三多一少"乃典型，不少糖友无此征。传统中医无解说，现代西医未澄清。或因反应不敏感，或因"无知"而失灵。两种推测嫌勉强，有待日后再求真。

注解：在糖尿病病人中，有些病人有典型的"三多一少"症状，这类病人容易引起注意而及时就诊，明确诊断而得到治疗。有的糖尿病病人却没有典型的"三多一少"症状，但由于糖尿病的某些并发症，经医生检查后怀疑系糖尿病而进行血糖检查被确诊。比如有的病人皮肤总是生疮疖，皮肤科医生考虑该病人之皮肤病是糖尿病所引起，遂进行血糖、尿糖等相关检查而查明屡生疮疖是高血糖在作祟。但是，有些糖友虽然血糖很高却毫无任何症状，是在体检时化验检查而发现的。

应当指出，不是所有糖尿病病人都有明显的症状，也就是说没有糖尿病症状的人不见得就肯定不是糖尿病病人。造成这种情况的主要原因，据有关专家的解释是：①血糖高到一定水平才出现糖尿病症状，有人发现，只有在血糖水平高于15.0毫摩尔/升并持续一段时间的情况下，临床上才出现明显的"三多一少"等糖尿病症状，而糖尿病的诊断标准要远远低于这个数值。②对高血糖的反应不敏感，有的病人，特别是老年人可能对血糖升高不敏感，血糖虽然很高，临床上也不会出现症状。如有些人肾糖阈升高，虽然已是糖尿病病人，但是因为尿糖

087

第四章 糖尿病的临床症状

不多，却没有什么感觉。③缺乏糖尿病知识，有些人对糖尿病一无所知，虽然已有"三多一少"的症状，但没有意识到这是异常表现，反而认为"能吃能喝身体好""有钱难买老来瘦"。这些情况很容易造成漏诊，以致耽误治疗。国外有人研究发现，糖尿病病人从患病到获得诊断之间，有 7 ~ 10 年的间隔，也就是说，糖尿病病人在其得到明确诊断之前，可能已经不知不觉地受了糖尿病多年之害，这种情况特别容易发生在 2 型糖尿病病人身上，对此应当加强警惕性。

事实上，关于糖尿病病人有的有明显"三多一少"症状，不少糖友却无此典型表现。这种情况，不论是中医还是西医都未做出满意的解答。上面提及三种说法，仅属推测而已，仍需进一步研究方能破解其中之谜。

75. 患上糖尿病有哪十大征兆?

诗曰：消渴悄悄缠上身，可能出现十大征。刚吃完饭又觉饿，吃多体重反变轻。身体疲倦视力减，喉咙干燥夜尿频。肤痒足麻伤口"痼"，女性易感念珠菌。

注解：诗中的"痼"乃经久难治愈之意。糖尿病已成为当今社会比较常见的一种疾病，而且在日常生活中却又难以被发觉，那么糖尿病的具体征兆都有哪些呢?

No.1 明明吃很多，体重却在下降

体重在不知不觉中下降，这其实是一种危险信号，如果没有刻意去减肥，每个月的体重却减少 4 ~ 5 千克的话，这就说明身体肯定存在问题。对此，国外某糖尿病研究所专家表示："如果饮食正常体重却在下降，很可能是患上了糖尿病。"

No.2 视力减退、视线模糊、眼睛易疲劳

糖尿病会对人体的视觉产生影响，血液中的葡萄糖含量异常上升

会导致眼球喎斜，进入眼睛的光线也会因此发生曲折，而视力减退、视线模糊等现象都与之存在关联，长时间的慢性视线模糊，很可能患有 2 型糖尿病。

No.3 伤口难以愈合

高血糖会阻碍血液流通，延迟伤口愈合时间，甚至还可能损伤神经组织。

伤口的愈合需要充分的血液流通，否则将降低治愈能力，如果经常出现伤口血流不止等非正常现象，最好去往医院接受诊断。

No.4 刚吃完饭就感觉饿

慢性空腹感是糖尿病最典型的症状之一。体内胰岛素的机能失常会直接导致肌肉、脂肪以及其他组织器官的机能低下。

而这当中起到关键作用的器官就是胰腺，如果体内胰岛素不断升高，就会促使大脑时常产生空腹感。

No.5 慢性疲劳感、身体乏力

胰岛素就好比身体的能量供应开关，如果胰岛素分泌量不足，就相当于切断了体内的能量供应，从而会产生疲劳感或者形成易疲劳的体质。

No.6 足部出现麻痹或疼痛

如果足部出现麻痹或者疼痛感，一方面可能是因为供血不足，另一方面也可能是糖尿病引发，对于糖尿病病人来说，麻痹最先会始于足下，然后逐渐转移至上半身。而出现麻痹的原因大多在于糖尿病引发神经损伤，因此，足部出现麻痹或者疼痛是可能患上糖尿病的一个典型危险信号。

No.7 夜间尿频

对于夜间尿频的人，也可能患有糖尿病，尤其是夜间小便频率不断增多的人群，一定要引起重视。因为体内血糖值上升，人体会本能地将其排除，进而导致小便次数增多，因此，尿频也是患上糖尿病的信号之一。

No.8 喉咙干燥

这种现象与尿频存在较大的关联，因为频繁排尿会导致身体缺水，进而导致喉咙干燥，不过喝水越多，尿频次数也会随之增多，这样就会陷入恶性循环。

No.9 皮肤干燥发痒

如果出现皮肤干燥、发痒的情况，那么患上糖尿病的可能性也非常高，另外，脖子和腋下的皮肤发黑也可能是糖尿病所致。

No.10 念珠菌病

念珠菌病是一种真菌病，表面上看来，似乎与糖尿病没有直接关联，但实际却是一个重要的征兆，而且对象群体不仅包括女性群体，也包括男性群体。

念珠菌感染往往是以葡萄糖为触媒，最初从温暖潮湿的皮肤开始感染，并逐渐扩大感染范围，而感染部位大多为生殖器，另外还有乳房下部以及指间，由于大多数女性都有过一次感染经历，因此难以在糖尿病方面做出准确的判断。

76. 糖尿病病人为何会无端疲乏无力？

诗曰：糖友缺乏典型征，反觉"懒骨"布全身。倦体乏力不起劲，腿脚沉重举步"辛"。缘起糖原难利用，或因糖毒损神经。尿多排钾肌"松劲"，两臂费力提十斤。

注解：不少糖尿病病人没有"三多一少"（多饮、多食、多尿、消瘦）症状，但是几乎全部病人都有浑身乏力的感觉。特别是腿没劲儿，"举步维艰"。下班或外出回来觉得全身困乏，恨不得赶快上床躺一会儿才行。最怕上楼梯，爬楼则腿软。

为何会出现无端的疲乏无力呢？那是因如下 4 个原因所致。

（1）糖利用得不好，身体得不到足够的能源。

（2）因为身体不能很好地利用糖分，所以只得动用肌肉中的蛋白质和体内的脂肪，遂造成肌肉消耗、脂肪减少。

（3）有时因为多尿造成矿物质，特别是钾的丢失，而血钾低也可以造成疲乏无力。

（4）糖尿病的自主神经病变，使支配肌肉的神经功能障碍。在糖尿病及其并发症得到良好控制后，疲乏无力的症状会明显减轻。

77. 糖尿病病人出汗异常是怎么一回事？

诗曰：糖友出汗现异常，并非辛辣刺口腔。糖毒善于损"经脉"，自主神经起病恙。中医辨证属汗证，清热滋阴或温阳。若遇出汗有异相，应当就诊查血糖。

注解：在糖尿病的发展进程中，会累及神经系统，而异常出汗常常是糖尿病自主神经病变的一个重要信号。据统计，有 60% 的糖友最终将出现排汗障碍。糖友出汗异常的表现有多种：有的病人诉说，一动就出一身汗，吃饭、说话、睡觉都满身是汗。有时出汗部位不均一，如不少病人是身上和脸上好出汗，四肢汗不多。有的病人是半身出汗，另外半身不出汗，等等。也有的病人是不出汗，怕热，甚至引起体温升高。

中医认为糖友的异常出汗是属于汗证，其表现出多汗症、少汗症、味觉性多汗症（进食后几分钟内颈部及满头大汗，可由某些食物激发）等多种出汗异常。中医根据整体观念辨证论治，对糖尿病病人清热、或滋阴、或温阳、或补气、或化湿等等，即可明显改善汗出异常等症状，同时延缓糖尿病自主神经病变的进展。

出汗多虽然不是什么大毛病，但有时也让病人挺不舒服，因而需要治疗。可惜的是糖尿病自主神经病变的西医治疗手段不太多，所以最好还是防患于未然，也就是说，最好是控制好糖尿病，不发生自主神经病变。

78. 糖友为何会发生餐前饥饿难忍的症状？

诗曰：病人就诊有陈诉，餐前饥饿极难受。医生开单查血糖，病人竟是"消渴户"。原来早期糖尿病，胰岛分泌有变故。下顿餐前才"报到"，"低血糖"征遂"毕露"。

注解：有的糖友说，他们的最早症状不是"三多一少"，而是餐前饥饿难忍。确实是如此，不少病人都曾有过这种体验，仅少数人比较仔细，从这种蛛丝马迹中发现了糖尿病，而多数人则不当回事，没去检查罢了。所谓"餐前饥饿难忍"的症状，是某些早期糖尿病病人会出现餐前低血糖，这是由于在这些病人体内的胰岛素的分泌出现了异常。

对于某些处于早期的2型糖友，其体内胰岛素的分泌的总量也许减少得并不明显，其主要问题在于胰岛素的分泌出现了延迟。这样，当进餐后肠道中的葡萄糖吸收入血并达到高峰时，机体所需要的胰岛素未能及时充足地分泌，导致餐后2小时血糖的升高，等到接近下一次进餐前，病人的血糖较之前有了显著的下降，而此时的胰岛素因分泌延迟却使得血液中的胰岛素达到高峰，从而导致病人血糖的进一步下降，由此导致了餐前低血糖的发生。简单地说，就是当体内血糖升高需要胰岛素的时候，胰岛素没有及时分泌，而当血糖已经降低时，胰岛素的分泌却在增加，胰岛素在该升高的时候没有升高，而在该降低的时候又没有降低，结果导致了餐后高血糖和下一餐前的低血糖。

79. 早期糖尿病有哪六种"另类"病征？

诗曰：早期糖尿另类征，六种表现要记清。双侧瞳孔会变小，女性肥胖在上身。手足挛缩呈拱形，跟腱反射似"断筋"。神经膀胱排尿难，出现 ED 叹"不行"。

注解：说到糖尿病的早期症状，相信每个人都可以说出很多。但是，有 6 种糖尿病的早期病征却鲜为人知，当出现这些病征往往令人意想不到是糖尿病的"另类"病征。现介绍如下。

1. 瞳孔变小：用红外线电子瞳孔计精密测定瞳孔的面积，正常人平均为 15.4 平方毫米 ±6.8 平方毫米，而糖尿病病人则平均为 12.5 平方毫米 ±5.8 平方毫米，男女病人大致如此。若要检查眼底，常需要扩瞳，糖尿病病人对扩瞳药反应不敏感，扩大瞳孔效果较正常人要低。这种异常反应与糖尿病所引起的交感、副交感神经病变有关。

2. 女性上身肥胖：肥胖易患糖尿病。而上半身肥胖的女性，腰围 / 臀围大于 0.7 的人，不论体重如何，糖耐量试验异常要占 60% 以上。当腰围 / 臀围大于 0.85 时，必须做糖耐量试验检查，因为这种情况极有可能患上了糖尿病。女性上半身肥胖体征，可作为诊断糖尿病的一项重要指标。下半身肥胖女性不易出现上述病变。

3. 排尿困难：排尿意识低下，排尿间隔时间延长，乃至排尿困难，膀胱内余尿增多，膀胱扩张等症，都是糖尿病的反应。严重者可出现尿路感染、尿液逆流、肾功能衰竭等合并症，有的还引起菌血症，难以医治，预后很差。中老年男性出现排尿困难，只考虑前列腺肥大是不全面的，还应联系到是否患有糖尿病。（详见第 80 问）

4. 手足挛缩：手掌不能伸平，平放呈拱形，此征称"手挛缩"。手掌皮肤可扪及索状硬结，按压有痛感，局部皮肤粗糙，严重者手指向掌侧拘缩。这种现象见于足底，称"足挛缩"，其原因与手掌足底部小动脉形成血栓而导致腱膜营养不良，及至纤维瘤样增殖有关。属于糖尿病全身血管病变的一种表现。

5. 阳痿：男性糖尿病病人合并阳痿（男性勃起功能障碍，ED）者占总发生率 40% ~ 60%，过去认为是器质性的，其实有一半以上是功能性的，经过适当治疗是可以改善的，可逐步恢复阴茎的勃起功能。（详见第 146 问）

6. 跟腱反射减弱：跟腱反射是检查神经功能的方法，即用诊锤叩打后部的跟腱，正常反应为腓肠肌收缩，足向跖面屈曲。糖耐量试验异常者跟腱反射消失的占50%以上，而正常人仅占4%左右。病程长者跟腱反射低下或消失的发生率越高，此项检查对早期发现糖尿病有积极意义。

80. 糖友为何会发生排尿困难？

诗曰：中老年人排尿难，常怪"前腺"找麻烦。"开关"失灵裤裆湿，"闸门"迟启尿脬满。查出已患糖尿病，导致自主神经"懒"。糖尿神经膀胱病，也会捣乱"逗你玩"。

注解："尿脬"（读音为 sūi pāo，乃膀胱的俗称）。

据统计，大约40%的男性和20%的女性糖尿病病人，在糖尿病病程中可并发轻重不同的排尿困难或尿失禁症状，其中有些还是首发症状。这种病征医学上称为"糖尿病神经性膀胱病"。那么，此病是为何发生的呢？

原来排尿是在自主神经的支配下，通过膀胱逼尿肌和尿道括约肌的协调运动来完成的。正常情况下，当膀胱被尿液充满，神经感受器将信号经传入纤维送达神经中枢（脊髓和大脑），神经中枢再通过传出纤维发出排尿信号，于是，膀胱逼尿肌收缩，同时尿道括约肌松弛，排尿得以顺利完成；而在其他时间里，膀胱逼尿肌松弛，尿道括约肌收缩，因而不会发生尿失禁。长期高血糖可以损害支配膀胱和尿道的自主神经，导致自主神经功能紊乱，膀胱逼尿肌或尿道括约肌发生功能障碍或二者功能不协调，从而引起排尿功能障碍。

糖尿病神经性膀胱病有两种主要临床类型：其一是尿潴留，这种情况最常见。主要因膀胱逼尿肌收缩无力引起，病人表现为尿等待、尿流慢而无力，小便次数较频但每次尿量不多，严重者可出现排尿困难及尿潴留，膀胱残余尿量可达数百毫升（正常为50毫升以下），症状酷似前列腺肥大。其二是尿失禁，系由尿道括约肌失控引起，病人表现为尿频、小便淋漓不尽，病人往往憋不住尿，膀胱有点尿就会不自主地流出来，很像前列腺增生的早期或老年性尿失禁。

糖尿病神经性膀胱病的治疗包括"控糖"及排尿的训练等措施。首先是降低血糖，纠正代谢紊乱，首选胰岛素，胰岛素不但能够降低血糖，而且对神经有直接的营养作用。定期排空膀胱，对反射弧的恢复有利。进行日常自控排尿训练（包括自我控制训练，建立定时、定量饮水和定时排尿习惯。膀胱括约肌控制训练，即主动收缩肛门括约肌及代偿性排尿方法训练等）。给予降低膀胱出口阻力的药物如口服α_1-肾上腺素受体阻滞剂阿呋唑嗪。还可配合艾灸、针灸治疗。

81. 糖友为何易发肩周炎?

诗曰：中老年人肩周痛，常因肩膀受"寒冻"。单侧发病占多数，疼痛有轻也有重。糖友所患肩周痛，则系血管遭糖"弄"。肩痛通常对称发，降糖理疗才管用。

注解：肩关节周围炎又称漏肩风、五十肩、冻结肩，简称肩周炎，是以肩关节疼痛和活动不便为主要症状的常见病症。本病的好发年龄在50岁左右，女性发病率略高于男性，多见于体力劳动者。如得不到有效的治疗，有可能严重影响肩关节的功能活动，妨碍日常生活。

国外有研究报道，糖尿病病人和非糖尿病病人之间，肩周炎的发病率分别为19%和3%，这表明糖尿病与肩周炎的发生有显著的相关性。糖尿病早期、中期、晚期都有可能并发肩周炎。根据研究显示，1型糖尿病病人中肩周炎的患病率为10%左右，2型糖尿病病人中肩周炎的患病率高达22.4%。

至于为什么糖尿病病人易并发肩周炎，其机制还不十分清楚。目前认为可能是由于糖尿病病人的高血糖易损伤小血管壁，从而影响血液供应，导致局部肿胀。这种病变发生于肩关节周围软组织，尤其是肩周部易磨损、老化的肌腱和关节囊处，加重了该处的炎症反应，从而诱发肩周炎。

糖尿病伴发的肩周炎的特点是对称性，即通常是双侧肩关节周围的软组织同时累及，且易反复发作。

　　糖尿病引起的早期骨关节炎是可逆的，如能及时控制糖尿病，并得到正规的推拿、针灸治疗，肩周炎也会大大好转，甚至痊愈。专家提醒，中老年糖尿病病人不论是否患有肩周炎，都应避免长时间使用空调，如症状较重的肩周炎病人应远离空调、电风扇等，避免肩关节受凉后症状加重。

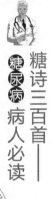

第五章 糖尿病的危害及预后

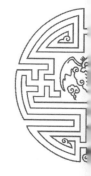

82. 糖尿病对人体各系统有哪些危害?

诗曰: 血糖飙升恶浪涌, 糖毒攻袭各系统。足眼神经心脑肾, 周围血管也受捅。代谢紊乱酮中毒, 遍身感染疮"百孔"。内外夹攻气焰冲, 致死致残成祸种。

注解: 糖尿病危害人类健康, 并非糖尿病本身, 而在于它的并发症。糖尿病是一种"终身制"的疾病, 在漫长的病程中, 或迟或早会出现并发症。据有关调查发现, 若糖尿病病程在 10 年以上者, 78% 以上都有程度不同的并发症。兹将糖尿病对病人七方面的危害分述如下。

No.1 糖尿病对心脑血管的危害

糖尿病致命性并发症就是心脑血管疾病。主要体现在主动脉、脑动脉粥样硬化和广泛小血管内皮增生及毛细血管基膜增厚的微血管糖尿病病变。由于血糖升高的原因, 从而形成高血糖、高血脂、高血压, 导致糖尿病心脑血管病发病率和死亡率逐步上升。而心脑血管病包括冠心病、脑出血和心力衰竭、心律失常等。糖尿病病人心脑血管病并发率和病死率为非糖尿病病人的 3.5 倍, 是 2 型糖尿病最主要的死亡原因。

No.2 糖尿病对肾脏的危害

由于糖尿病病人的高血糖、高血压及血脂异常升高等原因, 促进了糖尿病肾病的发生和发展。糖尿病肾病可导致肾功能衰竭, 同时它也是 2 型糖尿病最重要的死亡原因之一。

No.3 糖尿病对周围血管的危害

糖尿病对周围血管的危害, 主要以下肢动脉粥样硬化为主, 糖尿病病人由于血糖升高, 可引起周围血管病变, 导致局部组织对损伤因素的敏感性降低和血流灌注不足, 在外界因素损伤局部组织或局部感染时较一般人更容易发生局部组织溃疡, 这种危险最常见的部位就是足部，故称为糖尿病足。不少糖尿病足将会导致截肢而致残。据统计，糖尿病病人的截肢率为非糖尿病病人的 5 倍，中国目前糖尿病病人人数高达 1.14 亿，糖尿病足病人的终身发病率高达 15% ~ 20%，每年非外伤性截肢病人中有 50% 以上是糖尿病病人。

No.4 糖尿病对神经的危害

神经病变是糖尿病慢性并发症之一，是导致糖尿病致死、致残的重要因素。糖尿病神经病变最常见为周围神经病变和自主神经病变。周围神经病变的主要表现是在四肢末梢神经出现麻木、冰冷和刺痛感等；而自主神经病变主要表现在无汗、少汗或者多汗，以及排尿功能障碍等。

No.5 糖尿病对眼球的危害

糖尿病视网膜病与糖尿病性白内障为糖尿病危害眼球的主要表现。轻者视力下降，重者可引起失明。在美国，糖尿病是 20 岁以上病人失明的最主要原因，另外，糖尿病还能引起青光眼及其他眼病。

No.6 糖尿病对物质代谢的危害

糖尿病病人由于胰岛素相对或绝对缺乏，便可引起糖代谢严重紊乱，脂肪及蛋白质分解加速，酮体大量产生，由于这些酮体未能及时氧化，肺及肾也未能及时调节排出，遂造成血酮浓度明显增高，出现酮症酸中毒。

No.7 糖尿病容易引起的感染

糖尿病病人容易发生皮肤感染，并可反复发作，有时可酿成败血症；糖友易发生霉菌性阴道炎而引起外阴瘙痒。霉菌感染还有甲癣、足癣，泌尿道感染也常有发生。另外，糖友容易染上肺结核，一旦得病，蔓延广泛，且易形成空洞，其发病率比正常人高 5 倍。

83. 为何说糖尿病会给人带来双重痛苦？

诗曰：糖友病后多磨难，终身要吃"病号饭"。主动控食练"忍饥"，"被动"运动成习惯。吃药打针苦超常，经济负担破极限。天生一条辛苦命，咋熬九九"八一"难。

注解：得了糖尿病，就面临6道难题，这些难题，无异于给病人及其家人带来双重痛苦。但是，话又说回来，治疗糖尿病，就如唐僧赴西天取经一样，要经过七七四十九劫，九九八十一难，才能取得真经，修成正果。

（1）到目前为止，糖尿病还是无法彻底治愈的慢性病，因此，患上糖尿病就得经受一辈子的"非常人"的生活，想吃的吃不得，想天天懒散闲适也不可能。吃一辈子"病号饭"（饮食限制），必须进行"被动"的运动（病情要求必须适当运动，不想做也得做，故曰"被动运动"）。

（2）糖尿病本身症状给病人带来精神和肉体上的痛苦，令病人全身不适，被迫控制饮食和锻炼身体，还得吃药打针，这种状况绵延无期，其中的痛苦是非糖尿病病人难以体会到的。

（3）糖尿病急性并发症，可能直接危及病人的生命。

（4）糖尿病的慢性并发症，包括大血管、微血管及神经并发症，可能使病人的健康水平和劳动能力大大下降，甚至造成残疾或过早死亡，生活质量显著下降。

（5）控制不佳的糖尿病儿童的生长发育可能受到严重影响。

（6）用于糖尿病治疗的费用可能给病人本人、家庭、工作单位以及国家带来沉重的经济负担。

84. 如何评估糖尿病的病情轻重？

诗曰：糖尿病情有轻重，1型常比2型重。血糖波动常居高，病情进展难掌控。遏制病情未见效，常因胰岛衰竭重。

出现各种并发症，合并感染病尤甚。

注解：任何一位患有疾病的人都想准确地评估自己病情的轻重。有的糖尿病病人及其家人会片面地将血糖高低作为评价病情轻重的唯一标准，忽视了其他许多并存的危险因素，以至于对自己的病情过于乐观，错过了治疗的最佳时机。为避免陷入这样的误区，糖尿病病人及其家人要学会从以下几个方面评估病情的轻重。归纳起来就是"四看"。

No.1 看类型

从糖尿病的类型看，1型糖尿病一般比2型糖尿病的病情重。因为一般情况下，1型糖尿病多发生于儿童期间，病人由于胰岛B细胞受损严重，自身胰岛素分泌几乎丧失殆尽，必须终身使用胰岛素替代疗法，否则容易发生危及生命的急性并发症，如糖尿病酮症酸中毒。

而2型糖尿病是由于胰岛B细胞功能缺陷（还残存部分胰岛素分泌功能）和/或胰岛素抵抗导致的高血糖。对于2型糖尿病病人，可以通过饮食、运动、药物等多种方式来控制血糖，待胰岛功能逐渐丧失后，医生会根据情况建议病人使用胰岛素替代疗法来控制血糖。而多数2型糖尿病病人除非到了晚期，胰岛B细胞的功能才会出现衰竭。故大多数的2型糖尿病病人，不需要使用胰岛素进行代替治疗。

No.2 看血糖

从血糖看，血糖居高不下或波动频繁的糖友病情比较严重。持续性高血糖说明病人的血糖控制不佳，长期的高血糖状态可能会导致全身多个脏器的严重并发症。血糖波动频繁则说明病人的病情没有得到满意的控制，而这会加重病情。长期的高血糖对血管的毒性作用较大，还会增加血液的黏度，加重动脉粥样硬化，导致大血管或微细血管出现慢性并发症。血糖波动对于机体来说是一种应激，会带来一系列的不良后果。有研究表明，糖尿病慢性并发症的发生与发展不仅与整体血糖水平升高密切相关，而且与血糖波动性也密切相关。这两种情况的病人在感染、外伤、情绪波动等应激状态下，还会引发急性并发症。

No.3　看并发症

从并发症看，有并发症的糖尿病病人病情严重。就慢性并发症而言，由于糖尿病是一种全身性的疾病，如果病情控制不好，很可能会损害到心、脑、肾、眼、神经、肢体等部位，出现各种慢性并发症。实例证明，各种慢性并发症是糖尿病致残或死亡的主要原因。

而以急性并发症而言，对于反复发生酮症酸中毒或并发急性重症感染的糖友，往往会造成不良的预后，若救治不及时可能会导致死亡。

No.4　看胰岛功能

从胰岛功能看，2型糖友随着胰岛功能的逐渐衰竭，糖尿病的病情会加重。胰岛功能严重衰竭的糖尿病病人，通常血糖会波动较大，而且有明显的酮症倾向，口服降糖药往往无效，必须要采用胰岛素治疗。

必须指出的是，虽然上述"四看"指标可以判断出糖尿病病人病情的轻重，但每位糖友都应该知道，病情的轻重是相对而言的，两者是可以相互转化的。病情较轻的病人若不及时治疗，将各项指标控制在正常范围内，就会由轻变重。同样，病情较重的病人通过一系列正规的治疗，病情也可能会由重变轻。

85. 哪些情况糖友需住院治疗?

诗曰："两个第一"应住院，全面检查加训练。"两急一慢"需留医，抢救治疗如实战。血糖居高波动大，病房测治更完善。医院设备技术全，诊疗措施稳准便。

注解：由于糖尿病是慢性病，一般均要终身进行治疗，因此，在确诊后都可在医生指导下在门诊进行治疗。然而有些病人，由于病情的需要则要短期或长期住院进行治疗。下列几种情况就应住院治疗。

No.1　"两个第一"

即第一次诊断为糖尿病的病人和第一次接受胰岛素治疗的糖尿病

病人。第一次诊断为糖尿病的病人，特别是第一次诊断为 1 型糖尿病的病人。住院目的是：全面检查，进一步明确诊断，确定糖尿病的分型，了解是否合并糖尿病并发症和其他病变，制订合理的治疗方案，观察治疗效果。第一次接受胰岛素治疗的糖尿病病人住院目的是：决定使用胰岛素的最佳剂型和剂量。利用这个时间，病人要学会血糖监测，掌握胰岛素注射技术，并根据血糖监测结果调整胰岛素用量。

No.2 "两急一慢"

（1）发生糖尿病急性并发症的病人，如糖尿病酮症酸中毒、糖尿病非酮症高渗性昏迷、乳酸性酸中毒、严重低血糖昏迷者。

（2）急性应激情况，如糖尿病合并有感染、手术、外伤、脑卒中、大出血、分娩、心肌梗死等特殊情况。

（3）严重的糖尿病慢性并发症病人，如合并有比较严重的糖尿病肾病、糖尿病眼底出血、顽固性腹泻、足部坏疽、心血管病变等。住院的目的是：全面检查和了解病情，制订合理治疗方案，观察治疗效果。

No.3 "高低不稳"

长期血糖居高不下、反复低血糖或血糖忽高忽低波动很大，治疗效果又差的糖尿病病人，住院的目的是：全面检查及严密监测，医生病人共同努力，找出血糖异常的原因，调整治疗方案，使血糖得到平稳控制。

86. 有糖尿病的人能结婚怀孕吗？

诗曰：人大当婚觅连理，糖友常需费心机。生怕消渴传后代，又恐怀胎连累妻。只要血糖控制稳，结婚生子都可以。假若双方皆糖友，最好避免做夫妻。

注解：由于糖尿病是一种具有遗传易感性的疾病，有很多糖尿病病人心存顾虑：糖尿病病人能结婚生子吗？

糖尿病病人在良好的血糖控制下，可以维持正常的生长发育，保持正常的学习和工作能力，享受与正常人同等的寿命；同样，也可与正常人一样结婚、生子。实际上，糖尿病病人在结婚问题上与非糖尿病者并无不同。糖尿病只要病情控制满意，就可以结婚，但最好不要夫妻双方都有糖尿病。有资料显示父母都有糖尿病，其子女发病率增高。因此在选择对象时，病人应尽量找没有糖尿病及糖尿病家族史的伴侣，以降低其子女的发病率。糖尿病是有遗传性的，2 型糖尿病的遗传倾向较之 1 型糖尿病更为明显。如果父母双方均有 2 型糖尿病，其子女患 2 型糖尿病的机会更多。得了糖尿病既然可以结婚，那么婚后怀孕、生孩子也是可以的。不过，有个大前提：血糖控制稳定。事实上大部分的糖尿病病人也是如此，只要婚后糖尿病病情一直能满意控制，无心、脑、肾、眼及其他严重的并发症者，就可以怀孕。

应当提醒的是糖尿病孕妇怀胎，会对孕妇及胎儿有诸多不利的影响（详见第 48 问及第 49 问）。因此，糖尿病妇女欲生子，必须遵照几个原则：第一，不宜多生，因为每一次怀孕和分娩都会给患糖尿病的妇女带来巨大的精神和身体上的负担，而且有一定风险；第二，如果患糖尿病的妇女打算生子，那么迟生不如早生，因为无论如何，随着病程的加长，各类并发症，尤其是肾脏和眼科并发症总会加重，所以晚生的风险更大；第三，要在血糖控制最满意之时怀孕，最好是有了怀孕的打算时就改用胰岛素积极控制好血糖；第四，在整个妊娠期间都要密切观察病情，尤其是要把血糖和血压控制在满意水平，使病人能顺利生下一个健康的孩子。

87. 糖尿病是否会遗传给下一代?

诗曰：消渴可传下一代，1 型 2 型无例外。双亲均患糖尿病，子女五成接"锅"背。两型概率相比较，2 型略高稍"厉害"。遗传只是易感性，早防或可"拒门外"。

注解：有些父母患了糖尿病后，很是担心自己的孩子是否会被遗传到糖尿病，事实上糖尿病是一种遗传性疾病，如果父母患有糖尿病，孩子还是有一定概率会患上糖尿病的。在我国，2 型糖尿病的遗传度一般高于 60%。不过 1 型糖尿病的遗传度要低于 60%，由此可见，2 型糖尿病比 1 型糖尿病的遗传度更强一些。这就说明遗传在糖尿病发病中是一种重要因素。值得指出的是，糖尿病发病机制非常复杂，遗传和环境因素都很重要。遗传提供了糖尿病发病的易感性；只有在后天环境的影响下，有糖尿病易感基因的病人，才有可能发展为糖尿病。为什么说有糖尿病家族遗传史的高危人群，不一定就是糖尿病病人呢？是因为父母遗传给下一代的不是疾病本身，而是遗传可以发生糖尿病的体质，即糖尿病的易感性。

虽然糖尿病的发生与遗传因素有关，但随着生活水平的提高，大量高热量食物的摄入导致肥胖，继而造成胰岛素抵抗和胰岛素分泌缺陷，这才是导致当前糖尿病的发病率越来越高的主因。

国内外的研究也表明，环境因素（主要是饮食和运动）才是糖尿病发生的重要因素，即使父母患有糖尿病，如果子女注意预防，那么患糖尿病的概率也会大大降低，因此，糖尿病病人子女也不必过于担心。同样，即使父母无糖尿病，但如果不注意预防，其子女照样会患糖尿病。关注自身的"预警信号"，如高体重、高血脂、高血压、高尿酸等，早发现、早治疗，就可能把糖尿病拒之门外。

88. 糖尿病可以根治吗？

诗曰：糖尿病程属"无期"，终身治疗应坚持。时下尚无"断根药"，目前未创"稳糖仪"。病人幻想"万应丹"，游医吆喝"一帖离"。广告宣传"祖传术"，是骗子"卖狗皮"。

注解：到目前为止，糖尿病仍然是不能彻底治愈的慢性病，也就是说糖尿病依然是"终身病"，医学上只能使用药物设法缓解病情的发展。不过现在出现了一些不同的声音，有许多报道声称可以一次性治愈糖尿病，让病人摆脱终身服药的困扰，如"动刀就能根治""中药便可断根云云"。甚至有报道称通过诵经念佛，糖尿病能自行痊愈。有些江湖游医，编造种种"神奇故事"，鼓吹自己是三代祖传世医，拥有"祖传秘方"，仅服一剂就使消渴痊愈，堪称"一帖离"云云。这种卖狗皮膏药之徒，巧舌如簧，不少糖友往往上当受骗。

糖尿病究竟能不能被彻底治愈呢？笔者的回答是，到目前为止，还没有任何方法能将糖尿病彻底治愈。

No.1 各型糖尿病的病因及治疗方法

糖尿病主要分为四型：1型糖尿病（T1DM）、2型糖尿病（T2DM）、妊娠糖尿病和特殊类型糖尿病。下面就分别做一下简要介绍。

1. 1型糖尿病（T1DM）：其病因是人体胰腺中的B细胞受损而无法分泌足量的胰岛素，导致血糖浓度居高不下，从而出现糖尿病症状。目前主要是采用从体外补充胰岛素的方法来降低血糖浓度。但体外补充并不能让体内的B细胞自行产生胰岛素，也就不可能彻底治愈糖尿病，需要终身使用。

2. 2型糖尿病（T2DM）：此型病人体内的B细胞能够正常分泌胰岛素，但其肌肉、脂肪、肝脏等细胞对胰岛素不敏感，细胞上的受体不能与胰岛素很好地结合，导致胰岛素不能正常发挥作用而使血糖浓度升高。T2DM与生活方式密切相关，如长期饮食不健康及缺乏锻炼。治疗T2DM的关键在于改变生活方式，并辅以药物治疗。药物能够增加细胞对胰岛素的敏感性或刺激B细胞分泌更多胰岛素。但这些药物不能彻底改变细胞对胰岛素的敏感程度，也需要一直服用。

3. 妊娠糖尿病：是指妊娠期间发生的糖尿病，是由于怀孕期间雌激素、孕激素等拮抗胰岛素的激素分泌增加，导致胰岛素不足。病人在妊娠期间，必须严格控制饮食并辅以胰岛素为主的药物治疗。病人糖代谢多数于产后能恢复正常，但将来发生2型糖尿病的概率会增加。

4. 特殊类型糖尿病：主要包括遗传性B细胞缺陷、胰岛疾病、内分泌疾病以及药物因素所致的糖尿病，由于发病机制的不同，多数需要使用胰岛素来治疗。

现有医疗手段不能彻底治愈糖尿病

目前声称可以彻底治愈糖尿病的方法中，胃转流手术的原理在于通过胃阻断、胃肠吻合、肠肠吻合等改变食物的生理流向，从而改善病人身体的胰岛素抵抗。但是胃转流手术要求严格、风险大、成功率不高，只对糖尿病史小于 15 年、70 岁以下的 T2DM 病人适用。病人需要通过自身免疫性糖尿病抗体检测、胰岛素内分泌功能评测等各项检查，符合条件后才能进行手术。而中医疗法的有效性仍需要科学验证。因此，这些认为糖尿病能一次性治愈的声音是缺乏科学依据的。

糖尿病目前尚不能根治，但能进行良好的控制，运用好现在的治疗方法，绝大多数病人能如正常人一样生活、工作。那么，当前的治疗方法有哪些呢？简单地说，主要是以西药为主，比如口服降糖药、注射胰岛素等，部分以中药为辅。

针对胰岛素分泌缺陷引起的 1 型糖尿病，胰岛素治疗是唯一方法。具体有 2 种方式，一是每天定时或按需注射胰岛素，二是通过挂胰岛素泵根据血糖浓度自动往病人体内注入胰岛素。而 2 型糖尿病病人多数胰岛素分泌是正常的，只是存在生物作用受损，因此目前主要是根据发病年限、血糖、糖化血红蛋白及既往用药情况来制订治疗控制方案，包括以下 5 个方面：糖尿病教育、饮食疗法、运动疗法、药物治疗、血糖监测。每个环节都会影响疗效。

89. 糖尿病病人能否"带病长寿"？

诗曰："五驾马车"并齐驱，"带病长寿"没问题。高龄糖友已常见，百岁"糖星"不稀奇。严格控食勤锻炼，药物治疗必坚持。血糖平稳享天年，不悔人间走一回。

注解：据 WHO 统计显示，全球每年有超过 340 万人因高血糖死亡。糖尿病及其并发症严重威胁着人类的健康，不过，只要能控制好血糖，糖尿病病人完全可以长寿。有研究显示，美国 1300 万糖尿病病人中有

30%活到80岁以上。

笔者在本书的第13则（也就是《糖诗三百首》中的第13首），介绍了世界上糖龄最长的鲍勃·克劳斯。这里再向广大读者简述世界知名的三位寿星糖友：杰拉尔德（Gerald）兄弟和格拉迪斯·杜尔（Gladys Dull）"糖老太太"。

2007年美国糖尿病协会介绍了一对兄弟的案例，哥哥杰拉尔德（Gerald）当时已经90岁，弟弟鲍勃（Bob）86岁，兄弟都患有1型糖尿病，病史加在一起长达154年。

弟弟Bob 5岁的时候患上了1型糖尿病，那年是1925年。胰岛素的发现是1923年的事情，也就是说从确定诊断的第一天起，Bob就开始了长达81年注射胰岛素的生活，而且这样的生活还在继续。

哥哥Gerald 16岁的时候也患上了和Bob一样的1型糖尿病。然而，病情并没有影响到兄弟俩的生活质量，他们的生活方式甚至比健康同龄人更健康积极。他们遵循医生的建议，严格控制碳水化合物、脂肪和盐分的摄入，此外还在病情允许的范围内最大限度地进行锻炼，走路、慢跑、骑车、爬山、游泳……兄弟俩一直坚信："生活之中有很多准则，你必须遵守，违背了，你的问题就来了。"

就这样，兄弟俩在糖尿病与胰岛素的陪伴下走过了许多个年头，哥哥Gerald不但获得了博士学位，而且最终担任了美国某公立学校院长一职。两兄弟都将他们长寿的秘诀归功于坚持贯彻健康的生活方式，以及始终不变的积极心态。

2008年，又有一位90岁的糖尿病"寿星"受到人们的注意，报刊详细地记述了她战胜糖尿病的事迹。她的名字叫Gladys Dull。1918年，Gladys Dull出生于美国北达科州，3岁那年的一次流感大爆发让她成了孤儿，6岁那年她又不幸被确诊得了1型糖尿病，不得不开始了漫长的与糖尿病做斗争的生活。她始终记得6岁那年自己第一次被注射胰岛素时的感受："我疼得吱哇乱叫！那时注射胰岛素比现在疼得多，而且也很昂贵。"

除了需要坚持注射胰岛素和严格控制饮食以外，Gladys Dull认为自己的生活跟正常人并没有什么明显的不同。她结婚、生子，有自己的兴趣爱好，而且大部分时间里她都保持着积极乐观的心态去做每件事。从6岁被确诊为1型糖尿病至今，Gladys Dull与糖尿病相伴了90个年头，注射过6万多次胰岛素。在这期间，她的丈夫、姐妹先后患病离她而去，但她却一直活到了现在。

上面说到的案例并非个例。在我国，有几位糖尿病病人都是百岁寿星：张学良41岁患有糖尿病，但是饮食控制得当，活了101岁。陈立夫58岁时患了糖尿病，他采取中西医药的治疗，因为并发冠心病，长期服用丹参治疗，享年103岁才安然辞世。宋美龄也是糖尿病病人，除了药物治疗，她对饮食控制特别严格，具体措施是少食多餐，每天5～6餐，每餐五分饱，她嗜吃新鲜水果，活了106岁。中外的现实病例都足以说明，糖尿病病人是可以"带病长寿"的。

然而，糖尿病病人要想"带病长寿"，要想活出生命的长度和质量，就必须做到三点。

一是要坚持：坚持严格控制饮食、适量运动、控制体重，坚持每天监测血糖，坚持遵循医生安排注射胰岛素……这些都需要有坚定的意志力和一丝不苟的精神，在此过程中绝不可有半分松懈。

二是要积极：保持积极乐观的心态。一方面有助于病情控制；另一方面，心态好才能坚持到底。

三是要严密防范并发症：其实糖尿病对生命的最大威胁不是糖尿病本身，而是由它引起的各种并发症，如失明、肾衰等，所以，战胜糖尿病的关键还在于积极控制血糖，使血糖水平维持在平衡、稳定的状态，从而避免并发症的发生。

第六章　糖尿病的并发症

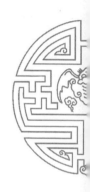

90. 糖尿病酮症是怎么一回事？

诗曰：糖友诸多并发症，其中就有酮血症。1型药断突变化，2型应激急反应。代谢紊乱酮体多，酮体埋下"地雷阵"。"地雷爆炸"酸中毒，病人随即陷险境。

注解：血清中的酮体包括丙酮酸盐、乙酰乙酸及D-3-羟基丁酸（β-羟基丁酸）。在酮体中主要是β-羟基丁酸，约占78%，其次为乙酰乙酸，约为20%，而丙酮含量最少，仅约2%。酮体是人体肝脏中，脂肪酸氧化分解的上述三者之统称。

当胰岛素依赖型糖尿病（1型糖尿病）病人由于胰岛素治疗中断或剂量不足，非胰岛素依赖型糖尿病（2型糖尿病）病人遭受各种应激（如各种感染、急性心肌梗死、脑血管意外等）时，糖尿病代谢紊乱加重，脂肪分解加快，产生了大量的脂肪酸，使酮体生成增多，超过了机体利用的能力，导致酮体在血液内堆积，以致血中酮体增加（血酮＞5.0毫摩尔/升即对酮症酸中毒有诊断意义），尿酮体阳性，称为酮血症。其临床表现称为酮症。酮症包括高酮体血症和酮尿症。

91. 什么是糖尿病酮症酸中毒？

诗曰："糖代"紊乱祸端起，脂肪分解聚酮体。蛋白分解产酸多，血液降低"皮爱齿"。伴有电解质紊乱，酮症中毒不休止。倘若救治不及时，可能昏迷或致死。

注解：诗中"皮爱齿"即"pH"。糖尿病病人由于各种原因使体内糖代谢紊乱，脂肪分解加速，酮体进一步积聚；此外，蛋白质分解加速，酸性代谢产物增多，使血pH值下降，血CO_2结合力亦明显降低，同时伴有电解质紊乱，此时血酮继续升高，可超过5毫摩尔/升，已形成了代谢性酸中毒时，临床称为糖尿病酮症酸中毒。

糖尿病酮症酸中毒是糖尿病的严重急性并发症之一。在胰岛素问世前，糖尿病病人约有半数死于酮症酸中毒。胰岛素问世后，病死率已明显下降，但如处理不当，病死的可能性仍较高。

糖尿病酮症酸中毒可发生于任何年龄的糖尿病病人。1型糖尿病易发生酮症，2型糖尿病较少发生，老年糖尿病病人也易引起酮症而死于糖尿病昏迷。据国内资料报道，在不同年龄组的糖尿病病人中，酮症发生率以年轻组为高，在20岁及以下、21～41岁、41～70岁及71岁及以上各组中，分别为30%、20%、10%及5%。儿童糖尿病病人酮症发生率为18%～52%。一般女性多于男性。

据有关资料统计，至今国外一些内分泌专科医院中，糖尿病酮症酸中毒的死亡率达5%～10%，非专科医院可达20%～30%，老年病人高达50%。儿童糖尿病死亡原因中70%为酮症酸中毒。由此可见，必须及早防治酮症酸中毒。

92. 糖尿病酮症酸中毒的诱因有哪些？

诗曰：糖尿酮症酸中毒，多种诱因会涉及。突停速减胰岛素，"三道"感染常侵袭。精神创伤情失控，应激危症大起伏。饮食失调糖不稳，升糖激素也搅局。

注解：诗中的"三道"是指呼吸道、泌尿道及消化道。糖尿病酮症酸中毒（DKA）的诱发因素很多。1型糖尿病主要是由于胰岛素中断或不足，或者是胰岛素失效；而2型糖尿病可在多种应激作用下，胰岛素相对不足就显得更为突出。总之，任何能引起体内胰岛素绝对或相对缺乏的因素，都可以诱发糖尿病酮症酸中毒的发生。常见的诱发因素如下。

（1）1型糖尿病病人以胰岛素停用或减量过快为最常见诱因，个别病人对胰岛素可产生耐药性。

（2）感染也是常见的诱因，以急性感染或慢性感染急性发作为多见。其中最常见的为呼吸道、泌尿道及消化道感染。伴有呕吐的病人易产生酮症。

（3）应激状态，如手术、外伤、骨折、妊娠、分娩、麻醉、急性心肌梗死、甲亢等均易诱发糖尿病酮症酸中毒。

（4）精神因素，如精神创伤、精神紧张及过度激动等。

（5）饮食失调。过多进食含糖和脂肪的食物，饮酒过度或过分限制碳水化合物（每天进量低于 100 克）。

（6）糖尿病未控制或病情加重。

（7）伴有拮抗胰岛素的激素分泌过多。如肢端肥大症、皮质醇增多症或误用大量糖皮质激素、胰高血糖素等。

（8）不明原因。据统计 10% ~ 30% 的 DKA 病人无明显诱因。

93. 糖尿病酮症酸中毒的临床表现有哪些?

诗曰：中毒病征有多种，涉及人体各系统。"二多一少"伴呕吐，低钾"肠痹"肚如"桶"。气味有如烂苹果，痉挛嗜睡"散"瞳孔。脱水心衰血压降，腹痛易当胃穿孔。

注解：糖尿病酮症酸中毒的临床表现一般为高血糖与酸中毒、水电解质紊乱所表现的症状与体征。

1. 糖尿病的病情加重：多饮、多尿、消瘦加重（"二多一少"）、身体疲倦。

2. 消化道特征：表现为食欲减退、恶心、呕吐。部分可有腹痛特征，更易误诊为急腹症（胃穿孔）。严重低钾血症会引起肠麻痹、腹部臌胀，甚至呈"桶状"（似贮藏葡萄酒的橡木桶）。

3. 呼吸系统特征：轻症时呼吸速率轻度加快，重症时呼吸速率深度加快，呼气中有烂苹果味。

4. 神经系统的特征：轻度的糖尿病酮症酸中毒只出现头痛、精神萎靡、头晕、烦躁等症状，严重的则会发生嗜睡、痉挛、瞳孔对称性扩大、肌张力下降、腱反射减退或消失，甚至昏迷。

5. 脱水：中、重度的糖尿病酮症酸中毒病人普遍会出现脱水特征，脱水达体重 5% 者就会有尿量减少、皮肤干燥、眼球下陷、皮肤弹性差等；脱水超过体重的 15% 时会出现循环衰竭，如出现心率加快、脉搏细弱、血压及体温下降等，严重者会有生命危险。

94. 糖尿病酮症酸中毒的治疗原则是什么?

诗曰：救治"酮毒"别延误，争分夺秒抢速度。补液补钾补碱药，及时滴注胰岛素。消除诱因抗感染，适当选用抗生素。老年病人护心肾，精心治疗细监护。

注解：糖尿病酮症酸中毒的治疗原则应针对纠正内分泌代谢紊乱，去除诱因，阻止各种并发症的发生，减少或尽量避免治疗过程中发生意外，降低死亡率等。具体治疗原则如下。

1. 补液：必须快速补充足量液体，恢复有效循环血量。原则上先快后慢。当血糖＞16.72 毫摩尔 / 升时，采用生理盐水，以每小时 500 ~ 1000 毫升速度静脉滴注；当血糖为 13.92 毫摩尔 / 升时，可改为 5% 葡萄糖溶液静脉滴注，速度减慢。治疗过程中必须严防血糖下降太快、太低，以免发生脑水肿。对老年病人及心、肾功能障碍者，补液不可太快，宜密切观察。

2. 胰岛素：胰岛素是治疗酮症酸中毒的关键药物。目前认为小剂量胰岛素静脉连续滴注的治疗方法具有简便、安全、有效等特点，但必须视病情而定。（具体的合理使用详见第 264 问）

3. 补充钾及碱性药物：在补液中应注意缺钾情况。酮症酸中毒时血钾总是低的，故一开始即可同时补钾。一般在 500 毫升的液体中加入 10%氯化钾 10 ~ 15 毫升（钾 1 ~ 1.5 克）静脉滴注，然后视血钾浓度和尿量而定，注意"见尿补钾"。当血钾正常时，应改用口服氯化钾 5 ~ 7 天，每次 1 克，每日 3 次。当血钾＞5 毫摩尔 / 升时，应停止补钾，补钾时应严密监测血钾和心电图。一般不必补碱。当血 pH 值为 7.0 或伴有高血钾时，应给予碱性药物，以碳酸氢钠溶液为宜。补碱量不宜过多，速度不宜过快，不可将胰岛素置入碱性溶液内，以免药效被破坏。

酮症酸中毒是糖尿病病人最常见的急性并发症之一，对其救治多采用小剂量胰岛素静脉滴注法，该方法简便、有效、安全，可大大减少低血糖、低血钾及脑水肿的发生率。

4. 抗生素：感染常是本症的主要诱因之一，而酸中毒又常并发感染，即使找不到感染部位，只要病人体温升高、白细胞增多，即应予以抗生素治疗。

5. 其他：对症处理及消除诱因。

糖友发生酮症酸中毒应及时赴医院就医，严重者应由家人护送到医院进行抢救。病人或家人应配合医生采取相应的诊疗措施。

95. 糖友如何预防酮症酸中毒的发生？

诗曰：酮症中毒甚危重，病情往往难掌控。此症必须早预防，以免病发陷被动。预防重在用药足，合理饮食和运动。应激事件遵医嘱，请教医生不妄动。

注解：对于糖尿病酮症和酮症酸中毒也应该是防重于治，预防的方法包括：

（1）合理饮食，养成运动的习惯，合理进水、用药，以免糖尿病酮症酸中毒的发生和发展。

（2）坚持正确的治疗原则，规律地运用口服降糖药或注射胰岛素。需要提醒的是，有的糖尿病病人误信某种方法能根治糖尿病而停用胰岛素，结果发生了酮症酸中毒，这种教训必须吸取。

（3）遇到感染、创伤、手术、妊娠和分娩等应激情况时，要及时就医，在医生指导下精心治疗及护理。

（4）出现糖尿病酮症酸中毒的相关诱因或表现后，要及时到医院诊治，把糖尿病酮症控制在尽可能轻的程度，以免酿成不良后果。

96. 糖尿病高渗性昏迷是怎么回事？

诗曰：糖尿高渗性昏迷，并非酮症起危机。2型糖友稍多见，亦见普通"老头儿"。高糖脱水高渗状，嗜睡癫痫神志"离"。此症总体较少见，致命却超"酮毒迷"。

注解：糖尿病高渗性昏迷又称高渗性非酮症糖尿病昏迷（HNDC），简称高渗性昏迷或高血糖脱水综合征。是糖尿病一种较少见的严重急性并发症，多见于老年无糖尿病病史或 2 型糖尿病轻症病人，但也可见于 1 型糖尿病病人。病人原有胰岛素分泌不足，在诱因作用下血糖急骤上升，促进糖代谢紊乱加重，致细胞外液呈高渗状态，发生低血容量高渗性脱水，常常出现神经系统异常（包括 25% ~ 50% 的病人出现昏迷），极易导致病人产生动静脉血栓、脑血栓形成、心肌梗死等严重威胁生命的并发症。

HNDC 的临床表现与酮症酸中毒相似，只是尿中没有酮体，少有酸中毒。起病多隐匿，时常先有多尿、多饮、烦渴、体重下降，但多食不明显，或反而食欲减退，以致常被忽视。失水随病程进展逐渐加重，出现神经精神症状，表现为嗜睡、幻觉、定向障碍，部分病人有局灶性神经功能受损症状（偏瘫或偏盲）和（或）癫痫等，最后陷入昏迷。来诊时常已有显著失水甚至休克，无酸中毒样深大呼吸。HNDC 由于血糖和血渗透压很高，病人容易发生昏迷，一旦发病，死亡率也远比酮症酸中毒昏迷高。

97. 糖尿病高渗性昏迷的诱因有哪些?

诗曰：高渗昏迷多诱因，应激感染体缺"津"。严重吐泻失水多，高糖摄入"渗压"升。皮质激素利尿剂，普萘洛尔苯妥英。药物升糖或利水，高渗昏迷遂临身。

注解：诗中第二句之"体缺'津'"，此处之"津"指的是水分，体缺"津"包括身体摄水不足和失水过多而脱水。HNDC 的诱因有如下 6 个方面。

No.1 应激和感染

如脑血管意外、急性心肌梗死、急性胰腺炎、消化道出血、外伤、手术、中暑或低温等应激状态。感染，尤其是上呼吸道感染，泌尿系统感染等最常诱发高渗性昏迷。

No.2 摄水不足

老年人口渴中枢敏感性下降，卧床病人、精神失常或昏迷病人以及不能主动摄水的幼儿等，均易摄水不足。

No.3 失水过多和脱水

如严重的呕吐、腹泻、大面积烧伤病人，神经内、外科脱水治疗以及透析治疗的病人等。

No.4 高糖摄入和输入

如大量摄入含糖饮料、高糖食物，诊断不明时或漏诊时静脉输入大量葡萄糖液、完全性静脉高营养，以及使用含糖溶液进行血液透析或腹膜透析等情况。尤其在某些内分泌疾病合并糖代谢障碍的病人，如甲状腺功能亢进症、肢端肥大症、皮质醇增多症、嗜铬细胞瘤等也易诱发此症。

No.5 药物

许多药物均可成为诱因，如大量使用糖皮质激素、噻嗪类或呋塞米（速尿）等利尿药、普萘洛尔、苯妥英钠、氯丙嗪、西咪替丁、硫唑嘌呤及其他免疫抑制剂等，均可造成或加重机体的胰岛素抵抗而使血糖升高，脱水加重；有些药物如噻嗪类利尿药还有抑制胰岛素分泌和减低胰岛素敏感性的作用，从而可诱发 HNDC。

No.6 其他

如急、慢性肾衰竭，糖尿病肾病等，由于肾小球滤过率下降，对血糖的清除亦下降，也可成为诱因。

98. 糖尿病高渗性昏迷的治疗原则是什么?

诗曰: 高渗昏迷险情高, 必须治本兼治标。救治方案很明确, 主要针对两个"高"。高糖就用胰岛素, 高渗补液用"水浇"。要设专人做护理, 滴药补液不超标。

注解: ①糖尿病高渗性昏迷的治疗原则与糖尿病酮症酸中毒的治疗原则相似, 但补液量比酮症酸中毒为多, 胰岛素用量则比酮症酸中毒略少。②本症治疗重点在于大量补液。治疗目的在于积极纠正高渗脱水状态, 恢复血容量, 合理使用胰岛素, 使血糖降至最佳水平。③不要忽视消除诱因及治疗伴发病。④要设专人护理, 详细记录病情。

99. 如何预防糖尿病高渗性昏迷?

诗曰: 高渗昏迷可预防, 避免脱水严控糖。不是"糖友"也可患, 出现征兆应考详。感染应激需防治, 几种药物免"上场"。相关处理要注意, 透析失水得提防。

注解: 由于糖尿病高渗性昏迷即使诊断及时, 治疗积极, 死亡率仍很高(曾一度达到40% ~ 70%, 现在虽有所改善, 但仍高达15% ~ 20%), 因此积极预防极为重要。具体措施有以下几项:

(1)早期发现与严格控制糖尿病。

(2)防治各种感染、应激、高热、胃肠失水、灼伤等多种情况, 以免发生高渗状态。

(3)注意避免使用使血糖升高的药物如利尿剂、糖皮质激素、普萘洛尔等, 不让它们"上场"。注意避免各种可能导致脱水的治疗措施, 如高营养流质、腹膜及血液透析时均可引起失水。

(4)对中年以上病人, 无论是否有糖尿病史, 若有以下情况时, 就应警惕本症的发生, 立即做实验室检查: ①有进行性意识障碍和明显脱水表现者。②有中枢神经系统症状和体征，如癫痫样抽搐和病理反射征阳性者。③在感染、心肌梗死、手术等应激情况下出现多尿者。④在大量摄取糖或应用某些引起血糖升高的药物后，出现多尿和意识改变者。⑤有水摄入量不足或失水病史者。

100. 糖友为何会发生乳酸性酸中毒？

诗曰：糖友乳酸酸中毒，一旦发生陷危局。"糖代"障碍乳酸高，感染羟基丙酸集。老年使用降糖灵，肝肾不全难排毒。水杨酸盐木糖醇，病人酗酒易"中毒"。

注解：诗中"羟基丙酸"（α-羟基丙酸）为乳酸的别名。乳酸性酸中毒是一种血液中乳酸堆积而引起病人酸中毒的疾病。乳酸是一种有机酸类，主要是糖类在体内代谢过程中产生的，在缺氧的条件下乳酸生成量增加。正常时身体产生的乳酸量不大，这少许的乳酸对身体无害，还能在肝脏作为能量的来源而被利用再合成葡萄糖，多余的乳酸则经过肾脏排出体外，所以正常情况下血液中乳酸浓度不高，不超过 2 毫摩尔 / 升。糖尿病乳酸性酸中毒是糖尿病病人一种较少见而严重的并发症，一旦发生，病死率高，常高达 50% 以上。此症系不同原因引起血乳酸持续增高和 pH 减低（< 7.35）的异常生化改变所致的临床综合征，其发生的原因有如下几个方面。

（1）糖友存在糖代谢障碍，造成丙酮酸氧化障碍及乳酸代谢缺陷，平时即存在高乳酸血症。

（2）糖尿病性急性并发症，如感染、酮症酸中毒等，可造成乳酸堆积，诱发乳酸性酸中毒。

（3）糖尿病性慢性并发症，如合并心、肝、肾脏疾病，糖化血红蛋白水平增高，造成组织器官缺氧，引起乳酸生成增加；肝肾功能障碍又可影响乳酸的代谢、转化及排出，导致乳酸性酸中毒。

（4）长期或过量服用苯乙双胍的老年糖友容易并发乳酸性酸中毒。很多口服降糖药含双胍类药物成分，这种成分最大的副作用就是使用不当易致乳酸酸中毒。近年来随着苯乙双胍的淘汰，此症已相对少见。

（5）糖友酗酒或因患有其他疾病使用可引起乳酸性酸中毒的药物（乳果糖、山梨醇、木糖醇、水杨酸盐、异烟肼等药物）。

101. 糖尿病乳酸性酸中毒如何救治?

诗曰：乳酸中毒快抢救，"三补"措施应同步。补液扩容要及时，补碱纠酸别等候。血糖调控按病情，药物补充胰岛素。提升血压抗休克，进行"血透"或"腹透"。

注解：糖尿病乳酸性酸中毒，轻症病人可有恶心、腹痛、食欲下降、头昏、嗜睡等症状。病情较重或严重病人可有恶心、呕吐、头痛、头昏、低血压、心率快、脱水、呼吸深大、意识障碍、昏迷等症状。化验检查可发现血乳酸水平升高，明显酸中毒，但血、尿酮体不升高。糖尿病乳酸性酸中毒死亡率很高，大多伴有肝肾功能不全或慢性心功能不全等疾病，尤其是使用苯乙双胍的病人容易发生。

乳酸性酸中毒属于危重急症，目前尚缺乏满意的治疗方法。但可从以下几方面的措施来进行救治。

1. 补液扩容：是治疗本症重要手段之一。最好在 CVP（中心静脉压）监护下，迅速大量输入生理盐水，也可用 5% 葡萄糖溶液或糖盐水，并间断输新鲜血或血浆，以迅速改善心排血量和组织的微循环灌注，有利于利尿排酸，提升血压，纠正休克。

2. 补碱纠酸：乳酸性酸中毒对机体损害极为严重，必须及时有效进行"纠治"。

3. 补充胰岛素：糖尿病病人由于胰岛素相对或绝对不足，即可诱致乳酸性酸中毒，从而需用胰岛素治疗。如为非糖尿病病人的乳酸性酸中毒，也主张用胰岛素和葡萄糖，以减少糖的无氧酵解，有利于消除乳酸性酸中毒。

4. 血液透析：用不含乳酸根离子的透析液进行血液或腹膜透析，可有效促进乳酸的排出，并可清除引起乳酸性酸中毒的药物，常用于对钠水潴留不能耐受的病人，尤其是苯乙双胍引起的乳酸性酸中毒病人。

102. 糖友低血糖的常见病因有哪些？

诗曰：糖友易患低血糖，多因用药不袭常。胰岛素量用过大，普通药物也降糖。运动过度进食少，肝肾功能不正常。老人隐性心肾病，降糖药物排不良。

注解：低血糖是指成年人空腹血糖浓度低于2.8毫摩尔/升。糖尿病病人血糖值≤3.9毫摩尔/升即可诊断低血糖。低血糖症是一组多种病因引起的以静脉血浆葡萄糖（简称血糖）浓度过低，临床上以交感神经兴奋和脑细胞缺氧为主要特点的综合征。

我们说糖尿病病人要控制血糖，一般情况下大家都觉得是指控制血糖不要过高。其实，糖尿病病人血糖过低也不是好事，它的危害有时甚至超过高血糖。有学者认为，一次严重的低血糖和由此引发的身体伤害，会抵消一辈子控制高血糖所带来的益处。更为严重的后果是一次低血糖很可能会夺走糖尿病病人的生命。那么，一般情况下哪些原因会导致糖尿病病人低血糖呢？

No.1 药物使用不当

据临床资料统计，大约60%以上的糖尿病低血糖反应是使用降糖药物不当引起的，其中主要是胰岛素和磺脲类药物使用不当。胰岛素方面：最常见的原因是胰岛素剂量过大；还有注射的部位不正确，使得胰岛素的吸收速度发生变化，如皮下注射太深变成肌肉、静脉注射，导致吸收加快、作用时间加速，引发低血糖。磺脲类药物方面：滥用、过量使用或同时使用多种降糖药，尤其是使用磺脲类药物的老年糖友更应注意。

No.2 误用影响糖代谢的其他药物

有些不是治疗糖尿病的药物，使用后也会对糖代谢产生一定影响。如水杨酸盐类（如阿司匹林）、血管紧张素转换酶抑制剂、β受体阻滞剂（如普萘洛尔）、组胺 H_2 受体阻断药（如西咪替丁）、巯基化合物（如他巴唑）、磺胺类药物等，可能诱发低血糖反应。因此，正在治疗中的糖尿病病人，由于患其他疾病而需要使用上述药物时，必须注意观察，必要时应定期检查血糖，以防低血糖症的发生。

No.3 进食减少或吸收不良

合理的膳食调理是有效提高降糖药物效果的途径之一，但过分地限制糖的摄入、不规则或延迟进食易致糖尿病病人发生低血糖，特别是用胰岛素治疗的 1 型糖尿病病人。主要因为进食后的最初 1 小时，胰岛素血浓度已上升至高水平，餐后血糖峰值的增高幅度一般不会超过 5.1 毫摩尔 / 升。因为已存在高水平的胰岛素，肝糖原释放减少，但葡萄糖的利用却增高 3 ~ 4 倍，若不及时进食或进食量不够或吸收不良，极易导致血糖降幅每小时超过 5.1 毫摩尔 / 升，而发生低血糖症。

No.4 活动不当

适当的运动或体力活动可以促进机体代谢，增强心血管功能，提高机体免疫力，有利于糖尿病症状的改善，并能减少并发症。但加大运动量（剧烈的活动或劳动）或变更运动时间，可使萄葡糖消耗过多而诱发低血糖反应。尤其是接受胰岛素治疗的 1 型糖尿病病人，运动时胰岛素浓度不但不能相应降低，反而因血流加速，皮下吸收增多，血中浓度上升，使肝糖原释放减少，更易致低血糖症。因此，糖友应根据病情及用药情况确定活动强度及活动时间，1 型糖尿病用胰岛素治疗者应避免长时间的剧烈运动。

No.5 肝肾功能不全

肝肾功能不全可影响药物代谢及清除，使得胰岛素排泄延缓，口服降糖药半衰期延长，导致降糖药物易在体内蓄积。

老年人往往兼有隐性的肝肾功能不全，且老年病人发生低血糖时，其临床症状常不明显，常被误认为是老年性改变。因此，对老年人要慎用磺脲类药物，且要时刻警惕有无低血糖发生。

其他原因

糖友精神状态不佳，在焦虑、烦躁或忧郁时，脑组织活动会加剧，耗糖量也会相应增多；空腹饮酒，酒中乙醇可以阻碍肝脏糖原异生作用，而空腹时正常血糖的维持主要依赖于糖异生作用。

103. 糖友在夏天为何容易发生低血糖？

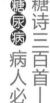

诗曰：一年四季有炎凉，盛夏烈日严冬霜。升糖激素暑天减，降糖激素夏日扬。天热纳呆吃得少，夏日喜动炼身忙。少食多动耗能量，容易发生低血糖。

注解：人体内血糖的变化，与季节的关系非常密切——比如夏季，糖尿病病人的血糖处于较低水平。如果此时仍按照以往降糖方式用药治疗，出现低血糖的风险就会升高，如果出现无症状性低血糖，可能会更为凶险。

所以，低血糖并不一定可怕，但是如果不能及时发现和处理，后果可能就会很可怕。

夏季血糖水平较低的原因有几方面：①夏天人体内对抗寒冷的肾上腺素分泌减少，胰岛素敏感性增高，胰岛素的作用可以更充分地发挥。②夏天天气闷热，食欲减退，进食减少，同时出汗多，热量消耗大。③室外活动增多，活动量较大，代谢加强，对血糖的利用增加。

104. 低血糖的临床表现有哪些？

诗曰："低糖反应"袭神经，交感兴奋中枢惊。早期交感起反应，心慌手抖冷汗"奔"。后期中枢出障碍，嗜睡躁动或抽筋。严重病例丧神志，"低糖昏迷"可丧生。

注解：低血糖反应的临床表现与血糖下降的幅度大小、速度快慢及低血糖的持续时间密切相关。低血糖往往呈发作性，其时间和频率亦随病因不同而异，症状千变万化。临床表现可归纳为以下两大类。

第一类为肾上腺素能的作用或交感神经兴奋症状。表现为心慌、出汗、手抖、饥饿、烦躁、面色苍白等，属于早期低血糖症状（反应）。

第二类为中枢神经功能障碍。是大脑缺乏足量葡萄糖供应时功能失调的一系列表现。初期表现为精神不集中、思维和语言迟钝、头晕、嗜睡、躁动、抽搐、易怒、行为怪异等精神症状，有的会出现暂时性偏瘫；严重者可出现癫痫大发作，甚至昏迷乃至死亡。

105. 为何老年糖友容易发生低血糖?

诗曰：都说年纪不饶人，老来百病缠上身。各项机能渐退化，激素分泌已失衡。"升糖激素"略减"泌"，降糖药效意外"升"。肝肾功能也减退，低糖"偏爱"老年人。

注解：为什么老年糖友发生低血糖的概率高于普通糖尿病病人呢？这是因为老年人身体各项机能都严重退化，正常的代谢和分泌功能也随之下降，体内的平衡被打破，容易遭受各种疾病的威胁。在糖尿病的治疗上有一对矛盾，即一方面强调要严格控制血糖，另一方面又需经常提醒病人注意防范低血糖。因为血糖控制不良可引起糖尿病并发症增多，而低血糖可以造成中枢神经系统障碍，出现意识丧失和其他一系列严重的神经症状。糖友在治疗期间都有可能发生低血糖，并且低血糖的危险性可随年龄的增长而呈递增之势。也就是说，与中青年糖尿病病人相比，老年病人在降糖治疗过程中发生低血糖的危险性增加，程度多较为严重，易导致误诊或引起生命危险。

老年糖友发生低血糖，除与药物因素有关外，还与老年人的生理机能减退有关。老年人胰高血糖素、生长激素和肾上腺素释放减少，这几种激素均为升血糖激素，其分泌量减少意味着对血糖的调节能力减退。一旦因药物及其他因素引起低血糖反应，则很难及时产生应激反应，因此，老年糖友的低血糖发生多较为严重而且持久。再有，老

125

第六章 糖尿病的并发症

年人肾小球滤过率每年下降1%，使得肾脏滤过功能逐渐下降，对药物和胰岛素的清除减慢。这样，一旦选药或用药剂量欠合理时，就容易引起药物和胰岛素的蓄积，使得药物作用持续时间延长，引起低血糖的风险相应增加。同时，老年人肝脏糖异生功能减退，肝糖原生成及储存量少，一旦发生低血糖则难以代偿，使低血糖程度加重，往往发生低血糖昏迷才被发现。

为什么不少老年人低血糖导致昏迷时才会被发现呢？这是因为，除了上面提及的老年人体内的升血糖激素等反应性的分泌以调节血糖的能力降低外，通常老年糖友因患病时间过长，对各类症状产生的反应也不够明显。在正常情况下，我们人体内血糖浓度过低时，会引起心悸、胸闷、饥饿、乏力等低血糖症状。遇此情况，中青年糖友就会立即"补糖"（服用随身携带的糖果之类的食品）而使病情缓解。而老年人却因为病史长，顽病缠身多年，对偶尔的不适也习以为常，时间久了，低血糖造成的肢体颤抖、胸闷气短、心慌心悸、饥饿难耐等症状不明显。加上老年糖友对低血糖的重视程度及感知认识不够，这也就是老年人低血糖导致昏迷时才会被发现的原因。

106. 夜间低血糖有哪些特点？

诗曰：夜间发生低血糖，糖友酣睡在"梦乡"。白天人醒知觉灵，夜间入睡脑迷茫。深更不会手发抖，半夜未觉饿得慌。常有噩梦和惊叫，汗水渍渍湿寝床。

注解：糖尿病病人发生在日间的低血糖容易被发现并进行及时的处理，但是，若在夜间出现低血糖则可能病人自己浑然不觉，极易导致生命危险。

夜间发生低血糖常常与病人使用降糖药不当有关。例如，当晚餐前注射预混胰岛素时，晚睡前没有加餐；或晚睡前注射普通胰岛素后，忘记了少量加餐，便可出现夜间低血糖。再如，注射预混胰岛素剂量过大，普通胰岛素与长效胰岛素比例应用不适当，如长效胰岛素用量大于普通胰岛素时，常常造成日间尿糖、尿量较多，而夜间出现低血糖。

不少糖友都知道典型的低血糖表现（详见第104问）。但是夜间的低血糖，往往是在睡梦中，不会像白天那样感到出汗、肚子饿，而是表现为多梦、做噩梦、大声惊叫。

夜间低血糖的特点除了噩梦和大声惊叫，有的也因出汗而致贴身的睡衣被汗液湿透。做噩梦糖友知道，但大声惊叫往往病人并不知道。夜间出汗多在醒来后方能发现。显然，夜间低血糖是糖友产生噩梦的一个重要诱因。

糖友可以通过以下线索来判断自己有无夜间低血糖：夜间睡眠时有无噩梦、出汗，甚至汗出湿衣；清晨起床是否觉得很疲劳，是否还有头痛。如有上述症状应怀疑有夜间低血糖的存在，应在次日凌晨2～3时检测血糖，以尽早发现低血糖，及时治疗。

为防止夜间低血糖的发生，病人可在睡前监测血糖，并吃一些可被缓慢吸收的食品，如一杯酸奶或低脂牛奶、一份水果、3～5块饼干等。如果进食较少或胃肠功能不好时，要减少降糖药或胰岛素的量（减量前需先咨询医生），这样就能防止夜间低血糖的发生。

107. 糖尿病病人怎样预防低血糖?

诗曰：若要预防低血糖，"食""动"规律应"守常"。饮食定时又定量，运动适时兼适强。合理使用降糖药，重视监测血浆糖。自救措施需掌握，急救卡片随行囊。

注解：糖友在日常生活中应该采取哪些措施预防低血糖的发生呢?

1. 饮食定时定量，每日至少进食三餐：部分糖友害怕高血糖，不进食主食或减少餐数，这些都是错误的做法。反复发生低血糖或病情不稳定的病人还应在正餐之间加餐2～3次。研究表明，饮酒会促使低血糖的发生，因此应该严格限制饮酒，尤其是烈性白酒。

2. 运动适时适度：空腹晨练容易发生低血糖，最好在进餐后30～60分钟进行。运动量不宜过大，应选择轻、中度的运动方式，如快走、跳舞、骑自行车等。活动时间不宜过长，以 45 ~ 60 分钟为佳。

3. 合理使用降糖药物：常见导致低血糖的降糖药物有磺脲类和胰岛素，而双胍、葡萄糖苷酶抑制剂及胰岛素增敏剂基本不会引起低血糖。糖尿病的治疗非常讲究个体化，因人而异。年龄、病程、脏器功能以及有无急慢性并发症等，均会影响用药方案。因此，要严格遵循医生嘱咐，不要擅自增减药量或服药次数。定期到医院复诊，与医生探讨后才能根据病情做出调整。使用胰岛素的病人应熟悉药物特点和正确的注射技巧，避免过量或误打。

4. 重视血糖监测：严格的自我血糖监测对预防低血糖最为关键，它可帮助病人发现无症状的低血糖，及时了解低血糖发生的时间、频率及严重程度。根据最新标准,糖尿病病人血糖应保持在3.9毫摩尔/升以上。

5. 掌握自救措施：每个糖尿病病人外出时应随身携带食物和标注个人信息的急救卡片。糖果、饼干等食物可以随身携带，以备不时之需，及时纠正低血糖。标注姓名、电话、诊断、用药等信息的急救卡片，则能在发生严重低血糖时保证在最短时间得到诊断和治疗。

108. 出现低血糖时该如何选择食物"解救"？

诗曰：紧急解救低血糖，冰淇淋类不相当。巧克力与冰淇淋，含有蛋白和脂肪。脂肪使胃排空慢，延缓"淀粉"变"葡糖"。解救必须升糖快，首选食物是单糖。

注解：很多糖友都有低血糖的经历，发生低血糖应赶快进食提高血糖的食物，以求快速解除低血糖状态。但低血糖时该如何选择食物，吃多少量才能既保证能够纠正低血糖，又不至于引起血糖升高太多，是一门学问。首先说说低血糖时该选择什么样的食物。简而言之，低血糖时要选择那些能够快速升高血糖的食物，如糖水、果汁、蜂蜜、糖块、饼干、米饭或馒头等。尤其是葡萄糖，因为单糖能够迅速被胃肠道所吸收，使血糖能在短时间内升高，纠正低血糖状态。目前市场上有专门的葡萄糖片出售。不同食品引起血糖升高的快慢不同，由快到慢为：葡萄糖＞蜂蜜＞白糖水＞可乐＞果汁＞牛奶＞冰淇淋＞巧克力。值得注意的是，当出现低血糖时，不要吃一些含有很多脂肪或者蛋白质的食物（如冰淇淋和巧克力）。因为脂肪会使胃的排空减慢并且延缓碳水化合物被消化吸收的作用，使血糖不能够在短时间内迅速升高，而低血糖的刺激会促使病人继续食用更多的食物，导致接下来的血糖难以控制。另外，如果是服用α-葡萄糖苷酶抑制剂治疗的病人，淀粉或者蔗糖将不能很快地纠正低血糖（这类药物会抑制碳水化合物分解成葡萄糖），因此最好选择葡萄糖。其次说说该吃多少。一般来说，可选以下食物中的一种：一杯含食用糖或葡萄糖15～20克的糖水，一杯果汁或可乐（约300毫升），1～2汤匙蜂蜜，6颗糖或2块饼干（约重30克）。

109. 糖友为何要随身携带"糖尿病病人救助卡"？

诗曰：糖尿病病人救助卡，随身携带不离它。印有姓名和单位，就诊医院在哪家。相关信息较齐全，联系电话有号码。以防突然出意外，紧急呼救可速查。

注解：糖尿病的病情变化多端，即使控制得再好，也有可能发生糖尿病急性并发症，如糖尿病性低血糖、糖尿病酮症酸中毒、糖尿病脑血管意外或心肌梗死等，而对这些病变来说，抢救是否及时、正确是至关重要的。

所以，病人应该随身携带一张糖尿病病人的卡片，说明自己的姓名、年龄、所在单位以及电话号码、家庭住址和电话、联系人姓名、所患疾病、就诊医院和病历号、所使用的药物或胰岛素，使病人能最快地被送到就诊医院，医生能最快地了解病人的病情和可能发生急症的原因，迅速做出诊断并采取最恰当的急救措施，使病人得到及时的救治。

糖尿病病人随身携带的卡片，不一定都是填有上述那么详细的内容，因此，一般随身携带的多为"糖尿病病人救助卡"。"糖尿病病人救助卡"印有或写有如下的吁求："您好！我是糖尿病病人，如果发现我行为怪异或昏迷不醒，可能我发生了低血糖，请将我衣袋中的糖果放入我口中，并且按照卡片上所述的地址和电话与联系人联系，同时尽快送我到医院紧急抢救，谢谢！"其下有姓名和电话。有的用手写的求救内容为："我患有糖尿病，若发现我神志不清或行为异常，可能是低血糖反应。我若能吞咽，请给我一杯糖水、果汁或其他含糖饮料。若15分钟内尚未恢复，请送我到医院并通知我的家人。若我昏迷不能吞咽了，切勿喂我食物，并请立即送我到医院及时通知我的亲人！"求救卡片上要写上自己的姓名、家属和医生可随时打通的电话号码。"糖尿病病人救助卡"往往能为病人争取到宝贵的抢救时间，使急症情况所造成的损失降至最低程度。

110. 糖尿病病人低血糖昏迷如何救治？

诗曰：血糖过低致昏迷，紧急救治莫延迟。明确认清其表现，迅速呼叫不误时。平卧头部侧一边，气道通畅应保持。呼吸停止即施救，先喂糖水却不宜。

注解：正常人的血糖通过肝脏和内分泌系统的调节，维持在一个相当狭窄的范围内，不论空腹还是餐后血糖，其低限一般不应低于3.3毫摩尔/升。一般静脉血浆血糖浓度介于2.5～3.3毫摩尔/升时，即提示为低血糖，当血糖值低于2.8毫摩尔/升时，病人就会出现低血糖反应，甚至昏迷。

1. 注意认清低血糖致糖尿病昏迷的症状

（1）昏迷之前有心慌、冷汗、恶心的感觉，逐渐昏睡，呼之不应。

（2）早晨起床时间，怎么也叫不醒，浑身发凉，可见出冷汗，但未发现明显的生命体征不正常。

（3）有糖尿病史，口服降糖药，近几天进食不正常，或腹泻、呕吐、感冒发热，逐渐出现意识障碍、神志恍惚，发展为昏迷。

2. 正确掌握低血糖致糖尿病昏迷的急救方法

以往有糖尿病史，突然昏迷，又找不到其他病因，首先怀疑糖尿病昏迷，可按昏迷的急救原则急救。

（1）病人平卧，头侧向一边，保持呼吸道通畅，清除呕吐物，有假牙也一并取出，以免食物残渣被吸入气道，防止误吸引起窒息。

（2）细心观察病情变化，一旦发现呼吸停止，立即进行人工呼吸。

（3）迅速呼叫"120"急救电话，将病人迅速送往医院急救。

由于糖尿病引起的昏迷，除了低血糖的原因外，血糖显著升高也可引起高渗性昏迷，所以在昏迷原因不清楚时不要随便给病人喂糖水，以免加重病情。而且给意识不清的病人喂糖水容易造成呛咳甚至窒息。低血糖昏迷不可耽误抢救的时机，因为昏迷超过6小时病人就可能死亡。

111. 为什么低血糖昏迷超过6小时就会死亡？

诗曰：低糖昏迷超6时，脑部细胞无生机。脑子代谢必需糖，供能不足功能萎。倘若持续低血糖，脑部损害不可逆。6小时内快抢救，可别错过"黄金期"。

注解：人的脑组织对缺血、缺氧十分敏感。因为脑细胞不同于其他细胞，其能量代谢几乎完全由葡萄糖的分解来完成，它摄取葡萄糖的总能量是整体需求量的一半。但脑细胞贮存葡萄糖的能力却极其有限，据统计，每克脑组织仅能贮存约0.5毫克的葡萄糖，按正常代谢需要量，该数量的葡萄糖只能维持正常中枢神经系统活动5～10分钟。

正常脑细胞活动是需以正常的血糖供应为基础的。当病人发生低血糖昏迷6小时，脑细胞由于能量供应不足，便会出现功能障碍，脑血液循环不通畅，使脑组织严重缺血、缺氧，而长期持续的低血糖，将导致脑组织的不可逆性损害及不可逆的大脑功能丧失，直至最后死亡。即使病人存活，也会遗留各种脑病后遗症。可见，低血糖时间越久，后果越严重。因此，早期防治低血糖症极为重要。因此，6小时内是抢救严重低血糖的"黄金期"。如果超过了6小时，因低血糖而导致的脑细胞死亡则是不可逆的了。所以，对低血糖昏迷病人应赶快送医院救治。

112. 糖友为何容易并发感染?

诗曰: 代谢紊乱"高糖躯", 容易感染陷危机。血球吞噬能力减, 细菌入住"培养基"。神经膀胱尿潴留, 上行感染肾盂区。并发感染多处起, 雪上加霜便难医。

注解: 据统计, 糖尿病病人死因中, 由感染引起致死, 排名第三。如果一位糖尿病病人血糖控制得很好, 病情突然发生恶化或失控, 首先应该从感染方面找原因。一个小小的疖子久治不愈, 要想到病人是否患有糖尿病; 当抗痨治疗结核病不满意时, 必须考虑合并糖尿病的可能性。

糖尿病并发感染的发生率为33% ~ 90%, 以呼吸道感染最常见(其中不少是肺结核), 老年病人更易发生, 且并发感染后病情严重, 病死率高, 应用抗菌药物不易控制。糖尿病为什么易并发感染, 有如下几方面的机制。

(1)糖尿病病人体内代谢紊乱, 抗病能力显著下降, 尤其在酮症酸中毒时, 粒细胞功能受到抑制, 白细胞吞噬能力减弱, 炎症反应性明显下降, 抗体生成亦降低。

(2)高血糖是感染的发病根源。首先, 高浓度的血糖抑制了白细胞的吞噬作用, 降低了抗感染的能力。其次, 如念珠菌, 尤其是肺炎双球菌、大肠杆菌及其他革兰阴性杆菌, 它们在含有高浓度的葡萄糖的组织中极易生长。

(3)糖尿病并发神经病变的病人, 几乎大多伴有神经源性膀胱、尿潴留, 加之尿糖增多, 有利于泌尿道的细菌生长, 易上行感染而致肾盂肾炎。

(4)糖尿病容易发生血管病变, 除因血流障碍, 抗体减少, 影响白细胞的吞噬功能外, 还由于血流量下降, 组织缺血、缺氧, 有利于厌氧菌的生长, 可发生组织变性和坏疽, 这种现象多见于糖尿病足、糖尿病下肢血管病变。

113. 糖友容易并发哪些感染?

诗曰: 高糖血液缓缓流, 病菌"组团"遍身游。支气管－肺转一转, 泌尿系统遛一遛。下达"基层"盘脚丫, 再上高处"访"牙周。皮肤感染容易发, 糖尿病足最堪忧。

注解: 糖尿病病人机体防御能力降低, 而且由于血管病变导致体内器官供血不足而出现组织结构变化, 容易受到外界感染; 反过来, 感染又加重体内的代谢紊乱, 增加了糖尿病治疗的难度。糖尿病病人常见的感染有呼吸道感染、泌尿系统感染、足部感染、皮肤及软组织感染和牙周感染五种类型。

1. 呼吸道感染: 糖友很容易发生呼吸道感染, 如急性或慢性支气管炎、肺炎、肺结核等。因此, 糖尿病病人每年进行 1 或 2 次胸部 X 线检查, 有助于早期发现和防治呼吸道感染。

2. 泌尿系统感染: 糖友并发"泌感"也很常见, 发生率仅次于呼吸道感染, 女性和老年人尤为常见。常见症状有尿频、尿痛、尿急、发热、全身不适等。尿常规检查, 可发现白细胞增多, 尿培养有细菌增长等。有的糖友发生了"泌感"而上述泌尿道症状却不明显, 对此情况值得警惕。

3. 足部感染: 糖友下肢多有神经病变和血管病变, 足部容易受损导致感染, 而且易于扩散, 甚至导致下肢坏死。对于糖尿病病人来说, 一个微小的足部创伤可能会导致终身残疾。而一旦发展到截肢, 更令生活质量大幅度下降, 死亡率大幅度上升。

4. 皮肤感染: 糖友由于周围血管神经病变, 故其皮肤较易损伤, 且不容易发现和自愈, 因此, 糖尿病病人容易发生多种皮肤及软组织感染。

5. 牙周感染: 牙周感染也是糖友比较常见的感染, 某些尚未发现或未被控制的糖尿病病人可忽然发生广泛的急性牙周病, 表现为牙齿松动、牙周溢脓、牙槽骨吸收, 在糖尿病控制后这些症状可减轻或停止。因此糖友平时一定要注意口腔卫生。

114. 糖友为何容易发生皮肤感染?

诗曰：病菌常常侵糖友，侵袭多发在皮肤。皮中"甜蜜"助菌长，肤内糖多"疮"难收。金黄葡菌是"常客"，皮肤癣菌"老朋友"。老幼妇孺受感染，口角下体长"念珠"。

注解：糖尿病病人容易发生皮肤感染，特别是那些肥胖或血糖水平过高的糖尿病病人，皮肤出现感染更是常见，而血糖正常的瘦子发生感染的机会则相对较低。

No.1 糖友容易发生皮肤感染的原因有如下几方面

（1）高血糖会干扰和损害机体正常的防御系统。糖尿病病人的皮肤组织内含糖量增高，适合细菌繁殖，因此便容易引起皮肤感染。

（2）糖友的身体内各组织中长期维持高浓度的葡萄糖以及代谢产物，使得白细胞数目下降、趋化性减弱及吞噬与杀灭病原体能力减弱。

（3）皮肤糖含量的增加对皮肤创伤的治愈起着一种障碍作用。

（4）糖友的尿液或汗液又富含糖分，往往成为细菌的"培养基"，因此在身体比较"潮湿"的部位很容易发生真菌感染，尤其是在外阴部、乳房下和皮肤皱褶处。

No.2 引起皮肤感染的常见病原体有如下几种

（1）金黄色葡萄球菌感染：糖友引起金黄色葡萄球菌皮肤感染比非糖尿病病人为多。其中20%为败血症性皮损。

（2）皮肤癣菌感染：较常见，特别是有严重神经血管并发症者易被真菌感染。

（3）念珠菌感染：未控制的糖尿病病人口、甲皱、生殖器念珠菌感染较多且严重。念珠菌性口角炎是糖尿病儿童的典型并发症。念珠菌性龟头炎和外阴炎是老年糖尿病病人的常见并发症。

115. 糖友为何容易罹患肺结核?

诗曰: 消渴本来就难熬, 牵手铁哥称肺痨。肺痨属于"穷人病", 消渴病人多"富豪"。后者乃属代谢病, 前者则系"结核"巢。"贫""富"结缘更难办, 高糖未降又高烧。

注解: 通常情况下, 肺结核和营养不良有关, 被称为"穷人病"; 而糖尿病则是一种"富贵病", 两者似乎并无交集。但经过多年来的观察和研究发现, 糖尿病合并肺结核的患病率是非糖尿病病人的 4 ~ 8 倍。如果两病并发相互影响, 可使得治疗难度变得更大, 预后更差, 后果不可小觑。为什么糖尿病病人容易得结核?

1. 糖友体内代谢紊乱: 糖尿病病人均有比较严重的代谢紊乱, 这就为结核菌的生长提供了良好环境。糖友体内的高血糖和高甘油三酯有利于结核菌滋长, 加之蛋白质合成减少, 分解增多, 使体内免疫球蛋白降低, 糖尿病病人体内组织糖含量高、脂肪代谢障碍、肝脏糖原减少, 给结核杆菌提供了良好的营养环境。

2. 糖友体内维生素 A 缺乏: 由于糖尿病病人肝脏转化维生素 A 的功能减退, 导致维生素 A 缺乏, 使呼吸道黏膜上皮抵抗力降低。而维生素 A 是保护肺泡与支气管黏膜的重要物质, 糖尿病微血管病变不仅使肺泡与支气管黏膜血液供应减少, 还使氧气吸收困难, 这一切都为结核杆菌生长繁殖提供了良好的培养基。

3. 糖友的免疫力降低: 糖尿病病人因体内糖、蛋白质和脂肪代谢紊乱而出现营养不良, 酮体生成过多, 细胞吞噬能力下降, 抗体生成减少, 这些都能导致免疫力降低而易感染结核病。

研究表明, 糖尿病与肺结核是"姐妹病", 两者可以互为对方的发病因素。肺结核是一种慢性消耗性疾病, 它不仅增加胰岛素的需求量, 同时又降低胰岛素受体功能, 以致胰岛素不能发挥正常生理作用; 而且结核菌毒素可侵犯胰腺, 使其分泌功能降低, 这都可引起血糖升高, 而且某些抗结核药, 也可干扰血糖代谢, 使血糖升高。

当"姐妹"同台上演"二人转"时，病人就会经受"雪上加霜"的困境，使得治疗难度增大。首先，在饮食方面，糖尿病病人需加强控制，而肺结核病人则需更好的营养支持以利于组织修复。其次在用药方面，两病合并必然使得用药种类较单发疾病时多，肝肾负担势必加重；而糖尿病病人的肝、肾功能受累颇为常见，因此药物不良反应发生的概率较高，对结核病的治疗形成掣肘。再就是某些抗结核药，可干扰血糖代谢，引起血糖波动，不利于糖尿病的控制。

对于"姐妹病"的观察和诊治，要两者兼顾，切勿顾"此"失"彼"。需要特别注意的是，一般结核病发病隐匿，但糖尿病合并肺结核时可能发病急剧，高热、剧咳、多痰，所以易被误诊为肺炎；而老年病人则可能截然不同，不仅是两病的高发年龄，又是症状多变的年龄组，有报告显示近半数病人无明显症状，更应提高警惕，建议每年进行胸部放射检查。

116. 什么叫作糖尿病性心脏病？

诗曰：长期高糖伤心脏，血稠脉管如"龃巷"。"糖毒"累及心血管，心脏神经挨鞭杖。糖脂代谢均紊乱，高糖高脂高凝状。调查 2 型糖尿病，7 成死因在心脏。

注解：诗中的"龃巷"乃街巷戒严不易通行之意。我们知道，糖尿病的并发症中有心脏病，叫作糖尿病性心脏病（简称"糖心病"）。"糖心病"是指糖尿病病人所并发的或伴发的心脏病，是在糖、脂肪等代谢紊乱的基础上所发生的心脏大血管、微血管及神经病变。糖尿病性心脏病所包括的范围较广，包括在糖尿病基础上并发或伴发的冠状动脉粥样硬化性心脏病、糖尿病性心肌病及心脏自主神经病变。心血管并发症是引起糖尿病病人死亡的首要病因，流行病学显示糖尿病伴发冠心病较同年龄、同性别的非糖尿病病人群高 4 倍左右，死亡率增高 5～6 倍。

"糖心病"的发生原因为：由于胰岛素分泌绝对或相对不足以及靶细胞对胰岛素的敏感性降低，引起糖、蛋白质和脂肪代谢紊乱，导致机体内部的激素如胰岛素、性激素、儿茶酚胺、胰高血糖素等协调性失衡，过高的血糖、血管内皮功能紊乱、血小板功能异常等都直接或间接参与动脉粥样硬化的发生发展。如低胰岛素血症可通过减低脂质清除及降低血管壁溶酶体脂肪酶活性而加速动脉硬化的发生发展；而高血糖的变化、脂肪代谢的紊乱等也引起血液流变学发生改变，造成血液黏稠度增高及血液高凝状态，微循环血流不畅，细胞获能减少、缺氧等，都可引起心脏微血管病变和心肌代谢紊乱，从而引起心脏冠状动脉粥样硬化而导致心肌缺血缺氧、心肌广泛性灶性坏死等损害，也引起了心脏自主神经纤维数量减少等病理改变，导致了冠心病、糖尿病性心肌病以及糖尿病伴发心脏自主神经病变等疾病的发生。其中最常见的是冠心病（约占80%）。据调查资料显示，在所有2型糖尿病病人中，约有3/4的人并发了心脑血管疾病，其中又有70%以上的人最终会死于心脑血管疾病。

117. 常见的"糖心病"有几种?

诗曰：糖尿病病人易"伤心"，常常并发"冠状心"。罹患"冠心"超3成，心梗夺命来势凶。心肌变性纤维化，心脏扩大碍心功。心脏自主神经乱，静息心速敲警钟。

注解：糖友易并发的心脏病，主要包括冠心病、心肌病和心脏自主神经病变等，其中最常见的是冠心病（约占80%）。

1. **糖尿病并发冠心病**：冠心病是糖尿病最常见的并发症。根据世界卫生组织报告，糖尿病病人的冠心病患病率为26%～35%。糖尿病并发冠心病的临床表现与一般无糖尿病的冠心病病人相似，可出现心绞痛、急性心肌梗死、心力衰竭和心律失常，但有以下特点：临床症状不典型，糖尿病并发冠心病的概率随年龄、病程而增高，与病情轻重的关系不大，随糖尿病的有效控制而减低，无痛性心肌梗死发生率增高，可能与糖尿病引起的自主神经病变有关；心肌梗死的发生率和死亡率较高，糖尿病并发心肌梗死的病人发生心脏骤停、休克、心力衰竭等并发症明显高于无糖尿病的心肌梗死病人，此可能与随着糖尿病神经病变而来的自主神经不平衡和心电稳定性的减低有关。

2. 糖尿病心肌病：是指糖尿病引发心肌微血管病变所致的心脏病，由于心肌微血管壁增厚，管腔狭窄，心肌可有广泛缺血、变性、坏死和纤维化。心肌代谢紊乱，心功能减退。可出现易倦、乏力，劳动耐量减低，尤其女性病人伴有高血压时心功能不全症状出现早，心脏可有轻度扩大，心慌气短，可有心绞痛。严重者可发生急性心力衰竭、休克、心律失常甚至猝死。临床上常不易与冠心病鉴别。

3. 糖尿病并发心脏自主神经功能紊乱：糖尿病病人常有心脏自主神经功能紊乱，其特点为心率变异性减低，表现为静息时心率增快，活动时变化不大，深呼吸时心率差异也减少，从卧位快速起立时心率的加速反射减弱，快而固定的心动过速常是糖尿病心脏自主神经病变的主要表现。长期糖尿病病人有 40%～60% 心率变异性减低。死于急性心肌梗死的糖尿病病人，尸检可发现心脏自主神经纤维数目减少，并常有分段的梭状或圆珠状增厚改变，易出现严重心律失常而发生猝死。因此，检查病人的心率变异，对判断其心脏自主神经功能有帮助，用于指导治疗可预防严重心律失常的发生，也可作为病情判断的一个参考指标。

118. "糖心病"有哪四大特点？

诗曰：糖友伤"心"有象表，四大特点不难找。普通"心疾" 50 后，"糖心"发病年龄早。无痛心梗概率升，静息"心速"争分秒。交感神经常受累，体位低压易晕倒。

注解：对临床病例的观察发现，与普通心脏病相比，"糖心病"主要有以下四大特点。

1. 容易出现体位性低血压：由于长期高血糖，使支配血管的神经（特别是交感神经）发生病变，使血管不能及时收缩，当体位发生改变（由卧位变为立位）时会出现一过性收缩压下降超过 30 毫米汞柱、舒张压下降超过 20 毫米汞柱，出现头晕、眼花、心慌、出汗、眼前发黑，甚至昏厥。

2. 静息状态下心跳加快或"固定心率"：正常人运动时心率增快，休息时心率减慢，而糖尿病病人则不然，表现为静息状态下心率增快，每分钟多在 90 次以上，同时伴心悸、胸闷、头晕等症状，这是由于长期的糖毒性致使迷走神经受损的缘故。还有部分病人表现为"固定心率"，即心率不随活动或休息而增快或减慢，这也是由于病人迷走神经和交感神经受损，心脏完全失去了自主神经支配的缘故。

3. 发生无痛性心梗概率高：普通心脏病病人在心肌缺血缺氧时，会产生大量乳酸，刺激心脏的感觉神经，使病人产生疼痛感（心绞痛）。但糖尿病性心脏病病人，即使心肌发生了严重的缺血、缺氧，甚至发生了较大面积的梗死，也不会出现疼痛或者仅表现为轻微疼痛，从而极易误诊、漏诊，也是造成这类病人猝死的原因之一。

4. 发病年龄早：普通心脏病的发病年龄一般在 50 岁以上，而糖尿病病人心脏病的发病年龄一般要早于普通心脏病，这主要是病人长期的高血糖损害造成的。

鉴于上述特点，糖友不仅要积极控制血糖，还要定期到医院做心电图、心功能等检查，积极预防糖尿病性心脏病的发生。

119. 糖尿病心脏病如何治疗？

诗曰：治疗"糖心"有"窍门"，及早迎接"药临门"。"控糖""护心"应兼顾，血糖心功要"摆平"。"护心"瑞泰氯沙坦，对症下药人太平。

注解：糖尿病病人在并发心脏病后，若能尽早地得到正确的治疗，其死亡率将大大降低，其预后也将有较大的改变。那么，并发心脏病的糖尿病病人应如何进行治疗呢？

No.1 控糖：选用以下降糖药进行治疗

适合并发心脏病的糖友使用的降糖药主要有以下两种：①磺脲类

药物格列奇特，它仅作用于胰岛 B 细胞，对心肌、血管无影响。故并发冠心病心绞痛的糖友可首选格列奇特进行治疗。② α - 葡萄糖苷酶抑制剂，此类药物不会对人的心、脑、肝、肾等脏器产生不良影响。

No.2 护心：选用可保护心脏的药物进行治疗

适合并发心脏病的糖友使用的"护心"药物主要有以下两种：①血管紧张素转换酶抑制剂。此类药物具有减轻心脏的后负荷、预防或逆转左心室肌的肥厚、降低血压、改善心功能、预防恶性心律失常和不稳定型心绞痛、阻止充血性心力衰竭的发生和发展等作用。新一代的血管紧张素转换酶抑制剂雷米普利具有更好的预防脑卒中、心肌梗死、心力衰竭、糖尿病微血管并发症和糖尿病肾病等疾病的效果，并能有效地延缓动脉粥样硬化的进展。②血管紧张素Ⅱ受体拮抗剂。具有减轻心肌肥厚的症状、延缓充血性心力衰竭的发生和发展、减少急性心肌梗死的梗死面积、减轻血管狭窄程度等作用。在血管紧张素Ⅱ受体拮抗剂中，氯沙坦具有更优越的降低心脑血管病发病率和致死率（包括脑卒中）的作用，更适合糖尿病病人使用。需要注意的是应在医师的指导下用药。

120. 糖尿病病人为何容易发生脑血管病？

诗曰：高糖累及脑血管，血稠血黏堵脉管。卒中危险超 4 倍，缺血卒中乃"大腕"。椎 - 基动脉易受累，颈内动脉不稀罕。往往晨起觉意外，口角㖞斜肢瘫痪。

注解：流行病学调查显示，糖尿病病人发生脑血管病的危险是非糖尿病者的 4 ~ 10 倍，其中 85% 为缺血性卒中，而脑出血的发生率与非糖尿病病人相似。检查发现，急性脑卒中病人中约 43% 伴有高血糖现象，其中 11% 在发病前已确诊为糖尿病，13% 是以往漏诊的糖尿病。

糖尿病性脑血管病的缺血性卒中，主要为脑血栓形成。在脑梗死病人中，小动脉比主干病变为多见，且病变常是多发的。椎 - 基底动脉系统比颈内动脉系统更多被累及。病人可反复出现脑卒中。糖尿病病人之所以容易发生脑血栓，这是由于血液黏度增高、红细胞聚集增强、血小板对血管壁的黏附或血小板相互间的凝集功能增强等原因所造成的。临床常因反复的轻度脑卒中发作频频出现偏瘫、痴呆和共济失调等症状。

为什么糖尿病和脑血管病关系那么密切呢？因为糖尿病是一种以糖代谢紊乱为主要表现的内分泌疾病，由于糖、脂肪和蛋白质代谢紊乱，不但可使血糖增高，而且还会使葡萄糖转化为脂肪，其脂肪过度氧化，分解为三酰甘油和游离脂肪酸，特别是胆固醇增多更为显著，于是形成血脂异常，加速了糖尿病病人的动脉硬化。有学者报道，糖尿病病人动脉硬化的发生率是正常人的 10 倍，并且发生年龄早，病程进展快，病变主要位于脑动脉、冠状动脉和下肢动脉。由于动脉硬化，使动脉弹性减弱，动脉内膜粗糙，易造成血小板在动脉壁上附着，所以，容易发生脑梗死。除了上述病理基础外，糖尿病病人的血液流变学异常，血液黏度增高，也是一个重要因素。糖尿病病人血浆脂蛋白浓度增加，血脂异常，红细胞异常，血小板黏附性聚集性增强，加上多尿引起人体内脱水等，均可造成血液黏度增高，使微血管内血流不畅或栓塞。此外，糖尿病病人激素调节功能异常，生长激素增多，使血小板聚集黏附性增强，胰高血糖素增多，纤维蛋白原增加，血液黏度增高，血流缓慢，均易导致脑梗死。总之，糖尿病病人的诸多代谢紊乱，是导致并发脑血管病的主要因素。所以，糖友应积极治疗，以预防脑血管病发生。

121. 糖友发生脑血管病有哪些诱因？

诗曰："糖脑"诱因多"盘错"，常见"五不"与"五过"。情绪不畅食不节，熬夜"变天"藏身祸。用力过猛"换位"急，嗜烟酗酒赘肉垛。用脑过度失平衡，卒中瘫痪长年卧。

注解：糖友并发脑血管病有多方面的诱因，堪称"盘根错节""盘绕交错"，归纳起来有"五不"与"五过"。

No.1 "五不"

1. 经常情绪不畅：中老年糖友有时会因心情不佳而引发脑血管意外。因为情绪不畅可引起大脑皮质及丘脑下部兴奋，促使去甲肾上腺素、肾上腺素及儿茶酚胺分泌增加，以致全身小动脉收缩加强、心跳加快、血压升高，容易在血管薄弱处发生破裂而致脑出血。也可引起脑血栓形成。

2. 日常饮食不节：不少糖友往往在过年过节或参加宴席后发生脑血管意外。此乃因为年节期间或出席酒宴而放松了对饮食的控制，过咸过甜过腻的食物源源进口入肚，被吸收入血液，必然引起血糖、血脂增高，血液黏稠度增加，于是容易引起脑血栓形成。

3. 气候突变不防：一般而言，气候突变，往往可诱发脑血管病。虽然本病一年四季均可发生，但好发于冬季，这种情况可能与血管舒缩功能障碍有关。寒冷的刺激使血管收缩，血压骤然升高；或使血管舒缩功能失调，血液流动缓慢而易诱发脑血管病。出血性脑血管病在冬季气压高、气温低、湿度小时发病多；缺血性脑血管病则以夏季气压低、气温高、湿度大时发病居多。可见，发病与气候的变化有密切关系。

4. 熬夜睡眠不足：不少糖友喜欢熬夜打牌，由于牌室空气污浊，烟雾缭绕，而且饮水不足，加上不能按时作息，当睡不睡，造成人体生物钟乱套，这些都会为脑血栓形成的发生推波助澜。

5. 相关诱因不管：糖友伴有其他疾病（糖尿病性冠心病、糖尿病性高脂血症、糖尿病性高血压等）、服降压药不当、大便干结、过度劳累以及妊娠等。这些诱因几乎都与血压的波动和动脉硬化有关。因此，平时采取行之有效的防范措施，将有利于预防糖尿病性脑血管病。若对这些相关诱因不重视，也可助长脑血管病的发生。

No.2 "五过"

1. 行动用力过猛：用力过猛不仅能造成肌肉、韧带、关节损伤，更为严重的是对内脏的严重损害。用力过猛会使心跳加快，心脏收缩力加强，心搏出量增加，血压升高，而致脑血管病突然发生。

2. 体位改变过急：体位突然变化，可以引起脑部血液循环紊乱，使脑细胞得不到足够的血液供应。脑组织对缺血缺氧特别敏感，这种血流动力的改变，使脑组织处于抑制或紊乱状态。轻者可出现短暂性脑缺血，重者可诱发糖尿病性脑血管病。

3. 长期用脑过度：在用脑过度及劳累时，脑部的需血量增加，全身各器官的代谢加快。不合理的用脑方式使大脑神经细胞长时间处于高度兴奋状态，或兴奋与抑制失去了生理上的平衡，从而容易诱发脑血管病。

4. 吸烟饮酒"过劲"：过度吸烟会导致心脑血管收缩而使血流缓慢而助长脑血栓形成。饮酒过度则会使血压飙升，则有可能诱发脑出血。

5. 身体过于肥胖：大量临床观察认为，肥胖者发生脑血管病的机会比一般人多40%，而且一旦发生，其死亡率要比一般人高2倍。因为肥胖者常伴有内分泌代谢紊乱、血脂高等情况，容易发生动脉硬化、高血压、高脂血症、糖尿病。

122. 糖尿病性脑血管病发生的危险因素有哪些？

诗曰："糖脑"危险因素多，四高纠合酿沉疴。高糖致脑乳酸高，血脑屏障陷蹉跎。高脂高凝高血压，"脑脉"硬化可奈何。血栓栓塞堵脑脉，不死即残轮椅拖。

注解：诗中"蹉跎"，有"衰退""阻挠"等含义。
糖尿病性脑血管病发生的危险因素有如下几个方面。

1. 高血糖：可导致脑乳酸水平增高，使局部糖代谢降低，离子代谢紊乱和血脑屏障功能改变。

2. 高胰岛素血症：与胰岛素抵抗和高脂血症、动脉粥样硬化的发生密切相关。

3. 高血压：高血压是脑血管病极其重要的危险因素。糖尿病合并高血压病人发生脑卒中后，临床恢复及预后较差，早期复发率高。

4. 脂类代谢异常：糖尿病常伴有脂类代谢异常，表现为总胆固醇、甘油三酯、低密度脂蛋白升高，高密度脂蛋白下降，促进血管硬化。

5. 高凝状态：高血糖可增加血液黏稠度，使血小板黏附和聚集增加，红细胞变形能力和纤溶活性下降，血管内皮细胞损伤。这些改变影响血液流变学，促进血栓形成。

6. 糖尿病病人常合并心脏病变：心内血栓的形成和心律失常不仅增加脑血管病的发生，而且促使心脏内的血块（栓子）流入脑内而发生脑卒中。

123. 糖尿病性脑血管病有哪些预防措施？

诗曰："糖脑"必须重预防，控制病因应加强。消渴应避并发症，坚持治疗严控糖。用力用脑不"过劲"，戒烟戒酒不彷徨。诱发因素需干预，出现先兆勤"巡防"。

注解：糖尿病性脑血管病的发病原因及诱因较为复杂，因此，必须采取积极的预防措施。

（1）应长期治疗和控制糖尿病及其并发症，如高血压、心脏病、高脂血症、脑动脉硬化等。

（2）积极消除情绪波动、过度疲劳、用力过猛、用脑不当等诱发因素。长期坚持，必见成效。

（3）重视和加强对脑卒中各种先兆迹象（如头晕头痛、肢体麻木、性格反常等）的发现和预防，及早发现，及早治疗。

（4）在糖尿病治疗中需防止出现低血糖，因为反复低血糖或糖代谢低下，可成为脑血管病再次发作的重要原因。因此，一般主张将血糖控制于接近 11.1 毫摩尔 / 升为妥。

（5）应下决心戒烟、节酒。此外，肥胖病的长期高胰岛素血症，可促进动脉粥样硬化的发生，因此，应进食低脂肪、低胆固醇和高蛋白质、高维生素含量的食品，并适当运动，努力减肥。

（6）控制并减少短暂性脑缺血发作，是预防糖尿病性脑血管病最关键的环节。一旦小卒中发作，须立即予以系统治疗，就有可能避免脑血管病的发生。

（7）对糖尿病病人进行定期随访，根据脑血管病的血流动力学，如发现有血液黏度增高、血小板黏附、聚集及凝血等，可采用活血化瘀中药及低分子右旋糖酐、乙酰水杨酸等治疗，这对本病的防治具有重要的意义。

124. 糖尿病为何常会并发高血压?

诗曰：糖友常伴高血压，两者暗中相"勾搭"。2型病人有五成，合并"糖肾"百分百。高胰岛素钠潴留，刺激"交感"升血压。提醒糖友应注意，勿忘定期测血压。

注解：糖尿病和高血压并存的现象在临床上是较为常见的，糖友的高血压发病率明显高于正常人，为非糖友的两倍以上。40%～50%的2型糖尿病病人有高血压，而非糖尿病病人群为20%，＞75岁的糖尿病病人高血压的发病率可高达60%，当糖尿病合并广泛肾损害时，几乎100%有高血压。

2型糖友普遍存在着胰岛素抵抗，导致血糖升高；高血糖则会刺激胰岛分泌更多的胰岛素，从而造成高胰岛素血症。过高的胰岛素不但可促进肾小管对钠的重吸收，引起钠潴留，而且还可刺激交感神经兴奋，进而使血管收缩，外周阻力增加，血压自然升高。以上多种因素综合作用，最终就会导致高血压的发生。

糖尿病合并高血压的病人不仅存在小血管病变，同时还有大血管病变，极易发生心脑血管疾病，并可加速肾脏病变和视网膜病变的发生和发展，增加糖友的死亡率。所以，糖友应该经常进行血压监测，一旦发现血压高于正常范围，应立即在医生指导下进行积极治疗，努力将血压控制在130/80毫米汞柱，这样就会把糖尿病、高血压并存的危害控制在最小程度内。

125. 糖尿病性高血压有哪些危害?

诗曰: 糖尿病性高血压, 累及心脑肾动脉。心梗脑梗易发生, 肾功衰竭也常发。眼底病变可失明, 足部坏疽难离褥。周围动脉皆硬化, 血液循环受糟踏。

注解: 有高血压的糖尿病病人, 并发心脑血管疾病的比例明显高于无高血压的糖尿病病人, 高血压是引起糖尿病动脉硬化的危险因素之一。并发高血压的糖尿病病人极易发生以下疾病。①脑血管意外。高血压为糖尿病脑血管意外的主要危险因素。其中, 脑血栓形成较脑出血多。②冠心病及高血压性心脏病。临床上表现为心律失常、心肌肥大、心脏扩大、心力衰竭、心肌梗死、心源性休克而致死。③糖尿病肾脏病变。为伴有高血压的糖尿病病人较常见的并发症, 晚期常可导致肾功能衰竭。④眼底病变。有糖尿病眼底病变, 常可导致失明。⑤周围动脉硬化及坏疽。此并发症常高于无高血压的糖尿病病人。

糖诗三百首——糖尿病病人必读

126. 高血压与糖尿病为何互为因果?

诗曰: "双高"暗中相策应, 推倒糖友入危境。高糖"高压"损血脉, 伤"心"伤"眼"致"糖肾"。"糖肾"又撩血压飙, 恰如一出"连环阵"。"双高"若用降压药, 用药控糖又"较劲"。

注解: 糖尿病 (高血糖) 与高血压有着千丝万缕的关系, "双高"互为"祸根", 互为因果, 这主要表现在以下几个方面:

(1) 糖尿病病人高血压的发生率高, 高血压病人中糖尿病的发生率也远远高于血压正常者。许多人是先发现高血压, 再发现糖尿病; 有些病人在发现糖尿病的同时发现有高血压; 少部分病人先有糖尿病, 再发生高血压。糖尿病病人中高血压的患病率明显增高, 约为非糖尿病病人群的2倍，并随年龄增长、体重增加及病程延长而上升，女性高于男性。

（2）高血压并发糖尿病的病人，特别是同时有肥胖者，常常有共同的病理生理特点，也就是胰岛素抵抗。众所周知，胰岛素是降血糖激素，那为何血浆胰岛素水平高却降不了血糖，问题就出在这些人体内对胰岛素产生了抵抗，使之无法施展降血糖本领。胰岛素分泌过多势必造成高胰岛素血症。高胰岛素血症促使肾小管对钠重吸收、交感神经兴奋、心率加快、血管阻力增大、血脂升高、动脉血管硬化变窄，又使细胞内钙离子浓度增加，对升压物质敏感，导致高血压。

（3）糖尿病肾病的发生和发展会引起和加重糖尿病病人的高血压，并使靶器官如心脏、血管、眼底、神经系统病变加重。糖尿病肾病非常常见。糖尿病肾病III期即可出现高血压，IV期大多数病人均出现高血压。

（4）高血压病人一般均需终身服用降压药物治疗，而一些降压药却可以影响糖尿病的血糖控制，以致加重高血糖，如失钾利尿剂、β受体阻滞剂，等等，这又造成一种用药矛盾。

纵观高血压与糖尿病及糖尿病肾病的发生和治疗矛盾，简直就像上演了一出"连环阵"。

147

127. 高血压糖尿病与肾病缘何爱搞"三结合"？

诗曰：肾病糖尿高血压，三者串通相"勾搭"。长期高糖高血压，内膜增厚管腔窄。肾脏小动脉硬化，"肾素"引发高血压。盘根错节藤缠树，认真鉴别依窍脉。

注解："窍脉"乃比喻解决问题的方法。据统计，大约40%的高血压病人数年后会患上糖尿病，而糖尿病病人发生高血压的风险也要比非糖尿病病人高出2倍。有1/4的糖尿病病人会出现糖尿病肾病，此时病人如并发高血压，遂形成"三结合"而会进一步加重糖尿病肾病。高血压、糖尿病、肾病三者犹如盘根错节的藤蔓，恰似"藤缠树与树缠藤"而有着千丝万缕的联系，它们的先后出现对于病人来说是一重又一重的打击和压力。

那么，何为高血压肾病和肾性高血压呢?

No.1 高血压引起肾病

高血压的发生与遗传因素、社会因素（压力过大）、生活习惯（饮食过咸）等密不可分。血压长期处于过高状态容易导致血管壁压力增高，小动脉内膜增厚引起管腔狭窄，久而久之会造成对器官的供血不足。

肾脏就是其中的靶器官之一。长期高血压会造成肾脏小动脉硬化，肾小球处于缺血状态，随之影响到肾小管重吸收功能和肾小球的滤过功能，造成肾损伤。最终肾小球硬化，发展成为尿毒症。

No.2 肾脏病引起高血压

原来，肾脏发生炎症时并不是一般的感染性炎症，而是免疫反应介导的炎症。一旦发生就会引起肾素－血管紧张素系统活性增强（高血压发生的病理机制之一），引起血管的强烈收缩，并刺激醛固酮释放，增加肾脏对钠的重吸收，导致肾性高血压的发生。一般慢性肾脏病发展 5 ～ 7 年后会出现血压进行性升高，进而出现肾脏缩小，肌酐升高，最终发展成为尿毒症。

在我国，很多尿毒症病人都还十分年轻。我国 50% 的尿毒症是由慢性肾炎引起的，从青年患病最终发展成为尿毒症一般需要 20 年，因此我国尿毒症发病高峰年龄在 40 ～ 50 岁。而欧美国家尿毒症的发病大多是由于高血压和糖尿病引起的，而这类疾病的发病高峰一般在 60 岁左右。

No.3 诊断有别与治疗有异

高血压肾病和肾性高血压虽然在临床上均表现为肾脏病合并高血压，但其诊断和治疗却各有侧重。

1. 病史：高血压肾病是高血压在前，肾病在后。高血压病史 7 ～ 8 年后，出现蛋白尿、血尿等肾损害表现。肾性高血压是慢性肾脏病发展 5 ～ 7 年后出现血压进行性升高，临床表现为血尿、泡沫尿、浮肿。

2. 蛋白尿：高血压肾病蛋白尿< 1.5 克 / 天。肾性高血压蛋白尿> 1.5 克 / 天。

3. 肾脏功能：高血压肾病是肾小管功能最早受损。肾性高血压是肾小球和肾小管功能先后受损。

4. 眼底血管：高血压肾病是眼底血管动脉变硬变细。肾性高血压致眼底血管变化，则是尿毒症阶段，血管变化多样，除变硬变细外，还可见渗出及出血等改变。

如遇病人表现为蛋白尿、高血压并发，病史顺序不清者，可行肾活检，做出病理诊断。

在治疗方面，高血压肾病病人只需将血压控制在130/80毫米汞柱，并注意不使用易对肾脏产生不良作用的药物，即可有效改善病情。

128. 糖尿病为何特别容易并发肾病？

诗曰：糖尿肾病颇普遍，小球血管出病变。随之出现蛋白尿，晚期肾衰难转变。1型"糖肾"达5成，2型只有2成限。然而2型病例多，相形2型更常见。

注解：慢性肾脏病是糖尿病的常见并发症，也称作糖尿病肾病。一项调查表明，糖尿病肾病是住院2型糖尿病的常见慢性并发症，患病率为52.25%，发病者多数为病程较长的高龄、肥胖2型糖尿病病人。糖尿病肾病的患病率随年龄、糖尿病病程、体重指数及低密度脂蛋白胆固醇增加而增加，糖尿病病人应注意以上危险因素，早期预防，早期筛查，及时治疗。

糖尿病肾病是糖尿病最常见且严重的并发症之一，是糖尿病所致的肾小球微血管病变而引起的蛋白排泄和滤过异常，临床特征为蛋白尿、渐进性肾功能损害、高血压、水肿，晚期出现严重的肾功能衰竭，是糖尿病病人的主要死亡原因之一。

1型和2型糖尿病病人都会发生糖尿病肾病。1型糖尿病病人发生糖尿病肾病比例较高，为35%～50%，2型糖尿病病人发生率为20%左右。但由于糖尿病病人中，2型糖尿病的发病率远超过1型，故在糖尿病肾衰透析病人中2型病人占70%～80%。不是所有糖尿病病人都会得糖尿病肾病，有些人之所以容易得，是因为他们自身存在一些高危因素，这些危险因素有些是不可干预的，但有些是可以干预的。一般来说，糖尿病病程越长，越容易得糖尿病肾病；年龄越大，越容易得糖尿病肾病，这些都是不可干预的危险因素。但可以养成良好的饮食和生活习惯、适度地锻炼以及积极地控制血糖、血脂和血压等，这些是可以干预的方面，通过这些可以预防糖尿病肾病的发生。

129. 糖尿病肾病的分期及各期的特点是什么？

诗曰：糖肾各期有"本相"，随着病程现征象。观察血压滤过率，监测尿中蛋白量。糖肾Ⅰ期滤过高，Ⅱ期肾损无征象。Ⅲ期是"高危期"，Ⅳ期Ⅴ期难转向。

注解：近年来根据对1型糖尿病（T1DM）病人的长期研究和随访观察，对 T1DM 肾病的整个发生发展过程有了较全面的了解，对肾病做了详细的分期。对2型糖尿病（T2DM）病人，由于常常不能确定发病时间，以及缺乏长期随访资料，没有细的分期，现在也参考 T1DM 的分期法。糖尿病肾病详细的分期分为五期，各期的特点如下。

Ⅰ期，为 T1DM 确诊时肾小球高滤过和肥厚增大。肾小球和肾脏体积增大是突出的表现。有一过性微量白蛋白尿，用胰岛素治疗后可以消失。肾小球滤过率是高的，治疗后可以降低，但往往不能恢复正常，如果 T1DM 发病在青春期前，则这一阶段持续时间较长。

Ⅱ期，有肾脏损害，但无临床征象。此期出现在糖尿病发病后2年，有些病人在这一阶段持续很多年，甚至终身。肾小球基底膜通常增厚，系膜区常常增生。糖尿病控制不佳（常为酮症）和运动时可出现微量白蛋白尿，系可逆性。肾小球滤过率依然明显增加。血压正常。

Ⅲ期，是糖尿病肾病的"高危期"，典型者是在患糖尿病 10～15年以后。微量白蛋白尿不断升高。肾小球滤过率仍然是增高的。血压开始增高。纵向研究显示抗高血压治疗可以明显改善微量白蛋白尿。这一阶段用胰岛素泵治疗或做强化治疗可在血糖明显改善后，尿白蛋白排出量减少或稳定不变。而常规治疗者易发展到明显的肾病阶段。

Ⅳ期，病程在15～25年以上，约40%的T1DM病人发展到这一阶段。病理上出现典型的改变，而诊断主要依据临床表现，尿蛋白排出量增多（＞0.5克/24小时），大多数病人出现高血压，肾小球滤过率开始下降。有效的抗高血压治疗可减慢肾小球滤过率下降的速率。

Ⅴ期，为终末期肾衰，特点是普遍的肾小球毛细血管闭塞，伴有肾小球玻璃样变，肾小球滤过率已很低，氮质潴留，高血压明显。

并不是每个T1DM病人均会经过上述5个阶段，相反有大多数病人只停留在开始2个阶段，病程20～30年后仍无明显肾脏损害。但是一旦发展到Ⅲ期即微量白蛋白尿阶段，则很有可能继续向Ⅳ期发展，出现典型的糖尿病肾病表现。治疗上应力图使病情停留在Ⅲ期，一旦到了Ⅳ期，病程呈不可逆，绝大多数病人会进入终末期肾衰。

130. 防治糖尿病肾病的"五控"是什么？

诗曰：控制血糖赶时机，降糖药物用合理。"ACEI"降压好，他汀类药降血脂。不忘控制蛋白尿，选药结合中西医。控制饮食有重点，就是要求蛋白低。

注解：防治糖尿病肾病应做好如下"五控"。

1. 控制血糖：长期的高血糖症是糖尿病血管并发症发生的重要原因，良好的血糖控制可显著降低糖尿病肾病发生发展的危险，控制血糖对延缓糖尿病肾病发生极其重要。根据病情合理采用胰岛素或口服降糖药物进行治疗。

2. 控制血压：高血压可引起肾脏损害，反之肾脏损害会加重高血压。在糖尿病早期，治疗高血压可能比控制血糖更为重要，但两者要同时进行。糖尿病合并高血压时，首选血管紧张素转换酶抑制剂（ACEI）进行治疗。ACEI可用于糖尿病肾病的不同时期，对糖尿病病人的肾脏起保护作用。ACEI不仅可以逆转糖尿病肾病最初的肾小球高滤过状态而不依赖于血压下降，还能降低或阻止糖尿病病人的微量白蛋白尿。

对于糖尿病的临床蛋白尿期，ACEI 也可以延缓其肾功能的进一步恶化，并能增强胰岛素敏感性而对脂质代谢无影响。

3. 控制血脂：高脂血症是糖尿病代谢紊乱一个突出的表现。高脂血症不仅直接参与胰岛 B 细胞损伤的发生过程，而且可以通过低密度脂蛋白作用于肾小球系膜细胞上的低密度脂蛋白受体，导致系膜细胞和足细胞的损伤，加重蛋白尿和肾小球及肾小管间质纤维化的进展。近来的一些研究表明，他汀类药物还具有降血脂以外的其他保护肾脏的作用。

4. 控制蛋白尿：蛋白尿不仅是糖尿病肾病的临床表现，也是促进肾功能恶化和增加心血管事件的标志。控制蛋白尿是延缓糖尿病肾病进展的重要措施之一。ACEI 和 ARB（血管紧张素 I 受体拮抗剂）是控制糖尿病肾病蛋白尿的主要药物。

5. 控制饮食：由于高蛋白饮食使体内含氮产物增加，增加肾小球滤过率，加重肾脏损害，因此对已发展成为糖尿病肾病的病人，建议低蛋白饮食。

当肾病发展到尿毒症阶段时会出现肾功能衰竭，肾脏无法将人体代谢的毒物排出体外，此时血肌酐和尿素氮都明显升高，在这种情况下，只有通过透析的方法来维持人体的正常毒物排泄。换句话说，就是用透析来维持生命。

早期发现糖尿病肾病至关重要，由于早期的糖尿病肾病通过尿常规检查看不出来，因此只能定期进行 24 小时尿微量白蛋白检查，这样能及时发现早期的糖尿病肾病，积极治疗早期肾病可以使病情逆转，1型和 2 型糖友都需要至少每年检查一次。

131. 糖友为何容易罹患糖尿病视网膜病变？

诗曰：糖毒常侵视网膜，"糖网"致盲难摆脱。长期高糖高脂毒，血稠缺氧有瓜葛。病程越长越易患，十年以上五成八。远离"糖网"免"盲"目，及早就医盼开脱。

注解：糖尿病眼病主要有糖尿病性白内障及糖尿病视网膜病变（简称"糖网"）。白内障大家比较熟悉，故仅解说"糖网"。在此，特别提醒糖友们：远离"糖网"，弃"暗"投"明"。

糖尿病视网膜病变（diabetic retinopathy，DR），是"糖毒"等原料制造的"糖衣炮弹"击中眼底所致。其发生机制与长期高血糖毒性、脂毒性、血液黏稠度增加、局部缺氧缺血及氧化应激等多种因素相互作用有关。目前"糖网"已成为四大致盲眼病（白内障、青光眼、黄斑病、"糖网"）之一。

国内近年资料表明，目前糖尿病病人已经过亿，而发生"糖网"者占50%；据此推测，我国"糖网"病人达5000万以上。"糖网"的发生率随病程的增长而增加：病程在5年以下者"糖网"的发生率为28%；6～10年者为36.4%；11～15年者为58%；15年以上者为72%。

"糖网"是进行性发展的，是一种不可逆的损害，其病程受许多因素的影响。首先是病情，当病情长期控制不佳时，视网膜病变发病率高，并且病变程度也重。第二是病程，患糖尿病时间越长，发病率越高，视网膜病变程度越重。另外，发病年龄越大，视网膜病变率也越高。

132. "糖网"的眼底改变及如何分期?

诗曰："糖网"病变分两型，单纯型与增殖型。两型各自分三期，Ⅰ至Ⅵ期可分清。Ⅰ期发展到Ⅲ期，速度一般缓缓行。病情进展渐恶化，多数病人随病程。

注解：

1."糖网"的眼底改变："糖网"病人的临床表现主要是视力下降，严重者可以失明；病人可出现眼前黑影、视物变形等症状。这些表现都是视网膜病变所引起，我们可以通过眼底检查来观察视网膜的变化。"糖网"的眼底表现有如下几方面：①视网膜微血管瘤。②视网膜出血斑。③视网膜静脉增粗或呈串珠样改变。④白色或黄色的硬性渗出斑。⑤边界不清的白色或灰白色棉絮状斑（"软性渗出"）。⑥新生血管、纤维增生和视网膜脱离。⑦视网膜及玻璃体积血。⑧虹膜红变与新生血管性青光眼，等等。

2. "糖网"的分期：我国眼底病学组于 1984 年参考国外分期标准制定了我国的"糖尿病视网膜病变分期标准"。临床上根据是否出现视网膜新生血管为标志分为单纯型（背景型或非增殖型）与增殖型两型，每型又分为三期，共六期。

单纯型包括三期：Ⅰ期有微动脉瘤或并有小出血点。Ⅱ期有黄白色"硬性渗出"或并有出血斑。Ⅲ期有白色"软性渗出"或并有出血斑。

增殖型也有三期：Ⅳ期眼底有新生血管或并有玻璃体出血。Ⅴ期眼底有新生血管和纤维增殖。Ⅵ期眼底有新生血管和纤维增殖，并发视网膜脱离。

由Ⅰ期发展到Ⅲ期，速度一般较为缓慢。有 1/3 的Ⅳ期病人是由Ⅲ期发展而来的。2/3 的病人由Ⅰ～Ⅱ期急骤发展为Ⅵ期。多数病人随着病程的进展而不断恶化。

133. 怎样发现"糖网"？

诗曰："糖网"初期无症状，渐现闪光视力降。视物变形黑影飘，"糖网"信号已释放。早期发现不容易，及早治疗常失望。奉告糖友应牢记，常查眼底不可忘。

注解：大多数"糖网"病人的初期都无眼部自觉症状，但随着病变的发展，可引起不同程度的视力障碍，如眼前闪光感、视野中央暗影、中心视力下降、视物变形、眼前有黑影飘动等症状；因此，糖友应密切注意这些"糖网"的早期信号。由于较早期的"糖网"并不影响病人的视力，病人很难感觉到病变的存在，这给疾病的早期发现、早期治疗带来了很大困难。因此，所有糖友，都应当定期找眼科医生进行眼底检查。以便在感到视力下降之前发现"糖网"。

没有发生"糖网"的糖友，每年至少应当进行一次眼底检查。病程在 5 年以上者应每半年检查一次视力和眼底，有时还需要进行眼底荧光血管造影。已患有视网膜病变者，眼科医生会根据病情建议病人进行定期眼科检查，以便及时了解病情的变化和发展。"糖网"在怀孕期间会发展得很快，女性糖友怀孕后，应当在怀孕 3 个月内进行眼科检查。

如果糖友发现视力突然下降，就需要尽快进行眼底检查。如果发现了"糖网"，医生会建议病人做眼底荧光血管造影的特殊检查。这项检查可以明确病人眼底病变的部位、性质和程度，从而为病人制订出正确的治疗方案。

134. "糖网"的致盲风险及有哪些治疗方法?

诗曰：致盲杀手数"糖网"，发现太晚双眸丧。早诊早治是关键，否则后果难设想。控糖降压是基础，治"网"药物联合上。"激光光凝""切割术"，冷冻治疗择"对象"。

注解："糖网"是致盲的第一杀手。在糖尿病各种并发症中，"糖网"是其中最严重的微血管病变之一，在发达国家已成为成年人致盲的一个主要原因。

临床发现病人年龄越大，失明的发生率也越高。40 岁左右确诊的糖尿病病人在 50 ~ 60 岁因视网膜病变致盲者为 3.0%；在 60 ~ 70 岁失明者为 3.3%。在 60 岁左右确诊者，至 70 ~ 80 岁时有 3.7%，表现出明显的年龄相关性，而且 2 型糖尿病比 1 型糖尿病更为常见。目前很多病人对糖尿病及其眼部并发症认识不足，部分病人往往是出现了糖尿病性眼病来就诊时才发现自己患有糖尿病，或者虽然知道自己有糖尿病但是直到眼睛出现问题才来找眼科医生。也就是通常所说的"两个晚"，即一是发现自己患糖尿病的时间晚；二是得了糖尿病后，知道会因此又患上眼病就更晚。往往是在眼睛快看不见东西了才来就医，这些都是因为认识不足造成的。糖尿病性眼病病人失明率是正常人的25 倍。所以，糖尿病病人应特别注意保护眼睛，防止"糖网"的发生。

对于"糖网"的治疗，必须强调早期和综合两个要素。既要提高警惕，早期发现，及时治疗，又要采取综合措施进行治疗。

目前，糖尿病治疗仅停留在控制高血糖等代谢紊乱的水平上，包括饮食控制、适当运动和服用降低血糖的口服药，以及替代补充胰岛素等措施。可见，"糖网"至今尚无特效疗法。尽管如此，西医治疗本病的下列原则仍是必不可少的。

1. 控制血糖血压：若能使血糖控制在接近正常水平，糖网发生率可减少70%，54%的已有"糖网"者发展减慢，因而，控制血糖是预防和治疗糖网的最重要措施。原则上应首先将血糖控制到正常或接近正常水平，这对于早期"糖网"有促进逆转的作用，而长期控制血糖对预防和延缓"糖网"的发生发展有重要意义。高血压可加重眼底血管病变，具有显著增加眼底出血的可能性，病人必须把血压控制在130/85毫米汞柱。此外尚需降脂。

2. 药物治疗："糖网"的药物保守治疗可以采用10%的低分子右旋糖酐葡萄糖注射液静滴，丹参液加入生理盐水中静滴等治疗。蛋白酶分解剂与双链酶联合应用，可促进视网膜新陈代谢的中间产物的吸收。

3. 激光治疗：激光光凝治疗糖网可降低失明率50%～90%。虽然以损伤一部分周边视力为代价，但可以保留中心视力。

4. 玻璃体切割术：近年来，对于增殖型糖尿病性视网膜病变者，可以采用切除玻璃体内机化物的治疗方法，以防止牵引性视网膜脱离，适当提高视力。

5. 冷冻治疗：在眼球外实施冷冻，机制与激光相似。适用于白内障、玻璃体出血和不能进行激光治疗的病人，因其损伤少，对视力影响少，不失为一种较简单有效的治疗方法。

总之，早期发现和治疗可以阻止或延缓"糖网"的发展。如果能够及早发现糖尿病，并稳定有效地控制好血糖的话，便可避免或延缓"糖网"的发生。然而"糖网"是一种不可逆的损害，现有的药物、激光、手术等治疗方式也只是以控制病情不再进展为目的，为病人保存一定的有效视力或一定程度上使视力得到有限的改善。因此，等到出现视网膜病变之后再治疗，往往已经晚了，定期检查、积极预防才是上策。

135. 何谓糖尿病足？

诗曰：高糖损足添愁烦，糖尿病足举步难。糖毒"导演"三结合，缺血感染脚"麻瘫"。初现病征不干预，终致截肢成病残。一失足成千古恨，"病临足下"莫等闲。

注解：糖尿病对心脑血管、肾脏、视网膜的并发症已经引起人们的重视，然而，糖尿病足却没有引起糖友的"足"够重视，不少病人已经"病临足下"而未能及早发现。糖尿病足（diabetic foot，DF）于1956年首先被提出，1972年卡特罗尔（Catterall）将其定义为：因神经病变失去感觉和因缺血失去活力，合并感染的足。1995年WHO将DF列为糖尿病四大并发症之一。由于DF可以致残，因此必须做到积极预防，及早发现，综合治疗。我国有句俗语：一失足成千古恨。为了避免发生"千古恨"的悲剧，糖友应提高对糖尿病足的认识。

那么糖尿病足是怎样发生的呢？专家指出，DF的发生由缺血、神经病变、感染三个因素协同作用而引起：一是糖尿病病人的末梢神经病变，会使脚的感觉缺失，对脚的冷、热、疼痛都感觉不到，足部创伤常常浑然不觉；而且还会自觉有麻木和疼痛感。二是糖尿病的血管病变，会使足部血流减少，遂使受伤之处因得不到足够的血氧而很难愈合。下肢缺血常常表现为小腿抽筋、足部苍白、皮肤温度低。三是在上述基础上，受伤处会发生感染。这三大成因虽然各自的严重程度和出现先后未必一致，但是它们却"狼狈为奸""一唱一和"。不少糖友对足部的感觉异常，或足部的伤口久不愈合而未考虑到是糖尿病足，往往随便上点药或简单地敷盖或包扎，直至伤口久不"合口"并且出现局部溃烂才去医院就诊，此时往往需要截趾或截肢，造成"失足"的恶果。

136. 为何要重视糖尿病足的危害？

诗曰：糖尿病足可致残，截肢截趾似截瘫。"糖足"

患病超 2 成，不少要过"截肢关"。"失足"生活难自理，居住环境成"烂摊"。出门就要坐轮椅，上下楼梯费盘桓。

注解：由于糖友对糖尿病足认识不足而耽误治疗并造成"失足"致残的恶果相当常见。下面一些数字，提醒糖友不可不知"足"。据统计，中国的糖尿病病人已经过亿，这些病人中有 20% ~ 25% 会并发 DF，其中 10% ~ 15% 的病人会因此截肢，截肢后 30 天内死亡率为 10%。DF 多发于 50 岁以上、患糖尿病 10 年以上的病人，而有 5 年糖尿病史的病人属于高危人群。据国外资料统计，糖尿病病人的下肢截肢率是非糖尿病病人的 15 倍，因糖尿病性足坏疽住院者占全部糖尿病住院病人的 20%，其中 3% 被截肢。

在此，应特别提醒具有"高危足"的糖友，必须进行相应的检查。那么，何谓"高危足"呢？

糖尿病足包括已经出现足部溃疡或坏疽者，也包括足部有严重血管、神经病变而皮肤无开放性病灶的"预备役"病人，后者就是"高危足"。"高危足"病人为双下肢行走无力、小腿腓肠肌胀疼，尤其是发生间歇性跛行，腓肠肌胀痛是动脉血管狭窄或堵塞的早期信号。间歇跛行可逐渐加重，行走距离日益缩短，表明血管病变程度已经较为严重。"高危足"病人足部感觉异常或感觉减退甚至丧失，提示糖尿病性周围神经病变的存在。"高危足"的病人随时可能一触即溃而发生溃疡或坏疽。

DF 的检查是常规检查感觉或足背动脉搏动，这是发现足处于发生溃疡危险中的最重要方法，如果足背动脉搏动减弱或者消失（要两只脚进行比较），就应做一次足部彩色 B 超检查（多普勒检查），下肢多检查股腘动静脉及足背动脉定位、定性分析而对 DF 做出诊断。

137. 如何防治糖尿病足？

诗曰：防治 DF 要得劲，尽力改善两"环境"。"基础环境"是全身，控制"三高"烟需禁。"关键环境"是足部，静脉回流需促进。治疗方法按病情，药物手术酌情定。

注解：预防 DF 包括改善全身的"基础环境"和足部的"关键环境"——前者包括医患合作严格控制血糖，消除一些已知血管病变的危险因素，如治疗高血压、降低血脂、忌烟等。后者包括医生要嘱咐病人穿松软宽大的鞋袜，避免长时间站立，经常抬高下肢，促进静脉回流，避免长时间两腿交叉而坐；忌赤脚，以免发生外伤；注意脚的保暖；每天用＜40℃的温水泡脚（不能过烫）；修剪趾甲不要损伤皮肉，等等。

DF 的治疗包括药物治疗、足部处理、控制感染、改善下肢血运等综合治理，单独用一两种措施往往不能使其缓解，在进行各项治疗中要认真细致、一丝不苟。

1. 药物治疗：对下肢血管病变的药物治疗分为 3 个层次——①廉价而简单的层次。用胰激肽原酶肠溶片，本品可用来治疗所有的糖尿病并发症，缺点是针对性比较差。②针对性较强的层次。如西洛他唑，对 DF、糖尿病血管病变疗效比较好。③针对较严重的血管闭塞，有较大的斑块。可用静脉滴注前列地尔、丹参、川芎嗪、脉乐宁、肝素、654-2 等。

2. 局部治疗：根据溃疡的深度、面积大小、渗出多少以及是否合并感染等来决定换药的次数和局部用药。

3. 感染的治疗：有足感染的病人，尤其是有骨髓炎和深部脓肿者，要在监测血糖的基础上，强化胰岛素治疗，以使血糖达到或接近正常的水平。要根据细菌培养的结果和药敏试验选用合适的抗菌药物。

此外，高压氧疗法，可以增加组织中氧的水平，抑制厌氧菌的繁殖，对抗局部缺血的影响，促进创伤愈合。也可通过介入技术使血运重建。近年来采用自体干细胞移植治疗 DF，可以重建下肢血液循环，改善下肢及足部的供血，从而使溃疡愈合，可避免截肢。

当保守治疗无效时，可采取手术方法治疗。其一，血管搭桥：改善下肢血液循环。其二，腰交感神经节切除术：使末梢血管扩张，解除血管痉挛。其三，截肢：为的是"舍车保帅""舍腿保命"。当病人经过上述积极的治疗后，仍然出现全身毒血症严重，在动态观察中感染灶逐渐扩大时，应掌握手术指征，不失时机地截肢。

138. 如何做好"高危足"的护理?

诗曰:"高危足"应勤呵护,每晚细心查足部。睡前泡脚一刻钟,水温不超 40 度。泡脚后搓两脚心,反复各按 100 次。鞋袜宽松不夹脚,鞋内别留伤脚"物"。

注解:糖友对于"高危足"也应按照糖尿病足的护理方法进行细致的护理,包括如下 6 个方面。

（1）每天睡觉前,糖尿病足病人都要仔细地检查足部,看是否有受伤,家人最好帮忙查找,细小的损伤都不可以放过。同时仔细观察皮肤的颜色、温度、湿度,检查有没有水肿、皮损、疼痛。

（2）检查完之后,要用温水泡脚 10 ~ 15 分钟,水温要与人体体温相差无几,在 35 ~ 40 摄氏度。泡脚不能因为舒服就泡时间过长。泡脚的时候可以用一些柔和的香皂洗足,保持足的清洁。

（3）泡脚后,应先用干毛巾轻轻擦干,包括足趾缝间,切勿用粗布用力摩擦而造成皮肤擦伤,然后在脚背、脚底、脚后跟上均匀地涂抹一些润肤霜,切记,不要抹在趾缝间,要保持趾缝干燥。

（4）在睡觉前需要按摩双脚。用右手手心搓左脚脚心,左手手心搓右脚脚心,反复各按 100 下左右,直至脚心发热即可。

（5）糖尿病足病人的鞋袜要合适、宽松,每天都要更换袜子,最好有 2 双鞋子可以更换,以便鞋内保持干爽。穿鞋子的时候,要检查鞋子里面是否有石粒、钉子等杂物,避免出现脚底受伤的情况。

（6）天气炎热时,糖尿病足病人不宜穿暴露足趾和脚跟的凉鞋,一定不要赤足或者穿拖鞋外出。

139. 糖友为何易患骨质疏松症?

诗曰:糖友易患骨松症,体内代谢不稳定。高糖搞丢钙磷镁,"甲旁"增多糖尿肾。内泌"精英"胰岛素,"强骨"作用也松劲。无声无息流行病，致使病人陷困境。

注解：骨质疏松症是一种代谢性疾病，被称为是"无声无息的流行病"。现代医学根据有无基础性疾患而将骨质疏松症分为原发性和继发性。糖尿病病人出现的骨质疏松属于继发性骨质疏松，是糖尿病在骨骼系统出现的慢性严重并发症之一。目前认为其发病因素主要有如下几个方面。

1. 胰岛素缺乏或胰岛素敏感性下降：①成骨细胞表面存在胰岛素受体，胰岛素缺乏可导致骨基质成熟和转换下降，骨基质分解，钙盐丢失，引起骨质疏松。②胰岛素缺乏影响成骨细胞对胶原的合成，可以加速胶原组织代谢，使骨吸收增加。③胰岛素缺乏时可使骨吸收大于骨形成，骨更新率下降，活性维生素 D［1，25（OH)$_2$D$_3$］减少，导致血清骨钙素（BGP）下降。④胰岛素缺乏通过骨细胞的多种代谢作用，影响骨的形成和转换，使骨矿物质含量减少和骨质疏松。

2. 高血糖：骨密度降低与长期空腹血糖水平过高密切相关。当大量葡萄糖从尿中排出，同时也将大量的钙、磷、镁排出体外而造成流失过多；高尿糖阻滞肾小管对钙、磷、镁的重吸收，加重骨盐流失。长期高血糖还可产生过多的糖基化终末产物，使破骨细胞活性增加和对骨吸收加快。

3. 甲状旁腺激素：糖尿病时甲状旁腺激素（PTH）增多，可能与尿钙排泄增加而引起继发性甲状旁腺功能亢进；甲状旁腺激素分泌增多，可动员钙进入血循环，加之糖尿病病人严格控制饮食，血钙水平降低使骨吸收增强，又加重了骨质疏松。

4. 糖尿病肾病：糖尿病病人合并肾病时，肾功能减退，使维生素 D 在肾脏激活受阻，不能转变成有活性的维生素 D，结果导致小肠钙吸收减少，肾脏排泄钙、磷增多，骨钙沉着减少导致骨密度下降。

糖尿病性骨质疏松症诊断一般并不困难，凡糖尿病病人有骨痛症状与肌肉乏力明显者，尿糖与尿钙升高（＞ 200 毫克 / 天），血糖与碱性磷酸酶值升高，或有其他相应的临床表现与检查发现者，应考虑糖尿病性骨质疏松的存在，如检查发现骨密度降低则可确诊。

140. 糖尿病性骨质疏松如何综合防治?

诗曰：防治骨松必控糖，以免糖毒"蚀"骨梁。合理控食营养足，适量运动晒太阳。戒烟节酒限咖啡，生活方式应改良。适当选用"壮骨剂"，补钙补D骨骼强。

注解：糖尿病性骨质疏松症是"悄悄光临"的，因此病人早期无任何症状，明显的骨骼疼痛、骨折通常发生在病程的中后期。所以应在积极控制糖尿病前提下，重视骨质疏松症的预防，并在医师指导下进行综合治疗。

1. 全面有效地控制糖尿病：有研究认为糖尿病病人的骨密度，与病程、糖化血红蛋白、血糖、尿白蛋白水平呈负相关，因此积极而有效地控制糖尿病是防治骨质疏松症的关键。

2. 保持良好健康的生活方式：不良生活方式是引起和加重骨质疏松症的主要危险因素。过量吸烟、大量饮酒、过量饮咖啡、茶水均能促使尿钙排泄增加，骨钙溶出，骨量降低，发生骨质疏松症。过度的饮食控制直接导致钙、磷、镁等矿物质的摄入不足。故应从几方面做起——①既要合理控制饮食，又要保持均衡营养。每日钙摄入量不少于1000毫克。②纠正不良的生活习惯，戒烟限酒，饮茶及咖啡要注意适量。③注重接受足够阳光照射并适当补充维生素D，有助于钙的吸收。④积极适量运动，如慢跑、步行、爬楼梯、打太极拳及其他负重锻炼，有助于增强骨骼，提高骨密度，以减少骨质疏松，防止骨折发生。⑤老年人在日常生活中还要特别注意防止跌倒，以免发生骨折。

3. 选择适当的治疗药物：糖尿病性骨质疏松症的药物治疗，应以钙剂与活性维生素D为基础，然后可联合应用降钙素或二磷酸盐，会取得较好的疗效。

141. 糖尿病为何常跟高脂血症结伙"坑人"？

诗曰：高糖高脂常结伙，代谢紊乱酿恶果。"好胆固醇"往下降，"坏胆固醇"爱"玩火"。甘油三酯脂肪酸，沉积管壁如粥"颗"。动脉管腔变狭窄，心脑血管灾难躲。

注解：近年糖尿病病人死于心脑血管硬化性疾病的频率不断在升高，而促进此种频率升高的重要危险因素之一是糖尿病并发高脂血症。据研究，糖尿病病人并发高脂血症可高达 50% 以上，远远超过非糖尿病病人出现高脂血症的频率。糖尿病并发高脂血症的特点是甘油三酯增高和高密度脂蛋白降低，低密度脂蛋白增加。有资料表明糖尿病并发高脂血症的病人其甘油三酯升高，有 30% ~ 40% 的病人甘油三酯水平 > 2.25 毫摩尔 / 升；其餐后血脂水平明显高于普通人群；其高密度脂蛋白胆固醇（俗称"好胆固醇"）下降；其低密度脂蛋白胆固醇（俗称"坏胆固醇"）由于糖化和氧化而清除减慢，故其对糖尿病大血管病变的危害性最大。因此纠正血脂紊乱十分重要。

究其结伙"坑人"的机制，一方面考虑系由于糖尿病病人胰岛素不足时，体内脂酶活性降低，因此容易使血脂增高。另一方面，糖尿病本身除糖代谢紊乱外同时还伴脂肪、蛋白质和水、电介质的紊乱。经常有游离脂肪酸从脂肪库中动员出来，使血中甘油三酯及游离脂肪酸浓度增高，它们易于沉着在动脉壁上，使血管壁内膜有脂质及多糖类物质附着，呈表面突起大小不等的粥样斑块，使血管壁增厚、变硬，管腔逐渐狭窄，造成相应器官供血不足，这就为心脑血管意外"埋下伏笔"。再一方面是 2 型糖尿病病人进食过多，运动少，促使体内脂类合成增多，这也是造成血脂增高的原因。而肥胖伴高血脂者，由于胰岛素受体数相对减少，从而产生胰岛素抵抗，易诱发糖尿病，可见它们之间是"狼狈为奸""互为因果"的。

142. 糖尿病并发高脂血症如何治疗?

诗曰：限制热量低脂食，高胆固醇不"上席"。祛除不良坏习惯，戒烟节酒戒暴食。生活规律不熬夜，避免久坐享"安逸"。有氧运动不间断，"他汀"调脂最得力。

注解：国际上已经进行或正在进行多个大型糖尿病降脂试验，经长期（5年以上）临床研究证实，通过调节糖尿病病人的异常血脂，可减少冠心病的发生，降低冠心病、脑卒中的死亡率。因此，糖友除了要关注血糖情况，更要留意血脂异常。

糖尿病高脂血症的治疗原则是：①合理的饮食。严格执行饮食疗法，实行低脂肪、低胆固醇膳食，限制碳水化合物的摄入，不吃含胆固醇高的食物，如肥肉、动物内脏、带鱼、黄油、奶油等。②戒除不良习惯。生活规律，戒烟、节酒。③坚持体育运动。进行规律的有氧运动能够增加能量消耗，降低血浆中胆固醇和甘油三酯的水平，提高高密度脂蛋白的水平，防止和减缓胆固醇在动脉管壁的沉积。④降糖药的应用。应用药物控糖对降低血脂有很大的作用，1型糖尿病病人经胰岛素治疗后，高脂血症可迅速得到改善；2型糖尿病病人经口服降糖药治疗后，低密度脂蛋白及胆固醇下降。⑤调脂药的合理选用。首先选用他汀类，务求使低密度脂蛋白胆固醇（LDL）≤2.6毫摩尔/升；同时还要考虑药物间的相互作用，如氟伐他汀，可以安全地与多种降糖药联合应用。对甘油三酯升高者，宜首先控制血糖，并首选贝特类或烟酸类降低甘油三酯。对甘油三酯和低密度脂蛋白均升高的混合型血脂者，可采用较大剂量的他汀类药物。

143. 何谓糖尿病性胃轻瘫?

诗曰："饱汉不知饿汉饥"，"饿汉"反而胀肚皮。原来糖友胃轻瘫，排送功能"不作为"。高糖使胃排空慢，内脏神经反应迟。胃肠激素分泌乱，胃壁张力亦降低。

注解：俗话说："饱汉不知饿汉饥。"糖尿病病人常常有多食、多饮、多尿"三多"症状，因此有不少病人是"饿汉"；有的虽然没有"三多"症状，不是"饿汉"，但却不是"饱汉"。这些病人在患病或治疗过程中却无缘无故变成"饱汉"——出现食欲减退、腹胀、反胃等症状。他们貌似"饱汉"，可一查，却是冒牌"饱汉"，是由于他们的胃"消极怠工""不作为"之故。这种现象，临床上称为糖尿病性胃轻瘫。

那么糖友的胃缘何"不作为"呢?

胃的运动有"储""磨""送"三种功能，若其排送功能不良，则不能完成正常的排空作用而导致胃潴留，这就是胃泵衰竭，也可称为胃"不作为"，临床上称为胃轻瘫。由糖尿病引起者，称为糖尿病性胃轻瘫（diabetic gastro paresis，DGP）。目前关于 DGP 发病机制仍不是很清楚，主要认为与神经病变、高血糖、血清胃肠激素异常、微血管病变及代谢紊乱有关。

1. 高血糖：高血糖可使糖尿病病人进餐后胃排空滞留相对延长，尤其进固体餐时胃排空时间明显延长。

2. 自主神经病变：长期高血糖可诱发内脏自主神经功能紊乱，使支配胃肠的神经受累，胃张力降低，胃蠕动减慢，而引起胃排空延迟或胃—幽门—十二指肠动力异常。

3. 胃肠激素分泌异常：糖尿病病人一般胰高血糖素水平增高，该激素具有抑制胃蠕动，减弱胃收缩能力。高血糖又使肠抑胃肽的分泌进一步减弱，使胃张力低下，胃排空延迟。胃轻瘫病人有多种胃肠激素如胃动素、胰高血糖素、生长抑素的分泌异常，它们的分泌异常可使胃的运动异常。

4. 微血管病变：糖尿病微血管病变使胃黏膜血流量明显降低，推测胃黏膜微循环灌注不良也可能是造成胃轻瘫的原因之一。

144. 糖尿病性胃轻瘫有哪些表现?

诗曰："饭袋"懒动令人忧，肚子"早饱"胀如球。腹胀恶心打饱嗝，胃部排空慢悠悠。糖友年高"糖龄"长，易患"胃瘫"胃潴留。核素胃排空试验,诊断此病属"全优"。

注解:诗中"饭袋"乃指胃部。糖尿病的"胃轻瘫",也可以说是胃"偷懒"。那么"懒胃"有哪些"懒相"呢?

DGP多发生于病程在5年以上,未经治疗,治疗不当或治疗不规范的2型糖尿病病人。根据近年资料显示,50%以上的糖尿病病人伴有胃轻瘫,尤其常见于60岁以上的老年糖尿病病人。

DGP表现为平滑肌的收缩力减低,胃蠕动减弱,胃窦无张力和排空延迟,而幽门收缩时间延长。其临床表现为早饱(所谓"早饱",是指所吃的食物量少于正常进食量就产生"饱"的感觉)、恶心、发作性呕吐、腹部不适、腹胀、腹痛、便秘等胃肠不适和消化不良症状。由于胃潴留或因不消化的固体食物排空障碍可形成胃石。许多糖友在餐后常打饱嗝、呕出不消化的食物,还带有一股酸臭味,好像吃进去的东西堆在胃里下不去一样,出现这些情况,就要警惕DGP的可能。

病龄长(>5年)年龄高(>60岁)的糖友易患胃轻瘫,对这些病人若出现类似"消化不良"的症状就必须高度警惕胃轻瘫。凡病程长的糖尿病病人,当其出现早饱、恶心、发作性呕吐、腹部不适、腹胀等症候群,必须进行胃排空功能的检查。

胃排空功能的检查方法很多,目前认为放射性核素胃排空试验是诊断本病的"金标准",故应首选。其方法是进食含放射性核素标记的食物,用γ照相机直接观察并记录胃内食物的排出情况,观察食物是否排出减慢。该试验对确诊有重要价值,亦是观察促动力药物疗效的重要客观评价手段。此种试验的不足乃检查费用较贵而不易推广。插管法和X线钡餐或不透X线标记物的检查方法由于有较多缺陷,已不太常用。超声波诊断可以定量测定胃排空功能,而且还可动态显示胃内容物的运动,故常用于DGP的诊断。

145. 如何让"懒胃"勤快起来?

诗曰:为让"懒胃"变勤快,暂时改变旧"常态"。三顿"主餐"分6份，少食多餐排空快。避免使用"抑胃药"，烟民需把烟瘾戒。恰似开车踩油门，胃动力药胃有能耐。

注解：让"懒胃"勤快起来，可以采取如下措施。

1. 一般治疗：①调整饮食。由于DGP时固体食物排空受阻较液体更明显，因此，膳食搭配时最好将固体食物匀浆化，或多进食流质食物，这样有助于改善胃肠道症状。应以少食多餐为佳，如将每日三"主餐"分为6～7份"小餐"，餐间安排2～3次点心，以防止餐后高血糖，同时避免餐前饥饿感，便于胃的排空。待病情平稳后（症状减轻），重新改为每日三餐。由于高纤维膳食可延缓胃排空，从而降低餐后血糖，因而一般都建议糖尿病病人进高纤维素饮食，但在并发胃轻瘫时则应适量限制纤维素的摄入，在症状缓解、血糖控制良好后，可以恢复高纤维膳食。②戒烟。由于吸烟能减慢胃的排空，故应戒烟。③忌用"抑胃药"。应尽量避免使用能延迟胃排空的药物，如钾盐、多巴胺、L-多巴、硝苯吡啶、异丙肾上腺素、阿片类制剂、三环类化合物、吩噻嗪、合成雌激素类等。

2. 原发疾病的治疗：DGP应尽可能控制高血糖，部分病人可因高血糖得到控制而使症状改善。

3. 药物治疗：主要使用胃动力药物，常用的有甲氧氯普胺、多潘立酮、西沙必利、莫沙比利、红霉素等。临床上常取胃动剂与周围神经病变治疗剂甲钴胺片联用，其效果更佳。中药中也有很多具有调节胃肠功能和促进胃肠动力的药物，但这些药物均须在医生指导下服用。

4. 手术治疗：外科手术是不得已的方法，仅有少数病人因症状顽固或反复发作，长期内科保守治疗无效，才考虑外科手术。

146. 男性糖友为何常常当选"痿员"？

诗曰：男士被选当"痿员"，原来高糖损"命根"。全身血管皆受损，阴茎动脉也"难免"。"海绵"小动脉硬化，勃起障碍苦难言。奉劝糖友早控糖，血糖平稳复"性"能。

注解：解答这一问题之前，先介绍一位糖尿病引起男性勃起功能障碍（ED）的病例。

46岁的王老板经营建材生意多年，去年当选为建材行业联谊会委员。然而，由于几年来着力打拼而未注意身体，而且几乎每天都有应酬，因此，某些富贵病也就悄然临身。从表面看王老板很是风光，但他却有难言之隐。有啥呢？就是近年来与妻子开展"床笫之欢"而屡屡失谐，让妻子颇感扫兴。妻子调侃道："去年您当了委员，想不到在家也当上'痿员'了。"妻子虽然幽了丈夫一默，但老公临床"不行"总让她十分不快。她的闺蜜姚女士建议她让丈夫到医院男性科瞧瞧。她觉得有理，于是老王遵夫人之命去医院就诊，专家诊察后，考虑系全身性疾病引起的阳痿，测量血压及心电图均无异常，遂给他开单检查空腹及餐后血糖，结果血糖参数明显增高，确诊为2型糖尿病，继发性阳痿。原来王老板的"痿员"是糖尿病"委任"的。

糖尿病可引起ED并非罕见，而ED也常常为糖尿病"报警"。据报道，在所有的ED病人中，由糖尿病导致的占1/3还要多，糖尿病病人发生ED的年龄比非糖尿病病人要早10~15年，而糖尿病病人ED发生率则可达40%~60%，比非糖尿病者发生率高了3~5倍。

早期糖尿病ED特征是，病人阴茎勃起的硬度有所下降，但性交时阴茎仍能进入阴道。随着病情的发展，在6~18个月后，阴茎勃起的硬度逐渐降低，持续的时间也缩短，但此时病人的性欲是正常的，射精能力并未丧失，仍能体验到性高潮，大多数男性糖尿病病人早期性欲存在，久之逐渐丧失。其病情发展缓慢，病程渐进，到最后阴茎也完全不能正常勃起。

引起男性糖友患ED的原因主要在于血管和神经。糖尿病会损害全身的血管，如果血管硬化或堵塞，涉及阴茎海绵体小动脉时，则勃起障碍。糖尿病对大脑功能的影响，也使病人对性的反应能力下降。

除了ED之外，一方面糖尿病病人胰岛素分泌减少，直接使性激素水平下降，同时影响精子的活性。另一方面，糖尿病病人往往自主神经也出问题，导致射精时膀胱颈部括约肌无法正常关闭，甚至发生逆行射精。

发生ED的概率与患糖尿病的病程有关。患糖尿病的病程越长，得

ED 的风险越高。青年时期就被诊断患有 1 型糖尿病的男性，比中年时被诊断为 2 型糖尿病的男性更容易发生 ED。

当男性糖友患上 ED 时，往往预示着全身动脉可能发生硬化，因此病人必须对心脏病及中小动脉受损的并发症加以警惕。ED 的发生能作为一种病理信号，及早提醒病人检查心脏，监测血脂、血压等指标。

糖尿病性功能障碍是可以治疗的，目前主流的方法是通过药物和物理疗法。此外，糖尿病病人应保持良好的心态，避免抑郁，因为心理上的压力也会对性功能造成影响。

147. 肝源性糖尿病有哪些特点?

诗曰：消渴起病自"肝源"，病例主要中老年。男性居多无"家史"，病程多数有几年。起病一般较隐匿，餐后血糖高攀登。"高糖""肝损"成正比，肝病改善"糖"复原。

注解：肝脏是葡萄糖代谢的主要器官，具有糖原合成、分解和异生作用。当血糖升高时，一部分葡萄糖合成肝糖原，储存于肝细胞内，而血糖降低时，肝糖原分解为葡萄糖释放入血，因此肝脏对调节机体内糖的贮存和分布、维持血糖的相对稳定起重要作用。当肝细胞受损时，往往影响正常糖代谢，甚至发展成糖尿病。慢性肝病病人常并发糖代谢紊乱，50% ~ 80% 慢性肝病病人糖耐量减退，其中 20% ~ 30% 发展为糖尿病。这种继发于慢性肝功能损害的糖尿病即为肝源性糖尿病。

No.1 肝源性糖尿病一般具有下列特点

（1）多发生于中老年人，以男性居多，无糖尿病家族史。

（2）大部分病人糖尿病发生在慢性肝病的数年后，约 20% 的病例可与肝病同时发生，慢性肝病并发肝源性糖尿病的概率以肝硬化最高，慢性肝炎次之。

（3）发病隐匿，因肝病的消化道症状影响，多缺乏典型的"三多一少"症状。

（4）空腹血糖正常或轻度升高，而餐后血糖升高明显。

（5）经过积极治疗肝病及控制饮食，可使多数病人的糖尿病恢复正常。

（6）糖尿病轻重与肝损害程度成正比，肝病越重，病程越长，并发症越多，糖尿病的症状越明显。

No.2 诊断肝源性糖尿病必须符合以下几点

（1）在糖尿病发生之前有明确的肝病史，有时与肝病同时发生。

（2）无糖尿病既往史和家族史，无垂体、肾上腺、甲状腺等疾病，糖尿病的典型症状轻或无。

（3）有明确肝功能损害的临床表现、血生化检查异常、组织学变化以及影像学检查的证据。

（4）空腹血糖 ≥ 7.0 毫摩尔 / 升，餐后 2 小时血糖 ≥ 11.1 毫摩尔 / 升。但部分病人空腹血糖可轻度升高或正常。葡萄糖耐量试验的曲线形态偏高，表现高峰、高坡或趋高型；若葡萄糖耐量试验显示餐前血糖正常或轻度升高，餐后血糖 ≥ 11.1 毫摩尔 / 升，可确诊糖尿病；若 7.8 毫摩尔 / 升 < 血糖指数 < 11.1 毫摩尔 / 升，则诊断为糖耐量减退。因此，对不能做葡萄糖耐量试验的病人应经常测定空腹和餐后 2 小时血糖值。

（5）胰岛素释放试验显示，空腹血浆胰岛素水平偏高，餐后胰岛素反应不良或反应延迟；血清 C- 肽释放试验一般正常或下降，C- 肽与胰岛素的比值明显减少。

（6）血糖和糖耐量的好转或恶化与肝功能的改变相一致。

（7）排除利尿剂、降压药、糖皮质激素、避孕药等药物引起的糖代谢紊乱。

No.3 肝源性糖尿病与 2 型糖尿病的鉴别要点

（1）肝源性糖尿病多有肝硬化等慢性肝病病史，糖尿病在肝病的基础上发生，而 2 型糖尿病多无此病史，其体型多偏胖，多伴有血脂紊乱、高血压。

（2）肝源性糖尿病多为空腹血糖正常，餐后血糖增高，而 2 型糖尿病一般两项都升高。

（3）肝源性糖尿病少见糖尿病并发症，如心血管疾病、糖尿病神经病变、糖尿病视网膜病变、糖尿病肾脏病变、糖尿病足等，而2型糖尿病多见。

148. 何谓药源性高血糖？

诗曰：不少药物会升糖，可致药源高血糖。激素类药最常见，皮质激素堪称"王"。拟交感剂降压药，精神药品抗痨"方"。糖友避用"升糖药"，另选其他也无妨。

注解：现已查明，某些药物如果服用过量或药物本身具有升血糖的不良反应，人体的血糖水平就会随之升高。这些药物包括 β 受体阻滞剂、噻嗪类利尿剂、皮质激素、烟酸等。最近又有报道说，接受蛋白酶抑制剂或抗精神抑郁药治疗的病人，糖尿病的发病率有增高的趋势。

药物升高血糖的潜在不良反应，在正常人群，通常会被胰岛素代偿性的分泌增加抵消，血糖仍可维持在正常水平。但对易患糖尿病的个体或糖尿病病人，在使用这些药物时，由于糖耐量损害，就有可能引发糖尿病或使糖尿病病情恶化。

No.1　激素类药物

1. 皮质激素：皮质激素是参与血糖反向调节的重要激素，通过促进脂肪生成和异生、减少糖原合成等而降低胰岛素的敏感性，导致血糖浓度的升高。

2. 性激素：有资料表明，服用口服避孕药者糖耐量损害的发生概率（16%）高于不用药者（8%）。前者的空腹血浆胰岛素、甘油三酯和餐后2小时血糖水平都高于后者。这种不良反应主要是由于避孕药片中含有炔诺酮和炔诺孕酮，它们有强烈的升血糖作用。

3. 生长激素：对于生长激素水平降低的老年人，采用生长激素治疗可使体内的脂质构成发生有益的变化，但是这种疗法的不良反应引起关节痛、腕管综合征和血糖升高。

No.2 拟交感神经药物

拟交感神经药经常被用来预防早产，但它们可能引起高血糖症，尤其在与倍他米松合用时，高血糖症更容易发生。与其他人相比，糖尿病病人在静滴沙丁胺醇时，会出现更高的血糖、游离脂肪酸、酮体和甘油三酯水平。这些不良反应可以通过拟交感神经药物剂量的减少而改善，终止治疗则可消失。

No.3 茶碱类药物

氨茶碱过量可引起心律不齐、高血糖症、低钾血症和代谢性酸中毒。

No.4 抗高血压药物

某些抗高血压药可增加发生糖耐量损害的风险。研究表明，使用对糖代谢有不良反应的抗高血压药，尤其是利尿剂（发生糖耐量损害的风险比安慰剂高 5 倍）和 β 受体阻滞剂（发生糖耐量损害的风险比安慰剂高 6 倍），可以引发糖尿病或恶化糖尿病病人的血糖控制。

No.5 抗精神抑郁药物

许多精神药品可引起高血糖，如洛沙平、阿莫沙平、酚噻嗪、氯氮平、米安色林等。这些药物被普遍应用，但它们的升血糖作用通常并不显著。

No.6 蛋白酶抑制剂

无论病人有无糖尿病，在开始用蛋白酶抑制剂抗艾滋病病毒治疗后或长期使用后，高血糖症的发生率为 3% ~ 17%。许多专家都不赞成中断抗病毒药物以减轻高血糖症，尤其是在病毒控制稳定的病人。现在推荐的方法是在开始蛋白酶抑制剂治疗之前和第一年治疗中每 3 ~ 4 个月检测基础血糖水平。如果血糖水平保持稳定，则可减少血糖监测次数。

No.7　其他药物

除上述列举的药物外，其他能引起高血糖的药物还有许多，如硫喷妥钠、苯妥英钠、烟酸、硫丹、甘油、异烟肼、萘啶酸、利福平等。

总之，药物对于糖代谢的影响，是与胰岛素的分泌和作用，以及反向调节激素的作用相互联系的。深入了解药物对糖代谢的不良反应和它们的机制，有助于糖尿病病人更好地控制血糖。

149. 为何糖尿病病人容易得抑郁症？

诗曰：消渴病症缠终生，糖友焦虑又伤神。久病经济压力大，抑郁"附体"难脱身。糖尿抑郁常伴发，互为因果影随形。消渴也是心身病，调整心理病转轻。

注解：我们在媒体上经常看到某位明星、某位名人患抑郁症的消息，其实，糖尿病病人也是抑郁症的高发人群，糖尿病合并抑郁症的危害比单独糖尿病的危害要大得多，这两种疾病可以相互作用，彼此加重。2016年第52届欧洲糖尿病研究协会年会上公布的国际流行病和治疗研究数据显示，中国2型糖尿病病人抑郁症发生率为10.8%。所以，抑郁症在糖尿病人群中并不少见，它严重影响病人的生活质量和生命健康，应该得到足够的重视。

抑郁症是一组以情感持续低落为基本特征的精神障碍，常伴有思维迟钝、行为迟滞以及各种躯体化症状。糖尿病并发抑郁症的主要表现有：情绪低落、思维迟缓、兴趣寡然、焦虑状态、睡眠障碍、性欲减退等。此外，病人往往感到生活空虚，不愿意参加社交活动，常个人独处，还有疲乏、心悸、胸闷、胃肠不适、便秘等症状。

No.1　为何糖尿病病人容易产生抑郁症？

抑郁症的产生是生理、心理及社会因素综合作用的结果。糖尿病产生抑郁的原因主要有：

（1）糖尿病是一种长期慢性疾病，目前尚无彻底治愈的方法，病人必须时刻注意饮食管理，经常监测血糖，长期服药，有些病人需要长期注射胰岛素，这些都极大地降低了病人的生活质量。有的病人认为，使用胰岛素预示着病情严重，因此心理压力更大，悲观情绪更重。

（2）如果血糖控制不佳，病人在5～10年内可能出现并发症，这就时刻威胁着病人，必然使人产生恐惧、悲观和焦虑的情绪。

（3）长期治疗需要大量的医疗费用，给病人及家庭带来沉重的经济负担，心理压力会剧增。糖尿病病人发生抑郁时，皮质醇分泌亢进，大量的皮质醇会降低葡萄糖的利用，并拮抗胰岛素，使血糖升高，发生恶性循环。

No.2 糖尿病合并抑郁症有何危害？

糖尿病合并抑郁症危害很大，因为抑郁症与糖尿病可以相互作用，互为因果，形成恶性循环。糖尿病会给病人造成生活上的不便以及肉体和精神上的痛苦，加之糖尿病发展的最终结局多会引起其他重要脏器（如眼睛、肾脏、心脑血管等）的并发症，使不少病人由此背负沉重的精神压力。这种负性情绪不仅可影响病人对治疗的依从性，还可引起神经内分泌紊乱，抑制胰岛素的分泌，并使交感神经兴奋、儿茶酚胺分泌增加，导致血糖升高，加速并发症的发生。反过来，血糖控制不好，病情加重，又会使病人更加悲观失望，加重病人的抑郁状态。严重抑郁除了可导致糖尿病病情加重以外，甚至还可能导致自杀等严重后果。因此，糖尿病病人的精神健康问题，尤其是抑郁症应引起我们的高度重视。

No.3 糖尿病合并抑郁症应如何治疗？

临床对糖尿病病人的治疗多集中于糖尿病本身，而病人存在的心理问题则往往被忽视。目前认为，糖尿病也是一种心身疾病，心理因素对其发生、发展、疗效、预后均起重要作用。

因此，对于糖尿病合并抑郁症的病人，在用降糖药物治疗的同时，还要给予心理治疗。

通过实施糖尿病教育，纠正病人对糖尿病的错误认识，告知糖尿病并非不治之症，以解除其悲观情绪和精神压力，帮助病人树立战胜疾病的信心，使之积极配合治疗。此外，全社会要积极伸出援助之手，奉献爱心，减轻其经济上的后顾之忧。对于症状严重的抑郁症病人，可在医生指导下给予抗抑郁药物治疗。

150. 1型糖友与甲状腺病有何微妙关系?

诗曰：说起胰腺甲状腺，都是属于"内泌"腺。两者互相有牵连，微妙关系在体现。1型常累"甲状君"，甲亢甲减皆可见。伴发甲亢糖难控，甲减低糖有风险。

注解：1型糖尿病伴发甲状腺疾病很常见，有报道称，在整个糖尿病人群中，甲状腺疾病的发病率达10.8%。它通常是由于自身免疫发生异常，或者有共同的遗传基因引起。1型糖尿病和甲状腺疾病两者可以同时发病，也可以先后发生。

甲状腺功能异常包括甲亢和甲减。甲亢的表现主要有怕热、多汗、心悸、手抖、烦躁易怒、失眠、大便次数增多、消瘦、月经稀少等。由于甲状腺激素是拮抗胰岛素的激素，所以如果发生甲亢时，甲状腺激素水平升高，血糖不易控制，胰岛素需要量会增加，需增加25%～100%的胰岛素。当甲亢病情控制后，由于胰岛素敏感性增加，需要及时调整剂量，胰岛素剂量要随之减少。甲减可出现怕冷、乏力、嗜睡、记忆力减退、心动过缓、便秘、水肿、皮肤干燥粗糙、体重增加、贫血、月经紊乱等表现。甲减同甲亢相反，胰岛素剂量减少，低血糖的风险会增加。但是在甲亢或甲减早期，可以没有明显的症状，仅仅是化验异常，所以建议要定期筛查。另外如果有出现上述相关的症状，或者发现颈部增粗或有肿块时，应及时去医院内分泌科检查。

甲亢时，甲状腺激素水平过高会影响对血糖的控制，使糖尿病症状加重，甚至诱发糖尿病酮症酸中毒，也有使心血管疾病恶化的风险。反过来，糖尿病如果血糖控制不好可能会诱发甲亢危象（甲亢危象是甲亢的一种急危重症，如果抢救不及时会危及生命）。

甲减时，胆固醇水平升高，会增加代谢紊乱，有增加心血管疾病患病概率的风险，对于糖尿病还有增加低血糖的风险。糖尿病合并甲减的病人血脂和尿酸水平高于无糖尿病者。

所以，糖尿病合并甲状腺功能异常，两者之间是互相影响的，1型糖友更要重视甲状腺功能异常的筛查和早期防治。

151. 糖友为何容易得牙周病？

诗曰："十个糖友九坏牙"，口腔细菌忙"安家"。高糖培养菌滋长，烂牙又助糖毒"邪"。糖友出现牙龈痛，多因血糖所招惹。牙齿松动或脱落，咀嚼功能必然差。

注解：糖尿病若病情控制不佳，会累及全身各个器官，其中口腔也不能幸免。据报道，牙周病是口腔的重大疾病之一，在我国成人中的患病率高达80%以上，其中糖友发生重度或难治性牙周病的风险比非糖尿病病人增高2～3倍。在临床中，也有不少的糖友，当他们的血糖长期控制不佳时，可出现不同程度的牙龈肿痛，个别牙齿或全部牙齿疼痛或压痛，严重些的可出现牙龈红肿、流脓，到最后因牙周的骨质流失，造成牙齿松动、并且出现移动；随着程度的加重而造成咬合困难，甚至牙齿脱落，不但会影响到他们的容貌，而且还影响了他们的咀嚼和消化功能。由此可见，除了心、肾、眼、神经等器官，口腔也应成为糖友需要关注和保护的对象了。

那么，糖尿病与牙周炎之间到底有怎样的一种关系呢？

牙周病的病因比较复杂，通常认为是糖友的防御机能和细菌侵袭之间的动态平衡被破坏而致的。糖友长期血糖控制不佳时，血液和口腔黏膜内糖分增加，糖是病菌滋生的培养基，再加上糖尿病引发的糖脂代谢紊乱可使糖友体内的免疫机能下降，唾液分泌量减少，这就可导致寄生在口腔中的细菌大量繁殖，进而形成牙菌斑及感染，此外糖友口腔也比较容易沉积牙结石；牙菌斑及牙结石是引发牙周炎的重要病因，因此糖友更容易发生牙周疾病。

而反过来，患有牙周疾病时，也会对糖尿病的病情有一定的影响。当患有牙龈疾病时，某些有害菌可进入到血液中，引起机体的炎症反应并激活免疫系统中的细胞，激活细胞释放细胞因子，使组织表面胰岛素受体数目减少，活性降低，增加了胰岛素的抵抗，引起胰岛功能持续下降，导致病人的血糖升高，加重了原本的糖尿病病情。因此，不除牙病，血糖也很难稳定。

152. 糖尿病病人为何不能随意拔牙？

诗曰：坏牙难愈应拔除，切莫姑息口中留。糖友拔牙有讲究，具体条件有要求。血糖必须控制好，拔牙细节不马虎。术前术后宜抗菌，以免感染添贻忧。

注解：不少糖友同时患有牙病，以牙周炎、龋齿、牙髓病等较为常见，有些糖友的牙病久治不愈，需要将病牙拔除方能彻底治愈。然而，由于惧怕拔牙会引起血糖波动或带来感染，下不了拔牙的决心，于是迟迟不愿拔牙。因此，这些糖友该拔的病牙也就一拖再拖，一颗或几颗病牙的拔除一拖就是数月乃至数年。这不仅因不时发作而经受牙痛之苦，更主要的是牙病会加重糖尿病的病情。已属于拔牙适应证中无法保留的牙齿，若不予拔除，病牙就会在一定程度上与糖尿病互相影响，互为因果，促使糖尿病恶化，或者对身体带来其他不良影响。例如糖友牙周感染的风险要比一般人高 2～3 倍；糖友伴发牙周炎后，在高血糖的内环境下，口腔中的细菌更易向全身播散和繁殖，遂可发生全身性感染，甚至引起败血症。而为了抗感染而反复用药，这又容易导致药物对肝肾的损害，本来糖尿病就容易"伤肾"，这就让肾脏更加遭罪。糖尿病容易并发动脉硬化和心脑血管意外，近年来国内外都报道牙周炎也容易伤"心"伤"脑"，可见，两者看似无关的病症却成为上演"双簧"的搭档。显然，该拔不拔，后患无穷。

那么，糖友的病牙若在非拔不可的情况下是否就可立即随意拔除呢？那也不是。糖尿病病人拔牙跟健康人不一样，必须注意血糖控制情况，掌握拔牙的合适时间，并在具体操作中保证治疗的安全。糖尿病病人应该在高血糖得到控制（一般来说，建议将血糖控制在空腹 6.6 毫摩尔 / 升，餐后 8.8 毫摩尔 / 升以下时才能拔牙；当然空腹血糖能够控制到正常水平，即 6.1 毫摩尔 / 升就更为安全）以后，无尿酮症和明显酸中毒症状以及全身状态较佳时果断地进行拔牙，这样有助于缓解糖尿病的病情，甚至可能减少糖尿病的用药量。

对糖友拔牙，还有术前、术中及术后的一些要求，必须注意做好。首先，应在拔牙手术前预防性给予抗菌的药物或采取其他措施防止菌血症造成病灶感染。接受胰岛素治疗的糖友，拔牙最好在早餐后 1 ~ 2 小时进行，此时药物作用最佳。注射胰岛素的病人拔牙时间应在 2 小时内完成，以防禁食时间过长，出现低血糖反应。如未注射胰岛素，病人可能因紧张或急性感染增加对药物的需要，可能产生低血糖症或酮症。另外，空腹不宜拔牙（注意保证早餐提供足够的热量），以避免局麻时出现低血糖昏迷。还有一些注意事项则要结合自身的病情和熟悉自己的内分泌医生商量，降低发生意外的风险。

由于糖友抗感染能力较差，拔牙后愈合时间可能会延长，故拔牙后也应给抗菌药物控制术后感染。术后用 3% 双氧水冲洗，可避免术后感染及干槽症的发生。

第七章　糖尿病的检测和诊断

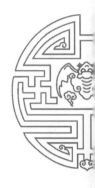

153. 初诊的糖尿病病人要做哪些化验和检查？

诗曰：初诊病例看专科，检查项目实在多。血糖尿糖必须测，血脂血黏究几何？肝肾功能不免检，尿中蛋白要"捞摸"。量了血压查眼底，别怕麻烦嫌啰嗦。

注解：诗中"捞摸"是向水中探物之意，也就是在尿中探查蛋白。

有些初诊的糖尿病病人，经过血糖及尿糖等检查确诊为糖尿病之后，往往对医生开列的一大堆检查甚为不解。有的病人对医生说："我的视力正常，为什么要检查眼底？""诊断糖尿病不就是查查血糖、尿糖便可以确定了吗，为什么还要查肝、肾功能和血脂和血黏呢？"

其实，多数初诊的糖尿病病人，往往不了解糖尿病是一种内分泌与代谢紊乱的疾病，不了解在被确诊时可能已经患有某种"暗度陈仓"的并发症，不了解有些降糖药会伤肝、肾……鉴于种种情况，初诊病人做以下几种化验和检查是非常必要的：①空腹及餐后血糖。以了解血糖水平决定用药。②尿常规。不仅是为了了解尿糖情况，更主要的是观察有没有尿酮体、尿蛋白，以利于临床分型和排除酮症存在的可能；同时了解有没有泌尿系感染等情况。③肝、肾功能。可掌握肝脏及肾脏的情况，给选择用药提供依据，因为在肝、肾功能有较大损害时，有些口服降糖药是不宜使用的。④血脂。病人胆固醇、甘油三酯和低密度脂蛋白高，而高密度脂蛋白低时则需要适当使用调脂药物。⑤血压和血黏。高血糖、高血压、血脂异常症和高血黏是糖尿病病人四大隐形杀手；初诊时还必须注意了解血压和血液流变学状况，并给予适当处理。⑥眼底。糖尿病视网膜病变早期没有症状，晚期则没有良好的控制方法，所以绝不能等到眼睛看不清楚之时再查眼底，必须主动了解糖尿病病人的眼科情况。即使眼底还没有什么改变，也可留下一个初始资料，以供日后对比。⑦身高和体重。对了解病人的基础情况很有帮助，不仅有助于每日总热量的计算，而且有利于药物种类的选择，同时也给以后的体重监测留下一个基础材料，以供比较。

154. 确诊糖尿病后应多久复查一次？

诗曰：各种项目需复查，间隔时间有参差。"新科"糖友或"四高"，1周1次别拖拉。有的数周或数月，有的一年再来查。定期发现并发症，及时干预早"上马"。

注解：很多刚刚被确诊为糖尿病的病人，除了检测血糖之外，往往不知道自己平时需要注意些什么。其实糖尿病病人需要定期检查的事项并不少，对新糖友来说，确诊后应定期到医院内分泌专科复诊，并进行相关项目的复查。

No.1 新糖友何时复查最合适？

（1）需1周复诊1次的人，包括新确诊糖尿病，伴有血压、血脂、血黏、尿酸等异常，或有心脑血管疾病的糖友；血糖波动幅度较大者等。

（2）需1~2周复诊1次的人，包括情况相对良好的新糖友，但医生尚需了解其血压、血脂、肝肾功能等。

（3）需2~4周复诊1次的人，包括血糖、血压等指标稳定，但行动不便或临时出差者。

（4）需1~3个月就诊1次的人，包括遇季节更替，出现相应症状者，如秋季出现口干、皮肤干燥、干咳、腹泻等。另外，还有部分病人往往需要3个月左右复查糖化血红蛋白、肝功能、血脂、尿微量白蛋白等指标。

No.2 定期复诊早期发现并发症

1. 眼底检查：糖尿病病人一旦有眼部自觉症状，往往已经错过治疗的最佳时间，所以建议应在半年至一年检察一次眼底，糖尿病主要损害视网膜的微小血管。早期表现为毛细血管内皮细胞受损，所以眼底检察就可以看出微血管的变化。

2. 肾病：首先检查尿常规，如果尿常规化验显示蛋白阴性者，还应检查尿微量白蛋白，如 24 小时尿微量白蛋白或随意尿的尿白蛋白与肌酐的比值。有时还可检查肌酐清除率和血清生化（包括尿素氮、肌酐、电解质等）。一般每两三个月测定一次。此外，病人还应注意有无水肿、尿量减少等情况。

3. 糖尿病足：病人需每天检查双足一次，观察有无皮肤温度和颜色变化、感觉变化，有无破损和感染等情况。若发现异常，应及时去医院检查。

4. 大血管病变：病人平时应注意有无胸闷、胸痛、心慌、一侧肢体无力、说话不流利、走路后下肢疼痛加重等异常。若发现异常，应及时去医院检查，可根据具体病情做心电图、活动平板试验、心脏超声、血管 B 超、心肌同位素显像、冠状动脉造影等，以进一步明确病情。

155. 糖尿病病人如何进行自我监测？

诗曰：自我监测很重要，不光监测血和尿。糖化 Hb 应检测，生化指标作对照。昼夜尿液微蛋白，半年一查别忘掉。眼底血压心电图，有时还需彩超"扫"。

注解：糖尿病是终身疾病，良好的血糖控制可减少或延缓糖尿病并发症的发生及发展。糖尿病病人应学会自我管理，自我监测，与糖尿病专科医生、护士共同战胜痼疾。那么，糖尿病病人的日常自我监测包括哪些内容呢？

1. 血糖控制目标：空腹血糖为 3.9 ~ 6.1 毫摩尔 / 升，餐后 2 小时血糖 < 7.8 毫摩尔 / 升。血糖的监测可根据病情的实际需要来决定。可分 8 个监测点：早餐前、早餐后 2 小时，午餐前、午餐后 2 小时，晚餐前、晚餐后 2 小时，睡前以及夜间 3 时。根据病情及医生要求把每日监测的血糖数值记录下来。

2. 尿酮体监测：1 型糖尿病病人每天检查尿酮体，2 型糖尿病病人当出现感染、发热、大量出汗及自觉虚弱时监测尿酮体。

3. 血压、体重监测：每周 1 次，根据需要可以加测。高血压病人口服降压药物治疗时，应每日早、晚各测血压 1 次；实施减肥计划的病人，应每日测体重。

4. 尿蛋白检测：24 小时尿微量白蛋白定量、尿常规、尿蛋白 / 肌酐比值检查对早期糖尿病肾病的诊断有意义，需每半年或一年化验 1 次，如果有微量白蛋白尿出现，应该遵医嘱 3 ~ 6 个月检查一次并记录。

5. 糖化血红蛋白检查：糖化血红蛋白（HbA1c）水平反映病人 2 ~ 3 个月内整体血糖控制水平，反映一段时间的血糖平均水平。是血糖监测的金标准。标准为 < 6.5%，治疗之初至少每 3 个月 1 次，达到目标后每 6 个月测 1 次。

6. 血生化指标监测：一般包括肝功能、肾功能、血脂全项等，每半年化验 1 次，有血脂紊乱、服用调脂药情况的病人，需遵医嘱 2 ~ 3 个月复查 1 次以便观察疗效、及时调整用药。建议糖尿病病人以表格形式记录以上各项监测内容，注明监测项目、日期、次数、结果等内容。这样的日记简单明了，便于掌握病情，与糖尿病专科医生共同制订治疗方案。

7. 眼底检查：以早期发现糖尿病视网膜病变，起码半年至一年要做 1 次。

8. 心脏检查：有条件最好能每 3 ~ 6 个月做 1 次心电图检查，必要时做心脏彩超扫描、冠状动脉造影，以了解有无心肌缺血、心律失常及心肌结构的改变。

156. 空腹血糖的测定及其临床意义是什么？

诗曰：体检初诊查血糖，必须检测空腹糖。结果小于 6.1，此一数值属正常。超过此值属"受损"，数值过 7 "没商量"。查前需停几天药，以免药物升血糖。

注解：空腹血糖试验：一般是在禁食 8 ~ 12 小时后，在早 8 时左右测定的血糖。正常人的空腹血糖为 3.9 ~ 6.1 毫摩尔 / 升，餐后 2 小时血糖应在 7.8 毫摩尔 / 升以下。

空腹血糖测定非常重要，它主要反映在基础状态、没有加上饮食负荷时的血糖水平，是糖尿病诊断的重要依据，同时能较好地反映病人基础胰岛素水平。所以，定期查验空腹血糖实属必要。正常人空腹血糖不应超过 6.1 毫摩尔 / 升，超过此值就算是血糖升高或者空腹血糖受损（IFG），如空腹血糖为 7.0 毫摩尔 / 升，就可以诊断为糖尿病了。空腹血糖能反映自身胰岛素分泌能力，1 型糖尿病病人胰岛素分泌能力绝对不足，空腹血糖往往很高。另外，许多其他检查，如肝功能、肾功能、血脂、血胰岛素等也必须空腹抽血，而这些数值对将来糖尿病的治疗很有帮助。所以，要诊断糖尿病必须要空腹抽血。

正常人的血糖相当稳定，但在测定时也要注意有无影响血糖的因素。情绪激动、失眠、饥饿状态，发生其他疾病如发热、呕吐、腹泻等都可影响血糖。

有的药物可使血糖升高，如促肾上腺皮质激素、皮质激素、胰高血糖素、生长激素、女性口服避孕药、噻嗪类利尿剂等。有的药物可降低血糖，如酒精、他巴唑、磺胺类药物。如有可能应在停用这些药物数日后再测。

157. 餐后 2 小时血糖测定及其临床意义是什么？

诗曰：餐后 2 时测血糖，检测意义非寻常。反映控食合适否，提醒药量抑或扬。"贝塔"功能好与坏，"抗胰"现象弱与强。提供信息有多种，请把"注解"看端详。

注解：餐后 2 小时血糖试验，要注意以下情况：①如果测定的目的是为了确定有无糖尿病，则应随便进食不限量，且一定要吃碳水化合物（主食）。②如果测定的目的是观察饮食治疗的效果，则应按饮食治疗规定的量来进食。③如果测定的目的是观察降糖药物或胰岛素治疗的效果，则应在进食时，服用降糖药物或注射胰岛素后测定。

餐后 2 小时血糖对监测血糖控制情况是非常有用的一个指标，这是因为：测餐后 2 小时血糖容易发现可能存在的餐后高血糖水平。不少 2 型糖尿病病人空腹血糖不高，餐后血糖却很高，如果只查空腹血糖，往往会耽误病情。餐后 2 小时血糖值能较好地反映饮食及服药是不是合适，可根据餐后 2 小时血糖水平来调整饮食和药物，这是测空腹血糖所不能代替的。餐后 2 小时血糖不会影响正常服药，不会影响正常进餐，也不会影响血糖波动。

餐后 2 小时血糖是指从吃第一口饭开始计时，整 2 个小时后测血糖（所谓餐后 2 小时，有人从进餐中开始计算时间，也有人从吃完饭后开始计算时间，这些方法都不正确，有可能影响测定结果）。测量时应按与平时一样的时间和剂量服药、注射胰岛素和吃饭。

餐后 2 小时血糖，是反映胰岛 B 细胞储备功能的重要指标，即进食后食物刺激 B 细胞分泌胰岛素的能力。若功能良好，周围组织对胰岛素敏感，无胰岛素抵抗现象，则餐后 2 小时血糖值应下降到小于 7.8 毫摩尔 / 升。但若储备功能虽好，甚至一些糖尿病病人分泌胰岛素比正常人还高，却由于周围组织对胰岛素抵抗，或胰岛素抵抗虽不明显，但胰岛 B 细胞功能已较差，则餐后 2 小时血糖可明显升高。

餐后 2 小时血糖正常值在 7.8 毫摩尔 / 升以下，如果餐后 2 小时的血糖含量在这个范围的话，那么基本上可以认为血糖含量是比较正常的，而且是比较理想的状态。若餐后 2 小时血糖值在 7.8 毫摩尔 / 升和 11.1 毫摩尔 / 升之间，则被称为糖耐量异常，或者是血糖偏高，这个时候就要多加注意了，因为这是糖尿病的先兆，不能忽视这个"征兆"。若餐后 2 小时的血糖值在 11.1 毫摩尔 / 升以上，那就一定是糖尿病病人了。

根据空腹血糖和餐后血糖正常值，我们又可以将糖尿病阶段划分为：空腹血糖 ≥ 7.0 毫摩尔 / 升或餐后 2 小时血糖（PG2h）≥ 11.1 毫摩尔 / 升为糖尿病。空腹血糖在 6.1 ~ 7.0 毫摩尔 / 升为空腹血糖异常（IFG），餐后 2 小时血糖在 7.8 ~ 11.1 毫摩尔 / 升为糖耐量异常（IGT），IFG 和 IGT 是介于正常人和糖尿病病人的中间过渡阶段，这样的人是糖尿病的高危人群和后备军，应引起高度重视并及早干预。

158. 一天中的血糖监测如何安排"时间表"

诗曰：血糖监测不可漏，一天起码测 5 次。空腹血糖清晨测，午晚餐前各一次。餐后 2 时要掐准，第一口饭就计数。假若需测 8 个点，睡前凌晨不耽误。

注解：国际糖尿病联盟在糖尿病治疗指南中明确提出，糖尿病病人的血糖控制目标值是：糖化血红蛋白＜ 6.5%，空腹血糖＜ 6 毫摩尔 / 升，餐后 2 小时血糖＜ 8 毫摩尔 / 升。但在我国糖尿病病人群中，血糖达到上述标准的比例很低，没有进行科学的血糖自我监测是重要原因之一。

单独一次血糖监测的影响因素很多，如果仅根据一次血糖测定结果调整治疗，往往会出现偏差。理想的自我血糖监测，应当是每天多时点测定血糖。从经济学和可操作性方面考虑，建议糖友选择一天中具有特定意义及代表性的若干时间点，如空腹血糖、餐前血糖、餐后 2 小时血糖、睡前血糖和夜间血糖等。

1. 空腹血糖：空腹血糖是指禁食 8 ~ 12 小时后的血糖，即清晨空腹状态下的血糖，午餐和晚餐前血糖不在此列。这一指标主要反映病人自身胰岛 B 细胞的基础功能，能体现头天晚上所用药物对整个夜间乃至清晨血糖的控制情况，也是诊断糖尿病的标准之一。

2. 餐前血糖：指午餐和晚餐前的血糖，反映胰岛 B 细胞分泌功能的持续性。通过查餐前血糖可以指导糖友调整将要吃入的食物总量和餐前注射胰岛素（或口服药）的量。

3. 餐后 2 小时血糖：主要反映胰岛 B 细胞的储备功能。测定应从吃第一口饭开始，到满 2 小时时为止，不能从吃完饭才开始计时。

4. 睡前血糖：反映胰岛 B 细胞对晚餐后高血糖的控制能力，可指导夜间用药或注射胰岛素剂量及睡前的加餐，以避免夜间发生低血糖，保证睡眠安全。一般睡前血糖如小于 6 毫摩尔 / 升，夜间低血糖发生率大于 50%，因而低血糖耐受能力较低的糖友（如老年人、并发冠心病者）应加强睡前血糖监测。

5. 凌晨 3 时血糖：主要用于发现夜间低血糖及鉴别空腹高血糖的原因，因为夜间胰岛素缺乏和胰岛素用量过大都可以引起空腹高血糖，这两种情况的临床处理截然不同。

测血糖的时间和频率，要根据糖友病情的实际需要来决定。血糖控制差的病人或病情危重者应每天自测 4 ~ 8 次，直到病情稳定，血糖得到控制。

当病情稳定或已达到血糖控制目标时，可以每周监测 1 ~ 2 天的全天 5 ~ 7 个时间点血糖。使用胰岛素治疗者，在治疗开始阶段每天至少要测血糖 5 次，血糖达到控制目标后放宽到 2 ~ 4 次。使用口服药和生活方式干预的糖友，血糖控制达标后每周测血糖 2 ~ 4 次。每天 7 个点的血糖为三餐前及三餐后 2 小时和睡前血糖。

有下列 7 类糖友应加强血糖监测：①刚开始使用胰岛素治疗，尤其佩戴胰岛素泵者。②新诊断的糖尿病病人。③血糖控制不佳者。④常发生低血糖者。⑤刚更换药物或调整剂量后。⑥孕妇。⑦生病、手术、外出、激动等特殊情况的糖友。

此外需要注意，糖友在运动前后和饮酒之后容易发生严重低血糖，这个时候检测血糖很有必要。感冒发热、情绪波动、自我感觉不适时，也需要加测血糖。

159. 为何要养成做血糖监测日记的习惯?

诗曰：监糖日记要记好，掌握病情不可少。记录内容要全面，列表填写漏不了。1 型糖友需耐烦，若有条件存电脑。前后对比可改错，还供医生做参考。

注解：糖友都知道如何监测血糖，也能按要求进行血糖监测，然而一个非常重要的注意事项就是必须把血糖监测的结果记录下来。

俗话说"好记性不如烂笔头"，及时地把血糖监测的结果整理记录下来，对我们今后自己寻找血糖变化的规律和在就诊时与医生沟通交流都是非常重要的。

医生经常会提醒糖尿病病人，良好的血糖控制可以减少糖尿病各种并发症的发生，而做好血糖监测日记是有效控制血糖的简单方法。那么，糖尿病病人应如何做好自己的血糖日记呢?

No.1 做好血糖监测记录益处多

记录血糖监测好处有很多，首先糖友对自己的血糖值心中有数，同时增加糖友监测血糖的自觉性；另外，医生也可依据记录及时做出药物调整，因为糖尿病病程有阶段性，血糖随病程和年龄的增长而不断改变，如果在控制糖尿病时，药物失效了且糖友没做血糖监测日记，那医生就不知道如何调整用药。

同时，糖友的饮食、运动等其他特殊情况，都对血糖有所影响，如果不做记录，糖友自己也无法了解自己血糖的具体变化。

No.2 完整的血糖监测记录应"面面俱到"

一部完整的血糖监测记录，最基本的记录内容应包括饮食、运动、用药等方面；其次是测血糖时个人状态，如空腹测血糖、餐后测血糖、运动前血糖和运动后血糖；再次是当天的饮食内容，比如说糖友今天进餐时吃了什么主食、食用了什么水果及进食的量等等；最后还要备注其他对血糖产生影响的内容，例如当天的生活方式与平时的不同。总之，监测记录必须要面面俱到。

糖友做记录前，最好准备一本正规的笔记本，并列好表格，在表上列明具体记录事项，有条件的糖友可以把日记输入到电脑上，这样就可以一目了然地观察血糖情况。

No.3 1型糖友记录要"不厌其烦"

对于患1型糖尿病的糖友，监测血糖和记录的频率要相对频繁，因为1型糖友对胰岛素很敏感，无论是进食还是运动对血糖影响大，1型糖友除了频繁测血糖外，做记录的频率相对较高。而且，1型糖友还需要把胰岛素的注射次数记录到血糖监测记录内。

No.4 充分利用血糖监测日记的作用

糖友记好血糖监测日记，一方面平时自己可以经常翻阅一下，琢磨一下饮食、运动、用药等事项对自己血糖的影响，从中发现问题以便自行调整或改正。

另一方面，糖尿病病友每次去医院看病时，一定要记得带好您的血糖监测日记，这对医生能够迅速地把握您血糖变化的规律和制订合理的治疗方案都是非常有帮助的。

所以，糖尿病病友每次就诊时除了要记得带就诊卡、病历本等资料，一定要把血糖监测日记也带上。

160. 何谓"耐糖现象"？

诗曰："耐糖现象"属生理，健康人体皆保持。调糖机制担"主角"，血糖平稳不"出围"。即使一次摄糖多，暂时升高很快回。倘若血糖难"维稳"，多系"岛素"有问题。

注解：正常人的糖调节机制完好，无论进食多少，血糖都能保持在一个比较稳定的范围内。即使一次性摄入大量的糖分，血糖浓度也只是暂时性轻度升高，并且很快（2~3小时）便可恢复到正常水平。这说明正常人对葡萄糖有很强的耐受能力，即葡萄糖耐量正常，也就是"耐糖现象"。

当体内存在胰岛素抵抗和（或）胰岛素分泌异常时，机体对糖的吸收、利用能力下降，在服用一定量的葡萄糖后，血糖浓度则会显著升高，并且短时间内不能恢复至正常水平，说明机体耐糖能力降低，这种现象谓之"糖耐量异常"。

161. 葡萄糖耐量试验的方法及注意事项是什么？

诗曰：耐量试验要求严，认真准备不待言。试前3天"食量"足，采血前夜空腹"闲"。停用影响血糖药，避免干扰忌酒烟。一步一步不乱套，注意事项做周全。

注解：

1. 口服葡萄糖耐量试验（OGTT，简称糖耐量试验）的方法：空腹取静脉血，测血糖，然后将75克葡萄糖溶在300毫升水中，在5分钟内饮完，服糖后30分钟、1小时、2小时和3小时再取血，分别测血糖值。（所用葡萄糖应为无水葡萄糖75克，相当于含单结晶水的葡萄糖 82.5 克）。如果没有条件做糖耐量试验，可做一种简化的葡萄糖耐量试验（具体方法在后面介绍）。

2. 葡萄糖耐量试验应注意的问题：糖耐量试验的准备工作以及进行糖耐量试验时应注意的问题主要包括以下几条。①试验前 3 天要保证足够的碳水化合物的进量，一般来说这 3 天中每日碳水化合物摄入量不应低于 250 克，否则可能造成人为的糖耐量低减。②应停用可能影响血糖的药物一段时间，如影响血糖测定的利尿剂、糖皮质激素（可的松一类药物）以及口服避孕药等。③试验前空腹 10 ~ 14 小时，也就是说前 1 天必须进晚餐，但入睡后就不要再吃东西了。④试验中服用的葡萄糖溶液浓度不应过高或者过低，一般来说 75 克糖粉溶于 300 毫升温开水就可以了，要在 5 分钟内服完。⑤试验中不要做剧烈的体力活动，不要大量饮水，少喝些水还是可以的。不要吸烟，不要喝酒或咖啡等刺激性的饮料。⑥要准时抽血、留尿。

3. OGTT 结果的判定：①餐后 2 小时血糖（PG2h）小于 7.8 毫摩尔 / 升为正常。②餐后 2 小时血糖（PG2h）大于或等于 7.8 毫摩尔 / 升，但小于 11.1 毫摩尔 / 升为糖耐量低减（IGT）。③空腹血糖大于或等于 7.0 毫摩尔 / 升，PG2h 大于或等于 11.1 毫摩尔 / 升为糖尿病。④ OGTT 的结果有一定的变异性，即同一受试者相隔几日后重复测定，结果可能不同，餐后血糖相差可达 25%，从而影响 IGT 的确定。

简化的葡萄糖耐量试验：

这种试验也可称为餐后 2 小时血糖测定，是诊断和发现糖尿病的另一种重要方法。临床上有不少病人，空腹血糖不高，但餐后 2 小时血糖明显增高。其方法是，早晨空腹时进一个 2 两重的（约 100 克）馒头或进食 75 克葡萄糖，然后于餐后 2 小时抽血测血糖，若血浆血糖 ≥ 11.1 毫摩尔 / 升，即使空腹血糖正常，也可诊断为糖尿病。若结果 < 7.8 毫摩尔 / 升，可以排除糖尿病。若结果 > 7.8 毫摩尔 / 升，尚需进一步做葡萄糖耐量试验，才能做出诊断。

由于这种简化的葡萄糖耐量试验较口服葡萄糖耐量试验抽血次数少，简单易行，易为病人接受，所以为临床上用于筛查和发现空腹血糖正常的糖尿病病人的最常用的方法。测定餐后 2 小时血糖有两方面的意义，一是用于诊断；二是观察糖耐量的恢复情况，借以反映胰岛的功能状态。若经过一段时间治疗，空腹血糖已恢复正常，而餐后血糖仍高，常提示病人耐糖功能仍不好，胰岛素的分泌尚属延迟。若空腹血糖正常，餐后血糖也正常，说明病人耐糖功能较好，胰岛功能好转。

餐后2小时血糖检查的唯一的缺点是，有些糖尿病病人服糖后高峰不在2小时，而是在1小时后，到2小时的时候血糖高峰已下降，这样的病人易被漏诊。所以，对餐后2小时血糖可疑升高的病人，宜在餐后1小时和2小时各抽血一次为好，或者直接做糖耐量试验。

162. 什么是胰岛素原?

诗曰：胰岛素原似陌生，其系胰岛素"前身"。C-肽联合胰岛素，双重免疫活性生。既可结合"胰"抗体，又能联结"肽抗"亲。胰岛素原若升高，几种情况要分清。

注解：人胰岛素原是胰岛素的前体物质，由胰岛素和C-肽组成，具有双重免疫活性，既可与胰岛素抗体结合，又可与C-肽抗体结合。在胰岛素合成过程中，人体最早合成的是由109个氨基酸组成前胰岛素原，后者很快脱去由23个氨基酸组成的前肽，生成由86个氨基酸组成的胰岛素原。胰岛素原还要进一步分解，脱去中间的C-肽，剩下由两头的A链和B链组成的胰岛素。胰岛素原的分子和胰岛素显著不同，降糖活性也比胰岛素差得多，但有时在测定过程中难以与胰岛素区别开来。胰岛素原由胰岛B细胞合成和分泌，主要在肾脏分解代谢。生理情况下，只有极少量的胰岛素原释放入血，在病理情况下，胰岛B细胞释放胰岛素原增多，血中胰岛素原水平升高。

检测胰岛素原的临床意义：①糖尿病病人血浆胰岛素原水平明显升高。1型糖尿病病人由于胰岛素合成和分泌极度下降，刚合成的胰岛素原在未转变为胰岛素的情况下即释放入血，造成血浆胰岛素原升高。研究证明，部分表现为高胰岛素血症的2型糖尿病病人其实为高胰岛素原血症，是因为胰岛B细胞功能障碍，胰岛素原分泌增多所致。

②胰岛 B 细胞瘤、家族性高胰岛素血症病人血浆胰岛素原水平明显升高。③慢性肾功能不全时，胰岛素原的分解代谢降低，可致血浆胰岛素原升高；甲亢时亦可出现血浆胰岛素原水平升高。

163. 什么是胰岛素受体?

诗曰：胰岛素能起作用，细胞受体要"互动"。受体结合胰岛素，葡萄糖才被利用。受体减少或衰退，降低胰岛素作用。受体越多功能好，降糖效果就管用。

注解：在人体组织细胞、肌肉细胞、脂肪细胞等的细胞膜上都有胰岛素受体，胰岛素在人体内必须与受体结合，才能使细胞周围的葡萄糖输入细胞中，葡萄糖进入细胞中才能被细胞所利用。所以在同等血浆胰岛素水平时，胰岛素受体越多和功能越正常，胰岛素作用能力越强。如果胰岛素受体减少或衰退，胰岛素作用能力就减弱。肥胖病人由于人体组织细胞增大，胰岛素受体数目相对减少，因此各种降糖药物（包括胰岛素、胰岛素促泌剂和胰岛素增敏剂等）治疗效果都很不理想，原因就是没有针对胰岛素受体来治疗。

164. 检测 C- 肽水平有何意义?

诗曰：C- 肽胰岛素相连，可显"贝塔"之功能。C- 肽量示"泌胰"力，C- 肽分子少变迁。半衰期超胰岛素，注"胰"对其只等闲。测定 C- 肽血水平，"1"型"2"型可分间。

注解：诗的最末二字 "分间"乃判别的意思。

什么是 C- 肽呢？C- 肽（C-peptide）又称连接肽，是胰岛 B 细胞的分泌产物，它与胰岛素有一个共同的前体——胰岛素原。一个分子的胰岛素原经酶切后，裂解成一个分子的胰岛素和一个分子的 C- 肽。

正常情况下，人胰岛细胞主要分泌并释放到血液中的是胰岛素，在产生胰岛素的一系列的过程中，胰岛细胞首先合成胰岛素原。胰岛素原是一条很长的蛋白质链，胰岛素原在酶的作用下被分解为三段，前后两段又重新连接，成为有 A 链和 B 链组成的胰岛素，中间一段独立出来，称为 C- 肽。

C- 肽与胰岛素以等分子数共存于分泌颗粒并同时释放至毛细血管循环中，且 C- 肽不被肝脏破坏，半衰期较胰岛素明显为长，故测定血循环中 C- 肽水平能反映 B 细胞合成与释放胰岛素功能。C- 肽的分泌有一定的特点：首先，C- 肽与胰岛素是等分子释放的，测定 C- 肽的量就反映胰岛素分泌的水平，这是 C- 肽的第一个特点；其次，C- 肽分子比胰岛素稳定，在体内保存时间比较长，这对测定胰岛素功能来说较为有利；更重要的是 C- 肽的分子与胰岛素相差甚远，注射胰岛素的病人无法测自身产生的胰岛素水平，但是测定 C- 肽就不受注射胰岛素与否的影响。所以说 C- 肽是反映自身胰岛素分泌能力的一个良好的指标，对于鉴别糖尿病是 1 型还是 2 型有所帮助。而且对胰岛细胞瘤的诊断及判断胰岛素瘤手术效果，判定病人的胰岛 B 细胞功能，鉴别低血糖的原因等均有价值。

165. 胰岛素释放试验的方法及其分型是什么？

诗曰：检测胰岛素分泌，释放试验可测试。释放曲线分三型，各型各有其意义。若是分泌减少型，必须胰岛素施治。分泌增多或障碍，2 型病人占首位。

注解：现将胰岛素释放试验的方法及其分型分述如下。

1. 试验方法：胰岛素释放试验的准备及方法与口服糖耐量试验相同。就是通过病人口服葡萄糖（未确诊糖尿病者）或用馒头餐（已确诊糖尿病者）来刺激胰岛 B 细胞分泌胰岛素，并且测定空腹及服糖或馒头后 30 分钟、1 小时、2 小时、3 小时 5 个时段的血糖及血浆胰岛素水平，绘成曲线，即胰岛素释放试验。此试验有助于判定胰岛 B 细胞分泌胰岛素的功能。须注意的是：服用的葡萄糖为 75 克溶在 300 毫升水中；馒头餐为食用含面粉 100 克的馒头，一般要求在 15 分钟内吃完。

2. 曲线分型：正常人的胰岛素释放曲线——口服糖后，随血糖的上升，血浆胰岛素水平也迅速上升，高峰一般在服糖后半小时到 1 小时出现，高峰值可比空腹胰岛素水平高 5 ~ 10 倍，然后逐渐下降，3 ~ 4 小时即可降至正常水平。

糖尿病病人的胰岛素释放曲线可分为三型：①胰岛素分泌减少型。病人空腹血浆胰岛素水平很低。口服葡萄糖刺激后仍很低，说明胰岛素的分泌绝对不足，应当用胰岛素治疗。常见于 1 型糖尿病或 2 型糖尿病晚期。②胰岛素分泌增多型。病人空腹血浆胰岛素水平正常或高于正常，口服葡萄糖刺激后，升高迟缓，2 小时后其峰值高于正常（但仍低于无糖尿病而体重相似的单纯肥胖者），提示病人的胰岛素分泌相对不足。常见于 2 型糖尿病肥胖者。③胰岛素释放障碍型。病人空腹血浆胰岛素水平可稍低或正常或稍高于正常。口服葡萄糖刺激后升高延迟且低于正常。常见于消瘦或体重正常的 2 型糖尿病病人。

166. 测定糖化血红蛋白对糖尿病的监测有何意义？

诗曰：测定糖化 Hb，季度控糖便可知。血糖 Hb 相结合，结合之后不脱离。保持一百二十天，并与血糖成正比。控制目标 6.5，超过 7 时要调理。

注解：糖化血红蛋白是人体血液中红细胞内的血红蛋白与血糖结合的产物。血糖和血红蛋白的结合生成糖化血红蛋白是不可逆反应，并与血糖浓度成正比，且保持 120 天左右，所以可以观测到 120 天之前的血糖浓度。糖化血红蛋白的英文代号为 HbA1c。糖化血红蛋白测试通常可以反映病人 8 ~ 12 周的血糖控制情况。

糖化血红蛋白的特点决定了它在糖尿病监测中有很大的意义：①与血糖值相平行。血糖值越高，糖化血红蛋白浓度就越高，所以能反映血糖控制水平。②生成缓慢。由于血糖是不断波动的，每次抽血只能反映当时的血糖水平，而糖化血红蛋白则是逐渐生成的，短暂的血糖浓度升高不会引起糖化血红蛋白浓度的升高；反过来，短暂的血糖浓度降低也不会造成糖化血红蛋白浓度的下降。由于吃饭不影响其测定，故可以在餐后进行测定。③一旦生成就不易分解。糖化血红蛋白相当稳定，不易分解，所以它虽然不能反映短期内的血糖波动，却能很好地反映较长时间的血糖控制程度，糖化血红蛋白浓度能反映采血前 2 个月之内的平均血糖水平。④较少受血红蛋白水平的影响。糖化血红蛋白浓度是指其在总血红蛋白中的比例，所以不受血红蛋白水平的影响。

近年来糖化血红蛋白作为糖尿病诊断的标准也逐渐为人们所接受，因此，我们又多了一种诊断糖尿病的方法。

糖化血红蛋白的英文代号是 HbA1，HbA1 又由 HbA1a、HbA1b 和 HbA1c 组成，其中 HbA1c 量最大，与血糖关系也最密切。正常人 HbA1 应为 3.5% ~ 7.0%，HbA1c 的正常值应在 3% ~ 6%。糖化血红蛋白可作为较长时间糖尿病控制水平的指标。除了糖化血红蛋白之外，还有糖化血清白蛋白或果糖胺也能反映较长时间内的平均血糖水平。

有专家指出，无论是空腹血糖还是餐后血糖，反映的只是病人某一具体时点——即"那一刻"的血糖水平，而不能完整地反映血糖控制的真正水平。糖化血红蛋白可以显示病人 2 ~ 3 个月间血糖控制的水平，且这个数值是不能"作弊"的。它不仅能够衡量病人的血糖水平，还可反映血液细胞中被糖化的蛋白对病人组织器官伤害的情况，了解并发症发生的趋势。在我国的糖尿病指南中，建议"糖化血糖蛋白"的控制目标是 6.5%，如果超过 7% 就要调整治疗方案。

167. 尿糖检测有何诊断价值？

诗曰：糖友尿糖多阳性，单纯尿糖难确定。正常人尿也有糖，含量甚少故阴性。老人肾糖阈增高，患病尿糖亦阴性。诊断尚须查血糖，空腹餐后相对证。

注解：尿糖检查是早期诊断糖尿病最简单的方法。正常血液流经肾脏时，其中的葡萄糖通过肾小球滤过到肾小管内，在肾小管内的葡萄糖绝大多数又被重吸收入血，尿里仅有微量的葡萄糖，每日只排出葡萄糖 32 ~ 93 毫克，用普通方法检查不出来，可以说是无糖的。但肾小管对葡萄糖的重吸收是有限制的，当血糖超过一定数值时，肾小球滤液里的葡萄糖不能被肾小管全部重吸收，剩余部分则随尿排出而形成尿糖，一般每日排糖可超过 150 毫克。血糖越高尿糖也越多，出现糖尿的最低血糖水平即为肾糖阈。血糖高于此值即出现糖尿，低于此值即无糖尿。正常人的肾糖阈为 8.9 ~ 10 毫摩尔 / 升（详见第 169 问）。

　　健康人在饭后血糖也不会超过 8.9 毫摩尔 / 升。轻症糖尿病病人空腹也不会出现尿糖，故必须检查饭后 2 小时尿糖，因此时尿糖浓度最高，尿糖阳性率也高，所以，具有较高的诊断价值，尤其对早期无任何症状的病人意义更大。但是肾脏病病人或者老年人因肾小球滤过率低，肾糖阈可增高，所以有些老年轻型糖尿病病人，当血糖超过 13.9 毫摩尔 / 升时，尿糖还一直是阴性。因此，老年人尿糖阴性不能排除糖尿病，需进一步检查血糖。与此相反，肾糖阈降低者，在血糖没有达到糖尿病程度时即出现尿糖，则为肾性尿糖。肾性糖尿的特点是有尿糖而不伴高血糖，无论在空腹或饭后任何一次尿标本均会有糖。肾性糖尿一般认为是无害的，但其中有可能存在某种导致发生糖尿病的因素，因此应该进行定期检查。再如，妊娠期女性肾糖阈往往减低，血糖不高，但其尿糖也可呈阳性。因此，尿糖的检查结果仅供参考，而不能作为糖尿病的诊断依据。

168. 维生素 C 为何会影响血糖尿糖化验结果？

　　诗曰：糖友验尿有怀疑，病情未减尿糖低。3 个加变 1 个加，原来"搅局"是"VC"。"VC"是还原剂，尿糖结果出"是""非"。检测尿糖要停药，"含 C"蔬果需戒之。

　　注解：这里先介绍一个病例——糖尿病病人老周，最近病情一直不见转轻。但尿糖化验结果却大有好转，原来的 3 个加号变成了 1 个，明显与他的病情不符，这使化验员和老周都感到奇怪。他们随即又复查了一次，但结果还是一样。

经详细询问，老周不但患有糖尿病，而且还患有脑血管硬化等疾病，医生不但让他服用治疗糖尿病的药物，还要他常规加服维生素 C。原来正是这维生素 C 影响了化验结果。对于糖尿病病人来说，化验血糖、尿糖是常事，只有准确化验出血糖、尿糖含量，才能知道自己病情变化，才能制订出正确的服药治疗方案。但化验前一定要停用维生素 C，否则会因维生素 C "搅局"致使化验出的结果发生错误。

维生素 C 是一种很强的还原剂，可以与化验血糖、尿糖的试剂发生化学反应，使化验出的血糖、尿糖含量偏低。假如一个糖尿病病人尿糖是 2 个加号，前一天吃 9 片（0.9 克）维生素 C，第二天再查尿糖，就可能是 1 个加号，也可能出现假阴性。

《中国医药指南》2015 第 25 期，刊载了海军潜艇学院门诊部的研究论文，该门诊部对就诊的 106 例糖尿病病人进行尿糖检测，根据尿糖检测结果分为 4 组。28 例为 A 组，尿糖值为 5.6 毫摩尔 / 升；25 例为 B 组，尿糖值为 14 毫摩尔 / 升；25 例为 C 组，尿糖值为 28 毫摩尔 / 升，28 例为 D 组；尿糖值为 56 毫摩尔 / 升。分别从 A、B、C、D 四组尿液中抽取 14 个样本，在加入不同浓度维生素 C 后，用尿液分析仪进行尿糖检测，并观察加入维生素 C 后尿糖转阴时的剂量。结果当 A、B、C、D 组尿液标本中尿糖变为阴性时分别加入维生素 C 7.5、15、40 和 50 毫克。结论是尿糖的检测结果受维生素 C 的影响，随着维生素 C 的浓度升高，尿糖的检测结果降低。

糖尿病病人多伴有其他心脑血管疾病，所以维生素 C 又是糖尿病病人的常用药物。为了不影响糖尿病病人的正常治疗，在化验血糖、尿糖前 2 ~ 3 天停用常规治疗剂量的维生素 C 就可以消除其对化验结果的影响。同样道理，在化验前 1 ~ 2 天，最好也不要食用富含维生素 C 的蔬菜和水果。

169. 什么是"肾糖阈"？

诗曰：血糖增高现尿糖，按理推想似寻常。其实还有"肾糖阈"，超过"阈值"方溢糖。"阈"似堤坝最上方，水平越过才下淌。"阈值"升高或降低，均会影响尿中糖。

注解："阈"（yù）这个字一查字典就能知道，有两个意思，门槛和界限。具体地说，肾糖阈是指尿液中刚刚被检测出糖分时的血糖的水平，也可以说是肾脏能够完全留住糖分使之不致外流的最高血糖值。我们把尿里被检测出葡萄糖时所对应的血糖值称为"肾糖阈"。打个比方，"肾糖阈"就像一个"堤坝最高点"，而血糖值就好比"水平面"，水满则溢。

正常肾糖阈应不低于 8.88 毫摩尔 / 升，也不高于 10.08 毫摩尔 / 升。也就是说肾糖阈正常者，当血糖达到 8.88 ~ 10.08 毫摩尔 / 升时，尿中被检测出糖分。

血糖低于 8.88 毫摩尔 / 升时，尿里就出现糖分的情况叫作肾糖阈低减，如约有 1/3 的孕妇肾糖阈低减，故正常孕妇尿糖可能阳性，而血糖却不高。

血糖高于 10.08 毫摩尔 / 升时尿里还不能被检测到糖分的情况叫作肾糖阈升高，如有动脉硬化的老年人，他们可能血糖已经超过 11.1 毫摩尔 / 升了，但是尿糖还是阴性。肾糖阈减低或升高时，尿糖不能正确反映血糖值，此时就不能根据尿糖来判断血糖水平。

170. 哪些情况会出现尿糖假阳性？

诗曰：尿糖出现假阳性，对照病情细辨证。肾性糖尿需排除，滋养应激勿轻信。孕妇"肾糖阈"下降，尿糖爱摆"迷魂阵"。有些药物会"造假"，停药观察可确定。

注解：尿糖是否阳性取决于 3 个因素，血糖的浓度、肾脏对血糖的过滤能力和肾脏对血糖的重吸收能力。只有当这 3 个因素都处于平衡状态时，人的尿中才会无糖。如果 3 个因素中的任何 1 个因素发生变化，就可能会出现尿糖阳性。因此，除糖尿病外，还有多种情况都可能引起尿糖阳性，这种尿糖阳性，称为假阳性。

1. 肾性糖尿：这是因为肾脏的重吸收糖功能受损，部分糖从尿中漏失，引起尿糖试验阳性，但血糖正常，多见于妊娠妇女、慢性肾炎、肾病综合征、家族性糖尿及新生儿糖尿等。

2. 滋养性糖尿：有的人若在短时间内进食过量蔗糖、蜂蜜或含糖量高的水果等，糖分很快经肠道吸收进入血液，使血糖浓度升高，超过了肾糖阈，就会出现一过性糖尿。当停止食用这些食物时，则尿糖会迅速转阴。

3. 应激性糖尿：患有脑血管意外、颅内肿瘤、颅骨骨折、脑炎、癫痫等应激性疾病时，会改变人体神经和内分泌调节，使身体肝脏内贮存的糖原分解，血糖便会增高，由此引起糖尿。其他一些疾病，如胃切除手术后、甲状腺功能亢进等等，会使小肠吸收糖分过快而出现暂时性糖尿。

4. 妊娠性尿糖：孕妇往往由于细胞外液容量增加而抑制肾小管重吸收糖的功能，致使肾糖阈下降而易出现糖尿。怀孕后期或哺乳期，乳腺会产生过多乳糖，且随尿排出产生乳糖尿。尿糖化验可出现假阳性。

5. 药物性尿糖：长期使用肾上腺皮质激素、脑垂体后叶激素、咖啡因及苯丙胺类药物，会使血糖增高而造成糖尿。另外，有些药物如吗啡、水杨酸类、水合氯醛、氨基比林、对氨基苯甲酸及大量枸橼酸等，可使尿糖的化验呈假阳性。

171. 什么叫 4 次尿糖监测？

诗曰：尿糖监测做 4 次，间接反映血糖"度"。三餐前及睡觉前，4 个时点尿留住。注意留尿前半时，排空膀胱应记住。留尿时间不准确，结果往往靠不住。

注解：尿液检查无痛、快速、方便、费用低廉，病人可经常自行检测。虽然尿糖不一定能永远如实地反映血糖的水平，但在多数人和多数情况下，尿糖和血糖是一致的，所以尿糖检测不失为一种糖尿病病情检测的好方法。尿糖监测中的留尿方法至少有 3 种，包括次尿、段尿和 24 小时尿。

四次尿糖的监测：即对早、午、晚和晚上睡觉前 30 分钟的尿液进行尿糖定性检查。应注意，于留尿前 30 分钟先把尿排空后再留尿，才能根据每次尿糖加号多少，比较真实地反映和推测留尿前 30 分钟内的血糖水平。

具体而言，"4次尿"留取方法简单，所谓"4次尿"，就是上述的早、午、晚餐前及睡前留取的尿液，它们分别反映这4个时点的尿糖水平，间接地反映血糖水平。留取"4次尿"的关键，也是人们经常疏忽的地方是留尿前半小时应该排空膀胱，即在留取待测的尿前半小时，要把以前的尿排掉，以免各个时点的尿混合在一起，说不清楚是什么时候的尿。例如，想留取中午12点钟的尿，应在11点半时排一次尿，这次尿不必做尿糖检测，这样到了12点钟再留尿检查，就是午餐前的尿了。否则早餐后没排过尿，午餐前留的尿就分不清是早餐后的还是午餐前的，测出的尿糖就很不可靠了。

172. 什么叫4段尿糖监测？

诗曰：昼夜尿液分4段，尿量糖量比照看。早后午前第一段，午后晚前第二段。午后16点计算，下午晚间三四段。计算尿糖定量值，"岛素"疗效可判断。

注解：所谓"4段尿"，即将24小时分为4段，早餐后到午餐前为第1段（第1段尿为早上7点排尽尿液不要，此后一直到中午12点的尿收集在一起。混匀后测定尿糖值即可初步反应上午的平均血糖水平）；午餐后到晚餐前为第2段（第2段尿为中午12点到下午16点的尿液，反应下午的平均血糖水平）；下午16点到晚上睡觉前为第3段（第3段尿为下午16点到晚21点的尿液，反应晚间睡前平均血糖水平）；晚睡后到第2天早餐前为第4段（第4段尿为晚21点到次日7点的尿液，反应夜间平均血糖水平）。每段尿，不论小便几次，全放到一起混匀，4段尿分别留在4个瓶子里，并分别记录尿量，做尿糖定性检查，从而可推断出每段时间里血糖高低程度及持续时间的长短。

在分析尿糖时，要将第1段与第2次（午餐前）、第2段与第3次（晚餐前），第3段与第4次（晚睡前）、第4段与第1次（次日早餐前）结合起来看。因在治疗过程，如果治疗得当，一般先是尿量减少，接着为"次"的尿糖减少，最后才是"段"的尿糖逐渐减少。如果仅根据三餐前和晚睡前的"次"尿糖来调整胰岛素用量，病情就很难有效地控制。

173. 查24小时尿糖定量应怎样留尿？

诗曰：昼夜留尿测尿糖，留取方法不寻常。前夜残尿需排尽，每次排尿全入"缸"。当天早至次日晨，起始钟点同"时光"。具体操作要严谨，尿液最好存冰箱。

注解：留24小时尿的方法为，早晨起来固定时间（如早7时）排掉前1天夜间的残尿，注意这次尿不应包括在所留24小时尿之中，因为它实际上是前1天的尿。以后每次尿全都一滴不落地留在一个便器中保存，甚至大便前也应先将尿排入便器，以尽量减少大便过程中尿液的流失，直至次日早（如早7时）最后一次尿排入便器为止。值得注意的是即使此时自己觉得没有尿，也必须准时排尿并加以收集，这样留的尿才叫24小时尿。用量杯、量瓶、葡萄糖瓶称量尿液总体积，或者用秤称量尿液总重量后记录在化验单上，然后将尿液混匀，取出100毫升，送交医院的化验室进行24小时尿糖测定，其余的尿就可以弃去不用了。根据24小时尿糖测定能比较准确地得知全天尿糖的排出量，包括白天和黑夜，也包括餐前和餐后，是一个能较好地反映糖尿病病情轻重以及血糖控制水平的十分有用的指标。测定24小时尿糖存在的问题是留尿时间比较长，留尿期间病人的外出受到限制，在留24小时尿的过程中，要注意将尿保存在阴凉的地方，防止细菌侵入繁殖，以免影响化验结果；在气候炎热时，尿液中要放防腐剂，以免尿糖分解、发酵及细菌繁殖，从而影响结果的正确性（细菌分解了尿中糖分，造成结果的假性降低）。若把尿放入冰箱内保存，就更理想。

174. 尿微量白蛋白检测有何意义？

诗曰：尿中微量白蛋白，早期肾损在"表白"。常规尿检虽阴性，微量蛋白已"自白"。昼夜30毫克多，糖毒损肾已"大白"。此项检查较敏感，是否"糖肾"早明白。

注解：糖尿病病人常易并发肾脏损害，如不及时发现和治疗，会使肾病发展为尿毒症。早期糖尿病肾病病人进行尿常规检查时，其尿蛋白常为阴性，易被忽略，待其出现尿蛋白时，其肾脏病变往往已到了中晚期。尿微量白蛋白（UAER）是反映早期肾损害的敏感指标，尿微量白蛋白超过30毫克/天，或20微克/分，则提示病人已出现了早期肾损害。

2型糖尿病中，尿白蛋白量为死亡的危险因子。随着尿白蛋白浓度的增加，病人存活率下降，尿微量白蛋白是糖尿病肾病最早期的临床证据。出现微量白蛋白尿的2型糖尿病病人具有发展为严重肾脏并发症的高风险，一旦由微量白蛋白尿发展为蛋白尿，肾功能的进一步降低将是不可避免的。不幸的是，进入血液透析过程的慢性肾功能衰竭病人的期望生存期大约只有2年。因此，对糖尿病病人进行有效的微量白蛋白尿筛查是必要的，因为这样能尽早决定适当的治疗措施以减缓这一进行性发展过程。

175. 什么是酮体？

诗曰：酮体来自脂肪酸，分解"三物"性质酸。体内胰岛素不足，饥饿引起糖分"干"。致使脂肪代谢盛，酮体堆积血变酸。糖友酮症酸中毒，上述原因皆相干。

注解：酮体是生物化学物质，既具有部分酮结构，又直接由酮类衍生。血清中的酮体包括丙酮酸盐、乙酰乙酸及D-3-羟基丁酸（β-羟基丁酸）。在酮体中主要是β-羟基丁酸，约占78%，其次为乙酰乙酸，约为20%，而丙酮含量最少，仅约2%。酮体是人体肝脏中，脂肪酸氧化分解的上述三者之统称。

血酮的正常参考值为<2毫摩尔/升，血酮>5.0毫摩尔/升即为血酮浓度增高（高血酮），也就是说血酮>5.0毫摩尔/升即对酮症酸中毒有诊断意义。严重的酮症酸中毒病人血酮可高达 20 毫摩尔 / 升，血糖多＞ 27.8 毫摩尔 / 升，甚至达到 55.6 毫摩尔 / 升。

在正常情况下，机体产生少量酮体，随着血液运送到心脏、肾脏和骨骼肌等组织，作为能量来源被利用。当体内胰岛素不足或者体内缺乏糖分（饥饿性酮症）、脂肪分解过多时，酮体浓度增高，一部分酮体可通过尿液排出体外，形成酮尿。酮体是酸性物质，在血液中积蓄过多时，可使血液变酸，而引起酸中毒。

重症糖尿病病人由于胰岛素严重缺乏及存在糖利用障碍，造成脂肪分解，产生大量酮体并造成酮体在血中堆积，引起糖尿病酮症酸中毒，如不能及时发现和救治，可危及病人生命。尿酮体检查是一种筛查试验，若是病人的检查结果呈阳性，这可能是病人不能进食或呕吐造成的，其结果呈阴性也不能完全排除病人患有糖尿病酮症的可能，故准确性较差。可靠的试验是测定病人血中的酮体含量。

176. 能凭感觉来判断血糖高低吗?

诗曰：判断血糖需靠谱，不能跟着感觉走。依凭感觉定高低，等于瞎猜加打赌。自觉症状轻与重，难断血糖"平"与"陡"。主观岂能代客观，检测才能定调子。

注解：有些糖友习惯根据自觉症状来判断血糖控制的好坏。事实上，单凭症状来估计血糖高低或病情轻重并不准确。因此，奉告这样做的糖友，不能跟着感觉走，因为这样做并不可靠。不少"资深"的糖友，觉得自己患病多年，已经能够凭感觉判断自己的血糖的高低，有的糖友则自信自己对血糖的高低变化感觉灵敏，几乎具有特异功能，能够凭感觉判断什么时候血糖高，什么时候血糖低。虽然不排除有判断对的时候，但这一结果并不总是值得信赖的。

有学者曾经在糖尿病病人中间做过一个实验，当他们的实际血糖水平已经升高或降低时，他们本人却一无所知。当问他们："你知道现在的血糖水平是多少吗？"结果没有一个人能准确地估计出来，也说不清自己的血糖是什么时候开始升高或降低的。从另一方面讲，许多人确实能够预感到什么时候自己的血糖水平是低的，或者至少在血糖水平下降比较快的时候能够感知。

但是，如果血糖水平持续高时，感觉就会出错。当血糖依然很高时，病人却经常会误认为它已经降低。由于治疗方案主要是参照血糖水平制订的，所以在注射胰岛素、运动或开车之前，还是要做一下血糖检测，有了客观依据心里才能踏实，而只靠感觉往往是要误事的。

177. 为何不能轻视糖调节受损?

诗曰："糖调受损"两问题，"空糖"受损耐量低。两者超常未"达标"，则属糖尿病前期。"空"7餐后幺幺幺，诊为消渴已无疑。尚未"达标"早干预，以免"病倒"难挽回。

注解: 诗中的"达标"即达到糖尿病诊断标准之意（空腹血糖 ≥ 7.0 毫摩尔 / 升和 / 或餐后 2 小时血糖 ≥ 11.1 毫摩尔 / 升，也就是"'空' 7 餐后幺幺幺"）。有些人参加单位组织的例行查体，体检报告出来以后，不少员工被告知有糖调节受损。大家对这个诊断普遍不解其意，不知道糖调节受损是什么意思，它跟糖尿病是不是一回事? 有哪些危害? 需不需要治疗?

所谓糖调节受损（IGR）即糖尿病前期，主要包括空腹血糖受损和糖耐量减低（详见第 33 问）。

No.1 糖调节受损的危害

尽管糖调节受损者的血糖水平只是轻微升高，也没有明显的临床症状，但这个阶段却非常关键，如果不及时有效地干预，血糖继续升高，通过"葡萄糖的毒性作用"会加重胰岛素的分泌缺陷，最终大多会发展为糖尿病，因此，这个阶段亦被称为糖尿病前期。此外研究还发现，糖调节受损者，虽然微血管病变很少见，但大血管病变如脑卒中、冠心病及外周血管病变的危险性却明显增加，其发生率接近 40%。这是因为大血管病变主要与高胰岛素血症、胰岛素抵抗、脂质代谢紊乱和血管内皮细胞功能异常等因素有关，而这些因素多半在确诊糖尿病之前即已存在较长时间，这就不难理解为何 IGR 者中不少人同时伴有大血管病变。

由此可知，积极干预 IGR，不仅可以减少糖尿病的发生，还可以减少大血管病变（如冠心病、脑卒中、下肢血管病变等）的发生。

No.2 正确看待糖调节受损

面对糖调节受损，既不忽视也不过分紧张。有些人认为糖调节受损就是糖尿病，心理上非常紧张；而另一些人觉得糖调节受损没啥感觉，又不影响吃喝，根本不拿它当回事，这两种态度皆不可取。

我们说，糖调节受损虽然还算不上糖尿病，也没有明显的"三多一少"症状，但却事关今后是否会发展成糖尿病，因此，一定要引起高度重视。但也不必过于紧张，因为糖调节受损属于糖尿病前期，在这个阶段病情发展是可逆的；中国的大庆研究、美国的 DPP 研究（美国糖尿病预防计划）均已证实这点。即如果能够早期发现易感人群，并给予积极有效的干预，绝大部分 IGR 者有望恢复正常。换句话说，2 型糖尿病是可以预防的。

糖调节受损者最终是否发展为 2 型糖尿病，与遗传因素、肥胖程度、体脂分布、生活方式、空腹胰岛素水平及年龄等因素有关。遗传因素目前无法改变，但改变不合理的生活方式（如高脂肪、高热量饮食，缺乏运动，等等）是完全可以做到的。从这个意义上讲，健康就掌握在每个人自己手中。

178. 为什么说空腹血糖正常≠健康？

诗曰：空腹血糖虽正常，身体未必就健康。三种情况应注意，切莫大意"不设防"。IGT 与 IFG，或者两项同"登场"。三项"预警"需重视，详查严控理应当。

注解：由于常规体检测的都是空腹血糖，集体体检几乎都没有"餐后血糖"这一项，因此，不少人常常陷入"空腹血糖正常就可以安然无忧"的误区，这就导致46.6%的糖尿病及70.7%的糖尿病前期易被漏诊。因此，餐后2小时血糖检测对于糖尿病的早发现早治疗具有重要意义。

糖尿病前期的两种情况界定：糖尿病前期是介于糖尿病和正常血糖之间的一种状态，被认为是从正常血糖到糖尿病的必经阶段，是糖尿病的预警信号。由于毫无症状，不少人认为血糖轻微高于正常值并不需要跟进和控制，其实这样极有可能跌入糖尿病的"隐形陷阱"，成为"前期病人"。从健康人发展成糖尿病病人，大都经过空腹血糖受损或糖耐量减退这个阶段。

糖尿病前期诊断具体可分为3种情况：一是空腹血糖正常，餐后血糖在7.8～11.1毫摩尔/升，称为IGT（糖耐量低减）；二是空腹血糖在6.1～7.0毫摩尔/升，称为IFG（空腹血糖受损）；三是第一、第二种IGT与IFG均存在。

专家指出：第一种情况（IGT）占到总体的70%～80%。需要注意7.8毫摩尔/升这个值，这是餐后2小时血糖正常值的上限，餐后血糖一旦超过此值，可以诊断为糖尿病前期或糖尿病。血糖轻微高于正常值的人群应该尽早到医院进行详细检查，即使被确诊为"糖尿病的前期病人"，通过控制饮食和体重，血糖值是有机会自然回落的。

179. 糖尿病诊断"三部曲"是什么？

诗曰：糖尿诊断"三步"走，确诊指标先着手。再看属于哪一型，1型2型分清楚。特殊类型糖孕妇，注意筛查和评估。后查有无并发症，病人病情不离谱。

注解：糖友需要了解完整的糖尿病诊断过程。这对于"对症下药"至关重要，缺一不可。完整的糖尿病诊断应该包括哪些内容呢？主要是3个方面：第一方面，是否患有糖尿病；第二方面，是哪种类型糖尿病；第三方面，有无糖尿病并发症。医生确定每个糖尿病病人的治疗方案就是首先从这三方面考虑。

No.1 诊断是否患有糖尿病

符合以下三条之一可诊断为糖尿病：

（1）随机（一天中任意时间）血浆血糖 ≥ 11.1 毫摩尔 / 升。

（2）空腹血浆血糖 ≥ 7.0 毫摩尔 / 升。

（3）口服葡萄糖耐量试验（OGTT）2 小时血浆血糖 ≥ 11.1 毫摩尔 / 升。

补充说明：①无多尿、烦渴、多饮、消瘦症状者诊断为糖尿病应有两次血糖测定结果达到以上标准。②在急性感染、外伤、手术或其他应激情况下，虽测出明显高血糖，亦不能立即诊断为糖尿病，需在应激情况结束后重新检测。

No.2 诊断是哪一类型糖尿病

1. 1 型糖尿病：胰岛 B 细胞被破坏导致胰岛素绝对缺乏。一般 18 岁前起病，多为消瘦，发病较急，糖尿病症状明显，需要用胰岛素治疗才能控制病情。病人常出现酮症，尿酮体阳性，血胰岛素、C- 肽水平低，甚至测不出，体内胰岛 B 细胞抗体常持续阳性。

2. 2 型糖尿病：胰岛素抵抗为主，伴胰岛素分泌不足，或以胰岛素分泌不足为主，伴或不伴胰岛素抵抗。占所有糖尿病病人的90%以上，其病因目前认为是由多基因遗传和环境因素（主要为运动不足和能量相对过剩）共同促发。

3. 妊娠糖尿病：妊娠期间发生或首次发现的糖尿病。筛查时间一般选择在妊娠 24 ～ 28 周。对妊娠糖尿病病人应在产后 6 周或更长一段时间重新进行糖耐量试验，大部分病人血糖可能恢复正常，但将来发生糖尿病的机会可明显增加。

4. 其他特殊类型糖尿病：包括一系列病因比较明确或继发性的糖尿病，由基因缺陷、其他内分泌疾病、药物及化学品、感染等引起。

No.3 诊断有无并发症

根据糖尿病并发症发病的急缓以及病理上的差异，可将其分为急性和慢性两大类。糖尿病急性并发症主要包括：糖尿病酮症酸中毒、糖尿病高渗性昏迷、乳酸酸中毒、低血糖昏迷等。糖尿病慢性并发症包括：大血管病变（如冠心病、高血压等）、糖尿病肾病、糖尿病视网膜病变、糖尿病神经病变、糖尿病足等。

180. 糖尿病的诊断指标是多少？

诗曰：诊断"糖友"有指标，空七餐后幺幺幺。若无"三多一少"症，重复一次是高招。假若"超常"未"达标"，只属"前期"不属"消"。不论有无"消渴"症，两项才是"金指标"。

注解：目前，我国采用世界卫生组织1999年的诊断标准，有3条。①任意时间血浆葡萄糖水平 $\geq$ 11.1 毫摩尔／升。②空腹血浆葡萄糖水平 $\geq$ 7.0 毫摩尔／升。③口服葡萄糖耐量试验中，餐后2小时血糖 $\geq$ 11.1 毫摩尔／升。符合上述标准之一，日后复查仍符合这3条标准之一者，即可诊断为糖尿病。

亦有结合有无典型症状提供的诊断标准，参数与上述相同：具有典型症状，多饮、多食、多尿并体重减轻、空腹血糖 $\geq$ 7.0 毫摩尔／升或餐后血糖 $\geq$ 11.1 毫摩尔／升，可以确诊糖尿病。若无典型症状，仅空腹血糖 $\geq$ 7.0 毫摩尔／升或餐后血糖 $\geq$ 11.1 毫摩尔／升，应再重复一次，仍达以上值者或加做糖耐量实验的2小时血糖 $\geq$ 11.1 毫摩尔／升者，可以确诊为糖尿病。（可参阅第31问）

181. 如何根据舌象分析糖友的病情？

诗曰：察舌诊病似寻常，中西结合显特长。特异舌象莫忽视，菱形舌炎踞中央。病人出现菱形舌，往往血液含高糖。舌面干燥少津液，血糖控制应加强。

注解：有不少疾病可以从病人的舌头的感觉或舌象的表现来判断

病情，糖尿病的舌头的异常感觉和具有特点的舌苔有时也会给医生或病人提供诊断的信息。大约有 1/3 的隐性糖尿病病人可以出现原因不明的舌疼痛。因此，当病人出现不明原因的舌痛时，给病人查查血糖就很有必要，也许能够发现原来舌痛是糖尿病所致。另有一种菱形舌炎却是糖尿病病人时有出现的舌象。据报道，有位 50 岁左右的妇女舌痛多年，虽经治疗，但是并未见效。后一位医生在接诊时发现病人舌背中央有一块菱形的乳头缺损区（即舌背上没有舌苔覆盖），考虑可能是糖尿病所致，于是给病人检验尿糖和血糖，果然证实其有糖尿病。应用降糖药后，舌背的菱形乳头萎缩及舌痛症状均逐渐消失。糖尿病与舌乳突萎缩并非巧合，在糖尿病病人中舌乳突萎缩竟达 61.7% 之多，其中大部分表现为中央性舌乳突萎缩，即所谓"正中菱形舌炎"。

糖友的舌象观察是不能忽视的检查项目。舌头的正常表现应是淡红色。但对于糖尿病病人来说，一旦身体有不适，舌头就会有相应改变。如果舌头的舌苔变厚，就表明身体有病理变化，提示血糖控制不佳；有时舌头的表面像涂了一层糨糊似的，原有的纤细绒毛结构看不清了，这是厚、腻苔；常表示有痰湿或是饮食过多，需要加强饮食控制，适当减少饭量。水果要在两餐之间吃，吃水果要减主食。如果舌头的表面变得干燥少津，可能是血糖控制不好。因为血糖高，渗透压大，使本应在舌体的津液渗回血管，故应监测血糖，及时在医生建议下调整治疗方案和饮食，多吃空心菜、苦瓜等食物。

如果是糖尿病早期病人，舌头偏红，说明体内有热，可以吃些清热的食物，如莲子、白菜味甘性寒，可以多吃，炒或凉拌均可。如果舌色暗或紫，提示糖尿病已到晚期，特别要注意舌底静脉，如舌底静脉变粗暗，则表明体内血液循环不好，这样的病人要注意警惕并发症的出现或加重。尤其是舌底出现成片淤斑或看上去疙疙瘩瘩时，就应进行相应的检测。

182. 耳屎增多是否与糖尿病有关?

诗曰：耳道痒痒耳屎多，去看耳鼻咽喉科。额镜银签探病因，观左察右觅源头。三番滴耳"痒"依旧，四次掏孔"垢"如初。查血偶现血糖高，原来"消渴"是病魔。

注解：虽然耳痒、耳垢不是糖尿病的典型症状，但耳痒、耳垢多很可能在提醒您，糖尿病已经"敲门"了！这一症状对于早期发现糖尿病有很大的帮助。在门诊有这样的病人，耳朵突然奇痒异常、耳垢明显增多，去看耳鼻喉科，用了很多外用药都治标不治本，而在检查血糖、尿糖时，才发现是糖尿病所致，结果耽误了病情。此外，耳痒、耳垢还可以帮助糖尿病病人判断病情。对已经确诊患糖尿病及患病多年的病人来说，血糖得到控制，耳痒、耳垢多的症状随之减轻或消失；可一旦血糖升高，耳孔瘙痒、耳垢变多的症状又随之而来。所以，对于糖尿病病人来说，一旦发现耳痒、耳垢多的现象，就要警惕是否血糖有了上升。

耳朵异常发痒，耳屎突然增多，的确可能是糖尿病的早期信号。有家族史、肥胖的人，在出现耳朵不适后，首先要想到可能是糖尿病导致的，可以去医院做个检测耳屎葡萄糖含量的化验。

糖尿病肾病病人耳部耵聍及皮脂腺分泌旺盛，形成耳屎较多，且与糖尿病肾病的严重程度成正比。俄罗斯一项最新研究显示，经过对1200名疑似糖尿病肾病病人的耳屎进行葡萄糖含量检测发现，糖尿病肾病病人的耳屎中葡萄糖含量多在 0.1 微克以上，而健康人的耳屎中不含葡萄糖或含量甚微。

近年来，我国医务人员也对健康人及糖尿病肾病病人的耳屎做过葡萄糖的含量测定。有专家报告称，糖尿病病人容易形成较多的耳屎，从临床看，形成的数量常与病情的严重程度成正比。在糖尿病的早期，通常是糖耐量减低阶段，在这个阶段，"准糖尿病病人"可以不用吃药，通过饮食、运动将血糖控制在正常水平，而耳屎增多的阶段，比糖耐量减低还要早一些，是"隐性糖尿病病人"才会出现的问题，这些病人控制血糖达标也更容易一些。

第八章　糖尿病的饮食疗法

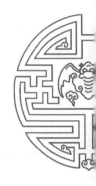

183. 饮食疗法为何是"五套车"的驾辕之马?

诗曰：常言"民以食为天"，合理饮食自当先。治疗糖尿"五套车"，"进口食物"当驾辕。管住嘴巴迈开腿，一年三百六五天。饮食疗法最重要，终身"控食"不能免。

注解：我国有句格言，"民以食为天"，所谓"天"是比喻赖以生存的最重要的物质。因此，要生存就不能不吃食物。人体中的血糖就是吃进食物后消化吸收而变成的。糖尿病虽然有诸多发病因素，但是，饮食不合理也是一种重要的发病因素，因此，合理的饮食在糖尿病的防治中占有非常重要的地位。如果把糖尿病的治疗比作5匹马拉一套车的话，那糖尿病的饮食治疗就应该是这套车的驾辕之马。也就是说饮食疗法对糖尿病是最为重要的"天"大的事，任何一种糖尿病类型，任何一位糖尿病病人，在任何时间内都需要进行糖尿病的饮食治疗。可以说，一位病人可以不需要药物治疗，个别病人可能无法进行体育锻炼，但对任何一个糖尿病病人来说，没有饮食治疗，就没有糖尿病的满意控制。糖尿病病人都有不同程度的胰岛素合成和分泌能力的下降，餐后血糖就可能升得很高，以致达到严重危害健康的水平。另外饮食不当、摄取热量过多，也可使病人的血糖升高、体重增加，而这些改变对一个糖尿病病人来说是非常有害的。所以每个糖尿病病人都必须把合理控制饮食作为向疾病做斗争的必要手段，终身进行饮食控制。

184. 什么是碳水化合物?

诗曰：碳水化物碳氢氧，"有效""无效"分两帮。后者是纤维素，前者则系三种糖。前者可以供热能，后者能够"疏"胃肠。此类食物价低廉，合理摄取益健康。

注解：碳水化合物亦称糖类化合物，是自然界存在最多、分布最广的一类重要的有机化合物。葡萄糖、蔗糖、淀粉和纤维素等都属于碳水化合物。

碳水化合物是由碳、氢和氧三种元素组成，由于它所含的氢、氧的比例为 2∶1，和水一样，故称为碳水化合物。它是为人体提供热能的 3 种主要的营养素中最廉价的营养素。食物中的碳水化合物分成两类：人可以吸收利用的有效碳水化合物如单糖、双糖、多糖和人不能消化的无效碳水化合物，如纤维素，是人体必需的物质。

No.1 碳水化合物的来源

糖类、谷物（如水稻、小麦、玉米、大麦、燕麦、高粱等）、水果（如甘蔗、甜瓜、西瓜、香蕉、葡萄等）、干果类、干豆类、根茎蔬菜类（如胡萝卜、番薯等）等。

No.2 碳水化合物的选择

营养专家普遍认为，人们每天摄入的 50%～60% 的热量应来自碳水化合物。由于碳水化合物的不同，更多的证据表明，应慎重选择饮食。

食物中的碳水化合物分成两类：简单碳水化合物和复杂碳水化合物。

1. 简单快速吸收的碳水化合物（吸收利用快）：在糖类中，所有形式的浓缩糖都是单糖，即白糖、红糖、麦芽糖、葡萄糖、蜂蜜和糖浆等，在体内释放能量的速度都很快，会引起血糖浓度迅速升高。如果体内消耗不完这些能量，它们就会转化成脂肪贮藏在内脏或皮下。

白面包、精白米和其他精制谷物都属于快速释放能量的碳水化合物。

2. 复杂慢速吸收的碳水化合物（吸收利用慢）：燕麦、糙米、豆类、全麦、黑麦等均属于慢速释放能量的碳水化合物。

我们在日常饮食中，应注意尽量选择慢速碳水化合物。因为摄取复杂慢速吸收的碳水化合物，血糖浓度上升速度较慢且较稳定，可以避免胰岛素快速分泌，降低脂肪囤积的机会。再者，慢速释放能量的碳水化合物，食物通常分化速度较慢，不仅可防止血糖的波动，而且饱腹感可以维持较久，不易引起肥胖。

185. 什么是脂肪?

诗曰: 脂肪包括"酯""胆""磷",甘油三酯超九成。产生热能比较高,成倍超过"碳""蛋清"。进肚消化被吸收,供能盈余便储存。人体健康不可缺,摄取过量会伤"心"。

注解: 脂肪包括甘油三酯、胆固醇和磷脂三大类。甘油三酯又称中性脂肪,约占人体脂类的95%,平时所说的脂肪主要指这一类。中性脂肪是甘油及脂肪酸组成的化合物,在肥肉、猪油、牛油、奶油、植物油和各种果仁中含量较高。根据其来源的不同,脂肪又可分为动物脂肪和植物脂肪两种,前者主要是由饱和脂肪酸组成的,后者则含有大量的不饱和脂肪酸。脂肪是体内重要的供能物质,脂肪所含热量要比碳水化合物及蛋白质高出一倍以上,每克脂肪可提供9大卡(37.7千焦)热量。一些脂肪对脂溶性维生素的吸收有重要意义,摄入过少时,仅能溶解于脂肪中的维生素A、D、E等的吸收可能发生障碍。除此之外,体内的脂肪层还有保暖和防震作用,对人体有保护功能。胆固醇是一种小分子脂肪,不仅是机体的重要组成成分,也是人体合成一些激素(如皮质醇,它和药物中的氢化可的松同属一类)或维生素(如维生素D)的前身物。磷脂是一类含磷的脂类,它们也是机体的重要组成成分,在体内代谢上还有重要的生理功能。可见,脂肪是食物的重要成分,也是人体的主要组成成分之一。脂肪在胃肠道被消化后,分解成甘油、脂肪酸和其他成分,它们在被吸收后,可用作重要能量代谢和物质代谢的来源,多余的甘油和脂肪酸在体内合成脂肪加以储存。

中性脂肪是由高热量食物产生出来的,不过令人讨厌的中性脂肪确是我们的体力之源。因此作为一种营养物质,它是人体不可或缺的。不过一旦没有被作为能量使用或是摄取过量,它就会在皮下、肝脏以及血管的管壁上存积下来。中性脂肪的积累是产生高血压和心脏病的主要原因。

186. 什么是蛋白质？

诗曰：人体细胞与组织，生命必有蛋白质。蛋白质有十万种，每个细胞皆涉及。全身器官与系统，都有蛋白质参与。供能供氧供代谢，防御功能也尽职。

注解：蛋白质（protein）是生命的物质基础，没有蛋白质就没有生命。蛋白质的英文名词"protein"来源于希腊文"protos"，其含义是"第一位"，反映了蛋白质是生命活动中最基本的和最重要的物质。机体中的每一个细胞和所有重要组成部分都有蛋白质参与。蛋白质占人体重量的 16% ～ 20%，即一个 60 千克重的成年人其体内有蛋白质 9.6 ～ 12 千克。蛋白质由碳、氢、氧、氮四种主要元素组成，有的蛋白质还含有硫、磷等其他元素，如血红蛋白含有铁、甲状腺球蛋白含有碘等。蛋白质的基本结构单位是氨基酸。

人体内约有 10 万种蛋白质，用于制造头发，皮肤，肌肉，心、肝、脾、肺、肾等内脏，指（趾）甲，骨骼和牙齿等组织器官，并参与构成血液、免疫系统、酶和激素，从而促进人体的生长发育、修复人体受损的组织、促进人体新陈代谢，并能够为人体活动提供能量。

人体的蛋白质来自食物，也就是说，食物中的蛋白质决定了人体蛋白质的质与量，决定了青少年的生长发育、成年人的体力、孕产妇的生育、老年人的寿命。因此，人体每天需要进食足够的、优质的蛋白质（优质的蛋白详见第 56 问）来满足自身需要。

蛋白质的生理功能表现在以下几方面。

1. 构成人体细胞组织：蛋白质约占细胞内物质的 80%，人体各种器官、组织都是以蛋白质为基础组成的，由于不同的器官和细胞所含蛋白质的不同，使得他们具有不同的生理功能。

2. 参与体内物质代谢的调节：食物的消化过程和细胞内的代谢过程，都由各种酶起催化作用。酶就是由生物体细胞产生的蛋白质，此外，参与体内物质代谢的某些激素（如胰岛素）也是蛋白质。

3. 参与人体呼吸系统的运输：人体在生命过程中，需要从空气中吸入氧气，呼出二氧化碳，完成这一生理功能，则是靠血液循环中的红细胞内的血红蛋白，没有这一"运载工具"，人类便不能维持生命。

4. 供给热能：蛋白质也是供给热能的营养素之一，每克蛋白质在体内可产生 4.1 千卡（17.2 千焦）的热量，一般情况下蛋白质所产生的热量占总消耗热量的 11% ~ 13%。

5. 具有防御功能：人体血浆中有一种抗体（主要是丙种球蛋白），它能保护机体免受细菌和病毒的侵害。防止失血的凝血过程，则是由血浆中的多种蛋白质协调完成的。

187. 什么是膳食纤维?

诗曰：膳食纤维是多糖，曾被认为"无营养"。现称第七营养素，减肥降脂且控糖。膳食纤维功能多，肠道癌症可预防。果胶能够抗腹泻，通便解毒有特长。

注解：膳食纤维是一种多糖，它既不能被胃肠道消化吸收，也不能产生能量。因此，曾一度被认为是一种"无营养的物质"而长期得不到足够的重视。然而，随着营养学和相关科学的深入发展，人们逐渐发现了膳食纤维具有相当重要的生理作用。以至于在膳食构成越来越精细的今天，膳食纤维更成为学术界和普通百姓关注的物质，并被营养学界补充认定为第七类营养素，和传统的六类营养素——蛋白质、脂肪、碳水化合物、维生素、矿物质与水并列。

20 世纪 60 年代，几位英国医生报道某些非洲国家的居民，由于食用高纤维食物，平均每日粗纤维摄入量高达 35 ~ 40 克，糖尿病、高脂血症等疾病的发病率比膳食纤维摄入量仅为 4 ~ 5 克的欧美国家的居民明显低很多。由此，重新唤起了人们对膳食纤维的兴趣，并开始系统地研究。

根据是否溶解于水，可将膳食纤维分为可溶性膳食纤维和不可溶性膳食纤维两大类：①可溶性膳食纤维来源于果胶、藻胶、魔芋等。魔芋有降血脂、降血糖的作用及良好的通便作用。②不可溶性膳食纤维最佳来源是全谷类粮食，其中包括麦麸、麦片、全麦粉及糙米、燕麦、豆类，以及蔬菜和水果等。不可溶性纤维可促进胃肠道蠕动，加快食物通过胃肠道，减少吸收，另外不可溶性纤维在大肠中吸收水分软化大便，可以起到防治便秘的作用。

若将"可溶性"与"不可溶性"膳食纤维两者结合起来，膳食纤维可以列出众多的防治疾病和保健作用：①抗腹泻作用，如树胶和果胶等。②预防某些癌症，如肠癌等。③治疗便秘。④解毒。⑤预防和治疗肠道憩室病。⑥治疗胆石症。⑦降低血液胆固醇和甘油三酯。⑧控制体重。⑨降低成年糖尿病病人的血糖。

188. 什么是卡路里？

诗曰：热量单位卡路里，产热主要糖蛋脂。"糖""蛋"每克4大卡，脂肪达9高"热值"。"高热"食品逐个数，夺魁应属巧克力。"卡"高并非营养高，仅指热量属高值。

注解：卡路里是热量的计算单位。卡路里（简称卡，缩写为 cal），由英文"calorie"音译而来，其定义为在 1 个大气压下，将 1 克水升高 1 摄氏度所需要的热量，1 卡 =4.2 焦耳。千卡就是使 1 升的水温度上升 1 摄氏度所需的热量，千卡又叫作大卡，1 千卡 =4.2 千焦。

糖类每克所产生的热量为 4.1 千卡、蛋白质为 5.65 千卡、脂肪为 9.45 千卡。但是因为食物进入体内并非百分之百被利用，所以其产生的热量为：

糖类 4 千卡 / 克；

蛋白质 4 千卡 / 克；

脂肪 9 千卡 / 克。

卡路里高的食物不代表营养素高，例如我们常说巧克力的卡路里高，是指巧克力中含的热量高，并不是指巧克力中有很多的蛋白质、维生素、矿物质的意思，千万不要搞混了。

189. 糖尿病病人的六大饮食原则是什么?

诗曰:糖友饮食有"守则",饭菜清淡控"总热"。少量多餐五六顿,进餐时间有规则。戒烟限酒避煎炸,鸡鸭猪皮不沾舌。营养品种需兼顾,过咸过甜吃不得。

注解:现将糖尿病的六大饮食原则分述如下。

No.1 饮食清淡

所谓饮食清淡,"清"是指低脂少油饮食,"淡"是指不甜不咸饮食,具体地说是不吃甜,少吃盐,不吃油煎、油炸、油酥制品及猪皮、鸡皮、鸭皮等含油脂高的食物。这对控制体重、血糖、血压、血脂和血黏十分有益。

No.2 少量多餐

对糖尿病病人来说是一种很好的饮食习惯,可稳定血糖水平,避免血糖波动,使血糖既不太高也不过低。具体来说,应做到"一天不少于3餐,一餐主食不多于100克"的进食方法,每天进食主食超过400克者,宁可多吃几餐(每天可分4~6顿进餐),也不要某一顿吃得太多。每天进餐时间应有规律。

No.3 戒烟、限酒

酒中所含的酒精不含其他营养素只供热能,每克酒精产热约7千卡(29.3千焦),长期饮用对肝脏不利,而且易引起血清甘油三脂的升高。少数病人空腹饮酒后引起低血糖反应,所以,为了安全还是不饮酒为佳。

No.4 控制总热量

糖尿病病人的饮食控制决不像有些人理解的那样,仅仅是主食控制,而是还包括对副食,特别是肉类、脂肪类等含热量较高的食品的综合控制,使每天摄取的热量保持在适宜的水平,以控制血糖和体重。

No.5 合理安排各种营养成分

对于糖尿病病人来说，碳水化合物、脂肪和蛋白质都是必要的营养成分，必须合理分配，避免过食或偏食。应在专科医生和营养师的指导下，按个人的具体情况制订饮食计划。应以碳水化合物类食物（如米、面、地瓜、土豆、山药等）作为主食，宜多吃些蔬菜、瓜果，根据需要适量进食奶及奶制品、肉类、禽蛋类及坚果类，少吃糖、油脂、动物脂肪。一般来讲，在糖尿病病人的饮食中，碳水化合物占总热量的55% ~ 60%，蛋白质占15% ~ 20%，脂肪占25%，避免粮食越吃越少，而肉类脂肪越吃越多的倾向。

No.6 食物的品种应多样化

宜多食高膳食纤维食物，如荞麦、燕麦、豆类和蔬菜等。这类饮食便于保持餐后血糖不至于太高，而且还有降低体重和通便作用。

190. 少量多餐为何有利于"控糖"？

诗曰：一日三餐成惯例，的确顺应肠和胃。可是餐后血糖升，胰腺负担"费力气"。少量多餐有好处，在于血糖易控制。三餐之间加两餐，水果蛋奶可代替。

注解：少量多餐是糖尿病饮食控制的重要原则之一，这一原则对血糖控制十分有利。少量的意思是每餐少吃点儿，这样就不至于使餐后胰腺的负担过重，血糖也不至于升得太高，从而避免了餐后高血糖。多餐则是在两餐之间加一次缓冲餐，这样既可以避免药物作用达到高峰时出现低血糖，也可避免一天饮食总量过少，影响人的体力和体质。

糖尿病病人最重要的任务就是控制自己体内的血糖，少量多餐是控制血糖的有力武器。少量是减少每一餐进食的分量，可以有效避免餐后高血糖。多餐是指在两餐之间进行一次加餐，这样即可避免下顿餐前出现低血糖。

No.1 少量多餐控制血糖

少量多餐确实对血糖控制十分有利，有时病人的血糖控制不理想，这时候把每天2～3餐的饮食计划改为4～5餐，即使不调整药物，往往也可以改善血糖。少量多餐可以避免一天饮食总量过少，影响体力和体质的同时，还要降低低血糖的风险。

不少人将少食多餐简单地理解为，就是把一天的饮食量根据实际情况分成4～6餐，以避免一餐吃得过多而已；其实，这是不确切的。对于糖友来说，少食多餐一般是指在正常的三餐之间再加入两餐，当然这两餐并不是正餐，也不需要太多的主食副食的配合，一些简单的水果、奶类和蛋类就可以了。它们除了可以提供正餐之外的营养，也可以增加饱腹感，不会让我们在下一次正餐之前感到非常饥饿而胃口大开。

一日三餐的习惯，在我国很早就形成了，是科学的，符合生理和工作的需要。但是少食多餐并不能取代一日三餐，只可以作为补充，即在感到饥饿时适量加餐。一般来说，根据自己的具体情况，均衡营养、三餐定时，确保每餐不过量，在饥饿时适量加餐，这种少食多餐还是很有好处的。

No.2 "一天不少于三餐，一餐不多于100克"

针对主食来说，最好每餐不超过100克，如果每天主食进食量为300克以上，则最好采用每日4～6次餐的方法，即"一天不少于三餐，一餐不多于100克"。同时应该注意合理分配的问题，比如一个人一天吃主食300克，每餐100克的方法比早餐不吃、中午和晚上各吃150克更有利于血糖控制。如果一个人每天进食350克的主食，则最好分成4～5餐合理进行。

糖尿病病人的饮食加餐可以用水果、鸡蛋、豆制品等副食来代替主食，具体加餐时间可放在两餐之间或者主餐之间，比如上午10点左右、午餐之前、午睡之后、晚餐之前。

191. 糖友如何计算一天应该摄入的总热量？

诗曰：计算一天总热量，看看糖友瘦或胖。体质指数作参考，超二十八算肥胖。活动强度有大小，不同职业不同量。通过计算并对照，便可得出"日入量"。

注解：糖尿病病人必须进行总热量的控制，那么他们到底应该怎样决定每天应摄取多少热量呢？习惯上按体重和体力活动的情况来计算全日能量需要量（千卡，kcal），1 千卡 =4.2 千焦。详细计算方法可以通过三个公式计算出来。

第一个公式：计算标准体重——标准体重（千克）=身高（厘米）–105。

第二个公式：体质指数（BMI）——BMI =体重（千克）/ 身高（米）^{2}。

国际标准是< 25 为正常体重，> 25 就是超重，> 30 即可诊断为肥胖症。而亚洲人的体形与欧美人不同，所以我们亚洲人的肥胖诊断标准为 BMI < 23 是正常，23 ~ 25 为超重，BMI > 25 就是肥胖。中国人虽属于亚洲人种，体质指数的正常范围上限应该比亚洲标准低些。我国体质指数的正常指标是 18 ~ 24（男女都一样）；偏重体质指数范围是大于 24 小于 28；肥胖体质指数是大于 28；偏瘦体质指数是小于 18。

第三个公式：计算每天能量需要量——全日能量需要量（千卡）=标准体重（千克）× 单位标准体重能量需要量（千卡 / 千克）

表 1 单位标准体重能量需要量　　　　单位：千卡 / 千克

体重特点	热量			
	卧床	轻体力	中体力	重体力
消瘦	20 ~ 25	35	40	45 ~ 50
中等	15 ~ 20	30	35	40
肥胖	15	20 ~ 25	30	35

糖友可根据自己的体重特点以及每天的活动强度，先计算出每天到底应该摄取多少热量，然后再进一步计算自己对各种食物应该吃进多少才比较适宜。单位标准体重能量需要量如表 1。

体力活动强度分轻、中、重三等——轻体力活动：如办公室职员、教师、售货员，或与其相当的体力活动。中体力活动：学生、司机、外科医生、体育教师或与其相当的活动量。重体力活动：建筑工人、搬运工、冶炼工、重农活、运动员、舞蹈者，或与其相当的活动量。

现举例如下：

周先生 44 岁，身高 170 厘米，体重 85 千克，是中学教师，患病 4 年，一直采用单纯饮食治疗，没有出现明显的并发症。

周先生的标准体重 = 170-105 = 65（千克）；

BMI = 85 ÷（1.70）^{2} = 29.4，属于轻度肥胖，教师职业为轻体力劳动，对应的热量为 20 ~ 25 千卡 / 千克；

每日所需总热量 = 65×（20 ~ 25）= 1300 ~ 1625（千卡 / 天）。

192. 怎样根据总热量合理搭配一日三餐？

诗曰：根据每天总热量，三餐分配要恰当。碳水化物五六成，余下蛋白脂肪量。若按三餐早中晚，三份"平摊"也适当。进餐时间应固定，利于控糖较稳当。

注解：我们根据身高、体重、体力劳动的轻中度计算出来每日所需的总热量，那么，怎样根据这个总热量来合理配餐呢？

No.1 确定三大营养素的比例

蛋白质、脂肪和碳水化合物均能给机体提供热量，统称为三大营养素。当人体内三种营养素摄入量都适合时，才能维持理想的体重。

碳水化合物应占全天摄入总热量的 55% ~ 65%；

蛋白质应占全天摄入总热量的 10% ~ 15%；

脂肪应占全天摄入总热量的 20% ~ 30%；

三大营养素所产生的热量为：1 克碳水化合物 = 4 千卡；1 克脂肪 = 9 千卡；1 克蛋白质 = 4 千卡（1 千卡 = 4.2 千焦）。

No.2 确定三餐的热量分配比例

每日所需总热量计算好后，可以按照自己的饮食习惯，按早、中、晚各占 1/3，或早餐 1/5，午餐、晚餐各 2/5 的比例来分配。上面计算出周先生每日所需的总热量是 1300 ~ 1625 千卡，如果按早、中、晚各 1/3

的比例来分配三餐的热量，即

早餐的热量＝（1300～1625）×1/3＝433～542（千卡）；

午餐的热量＝（1300～1625）×1/3＝433～542（千卡）；

晚餐的热量＝（1300～1625）×1/3＝433～542（千卡）。

三餐热量摄入比例确定后，不要随意更改，要严格按照规定进食，并且要在相对固定的时间进餐，总热量保持不变。不要将三餐并作两餐吃，以免打乱身体的代谢，对血糖控制不利。

193. 糖友每天吃多少粮食比较适宜？

诗曰：糖友需要控"主粮"，并非越少越精良。每天主粮吃多少，病人情况细衡量。中年偏胖活动少，每天大约吃五两。年轻偏瘦出力多，一日可以吃八两。

注解：1两=50克。糖尿病病人必须控制主食，那是不是每天吃的粮食越少越好呢？实际上并非如此。现在多数人主张糖尿病病人饮食热量组成中，粮食所占的比例在50%～60%比较适宜。具体地说每个糖尿病病人每天主食摄入量一般应在200～400克，男性，年纪轻，偏瘦而且体力活动量较大者可以每天进主食350～400克；女性，年龄大，偏胖而且体力活动量较小者每天宜进主食200～250克。应提醒的是，此处主食是指干重，而不是成品主食的重量，病人或家属可准确称量一定量的干粮食，做成米饭或者面食，以对这些粮食制成的主食有个重量或体积上的比较确切的概念，以后则可以此为准。在计算主食入量时，少量的豆腐、粉条、土豆可不予计算，但在较大量进食此类食物时，还应适当减少主食量。

194. 是不是主食吃得越少越好？

诗曰：主食越少就越好，这种想法搞错了。容易"饿"出酮血症，以"副"代"主"血脂高。酮症可致酸中毒，血脂增高伤心脑。并非副食可多吃，合理控制应知晓。

注解：有些病人认为糖尿病饮食治疗是以控制主食摄入量来达到控制血糖升高的目的，饭吃得越少对血糖控制得越好，他们一日三餐只控制主食的摄入，甚至常年每餐只吃 25～50 克主食。

其实，这种认识是错误的。糖尿病营养治疗的首要原则是控制总热量的摄入，这表明不仅主食的量要控制，副食的量同样也需要控制，不能因为副食含糖少，就随意多吃。主食（米、面等）固然是热量的主要来源，但副食（鱼、肉、蛋、奶、各种坚果，等等）所含的热量同样不可忽视。1 克碳水化合物产 4 千卡热量，1 克蛋白质也产 4 千卡热量，而 1 克脂肪可产 9 千卡热量（1 千卡 = 4.2 千焦）。如果不吃主食或进食过少可能会造成 2 种结果：一是由于主食摄入不足，人体总热量无法满足机体代谢的需要，从而使体内蛋白质、脂肪过量分解，导致身体消瘦、营养不良，甚至产生饥饿性酮症；二是由于认为自己已经控制了饮食量，从而对副食放松警惕，使每日总热量远远超过控制范围，而且脂肪摄入过多也易引起高脂血症及心脑血管疾病，最终导致饮食控制失败。

所以，糖尿病病人饮食控制主要是指控制摄入食物所产生的总热量与含热量较高的脂肪。对于含较多复合碳水化合物的主食来说，升血糖速率相对较慢，在总热量范围内适当控制，但不必过分限制。一般来说，每日主食摄入量不应少于 200 克。

195. 是不是吃馒头比吃米饭使血糖升得更高？

诗曰：只吃米饭惧馒头，原来计算不对头。主食斤两按生重，生重熟重相差多。大米面粉蒸熟后，两者增重差好多。米面都用五十克，百三米饭七五馍。

注解：有些病人吃馒头后自测血糖比吃米饭后血糖值要高，就认为馒头升血糖的能力比米饭强，从而只吃米饭不吃馒头，甚至不吃所有面食。

其实，这种认识和做法是不正确的。同等重量的面粉和大米所含碳水化合物、血糖指数非常相似，对血糖的影响没有特别大的差异。出现上面情况可能有 2 种原因：第一，测量未在同等情况下进行。除了主食分别为米饭、馒头外，只有当其他诸多条件不变的情况下监测血糖，结果才较为可信。第二，未搞清生重熟重。一般情况下我们计算食谱时所说的重量指生重，50克的面粉与50克的大米所提供的热量相近，升血糖的能力也没有大区别。但50克的面粉蒸成馒头重量增加到75克左右，而50克的大米蒸成米饭重量可达130克左右（根据含水分多少重量略有不同）。由此可见，如果同样吃75克蒸煮熟的馒头和米饭相比，显然馒头提供的热量更多，升血糖的能力更强。

所以要注意，计算主食摄入量时按生重，如果就想用熟重，记住上面简单的换算公式。不要轻易放弃一大类食物，那样会使您的食谱变得单调乏味，影响营养治疗的顺利进行。

196. 糖友吃哪些副食时需要减少主食？

诗曰：主食计算虽精当，得数并非死杠杠。一类副食含糖高，吃后血糖易"起浪"。二类脂肪含量高，增脂生酮身发胖。进食两种副食后，主食就需减少量。

注解：糖尿病病人往往把每顿主食的量计算得很好，但是需注意的是，这个量不是一成不变的，特别是在进食两类副食后，主食需要减量。这两类副食品，一是糖分含量高的，二是脂肪含量高的。

吃了含糖量高的副食会直接影响血糖，引起血糖波动，特别是使得餐后血糖升高。红豆、绿豆、薏米、白薯等含糖量均在20%以上，土豆、山药、芋头、菱角、蚕豆、豌豆等含糖量也在15%以上。另外，腐竹、粉皮、蘑菇、木耳、淀粉等含糖量也不少。这些副食不宜吃得太多。

含脂肪过高的副食品摄入过多会引起体重增加、血脂升高，而且脂肪在体内也能变成糖，还能产生酮体，所以过多食用不好。含脂肪过多的食物包括动物油、植物油、芝麻酱、肉类（特别是肥猪肉、鸭肉、鹅肉）、蛋黄及坚果（如花生、瓜子、榛子、松子）等。

糖尿病病人，特别是超重或肥胖的糖尿病病人，在进食较多上述副食后，一定要适当减少主食。

197. 糖友进餐的顺序该如何安排？

诗曰：糖友大多会注意，哪些食物应控制。然而进餐易忽略，吃饭也要讲顺序。在此提醒糖友们，先菜后饭进入胃。然后吃肉再喝汤，饱腹控糖皆有利。

注解：糖友们大多都知道糖尿病的"食谱"，哪些该吃，哪些该少吃，哪些不该吃都是心中有数的。然而，糖友们往往忽略了进餐顺序，对饭、菜、汤"进口""入肚"的先来后到并不讲究。其实，正确的进餐顺序能够帮助糖友减少食物的摄入，还能增强其饱腹感，使糖友的饥饿感大大减低。这对于糖尿病血糖的稳定、病情的控制有着重要的意义。

糖友进餐若按如下的顺序进行，就可以很好地控制饮食：即以"蔬菜→主食→肉类→汤"这种顺序进食，能够缓解糖友的饥饿感，并且依从性也比较好。首先吃富含膳食纤维的蔬菜，可以增加糖友的饱腹感，进而能够减少后面主食的进食量，因此在吃饭时先多吃一些蔬菜。蔬菜里面含有较多的膳食纤维，可延长碳水化合物的分解时间，从而延迟糖分在小肠里的吸收，进而延缓了餐后血糖剧烈升高。接下来就是要进食主食，而主食尽可能多地选择干的、膳食纤维丰富的食物，比如小米饭、杂粮馒头、窝头等，这些食物在胃中停留的时间较长，满足饱腹感的同时，还能延缓血糖升高的速度。

由于糖尿病病人需要控制全日总能量的摄入，所以要对高油、高脂的食物减少摄入，肉类的选择应以瘦肉为主，而把肉类放在主食后面食用，其主要是为了减少油脂的摄入。烹调方法多选择蒸、煮、炖的方式。

最后便是汤的摄入，最后喝汤能够很快有饱的感觉，对于防止餐后血糖升高有很大的帮助。

198. 植物油就不需要限制吃吗？

诗曰：素油虽比荤油棒，但也不能不限量。两种食油皆脂肪，素油同样产热量。每克素油9千卡，滥吃超重或肥胖。一天素油限半两，"膳食指南"下定量。

注解：有些病人认为，植物油中含有丰富的不饱和脂肪酸，比动物油好，因此不需要限制植物油的摄入，只要不吃或少吃动物油，就不会有问题。

这种认识是不正确的。植物油含有大量的不饱和脂肪酸，从营养健康角度来讲确实要明显好于动物油。但这不代表植物油可以不限量。因为，无论是植物油还是动物油，它们的本质都是脂肪，是脂肪就会产生高热量。如果不加以控制很容易超出每日规定的总热量范围，致使体重增加，影响血糖的控制。植物油虽是素油，但其产生的能量与动物油一样，每1克植物油产生9千卡（37.7千焦）能量。不控制植物油，同样可导致能量摄入超标，造成体内能量过剩，引发超重或肥胖，为高血糖、高血脂的发生和发展"加油"！

所以，动物油能不吃就不吃，能少吃就少吃；对植物油来说，也要按照"中国居民膳食指南"要求而有所限制，每日不超过25克，如果合并有高血脂或脂肪肝，每日植物油摄入量最好控制在20克以内。

199. 糖友吃粗粮有哪些讲究？

诗曰：粗粮有助降血糖，植物纤维在"帮忙"。由于纤维含量高，减慢吸收缓变糖。多吃粗粮有好处，讲究食法要提倡。粗粮细做口感好，粗细搭配有营养。

注解：都说吃粗粮能够帮助糖尿病病人降糖，但是并不意味着顿顿吃粗粮对糖尿病病人就是有益的，糖友吃粗粮也要有讲究地吃。

No.1 吃粗粮也要注意控制总热量

在很多糖尿病病人的印象中，细粮含糖量高而粗粮低，其实两者间碳水化合物的含量并没有明显区别。只是由于粗粮含植物纤维丰富，而丰富的植物纤维可减慢肠道内葡萄糖的吸收。例如进食 100 克馒头约 50% 转变成葡萄糖，同量窝头仅 43% 转变成葡萄糖。饮食治疗的目的在于控制总热量和均衡饮食，而并不在于专门吃以粗粮为主的所谓"糖尿病食品"。其实糖尿病食品中的营养成分与普通食品是没有什么不同的，经过人体内吸收和转化同样可以变成糖分。

No.2 糖友吃粗粮也有讲究

有的病人认为粗粮有益于健康，所以就餐餐吃，一段时间后，虽然血糖较稳定，但人却消瘦了。这是因为粗粮营养虽好，但由于其营养成分都隐藏在坚固的种粒结构中，因而吸收率并不高，对于胃肠功能不太好的老年人，多吃粗粮很可能由于吸收不好而造成营养不良。

让粗粮发挥更好的营养作用，就需要讲究吃粗粮的方法。

首先，要注重粗细粮搭配，在以细粮为主导的前提下，有意识地多选择粗杂粮。一般而言，每日 50 ~ 100 克粗粮即可。

其次，粗粮要细做。粗粮细做可以改善口感，例如，黑米较硬且粗糙，用来煮饭并不太适合，熬粥较好。玉米与面粉混合制成的无糖玉米糕、玉米饼、玉米馒头、玉米面饺子也可常选食。

总而言之，适时适量地吃一些粗粮和杂粮，才是健康的饮食方式。

No.3 应用同样的杂粮替代白米白面

不同粮食中所含的淀粉和热量差异并不大，如 100 克粮食的淀粉含量都在 70% ~ 80%，而杂豆也在 60% 左右。所以说，吃一样量的杂粮和精白大米，它们摄入的淀粉量也应差不太多。对于糖尿病病人而言，每日饮食的碳水化合物总量必须严格控制，决不能以为吃杂粮就可以随心所欲地多吃。

糖尿病病人正确吃杂粮的做法是，至少是用同样数量的杂粮来替代过去所吃的白米白面，最好能够比此前所吃的粮食总量略有减少。比如说，原来每天吃 250 克大米（两碗半白米饭），现在改成 200 克甚至 150 克杂粮。因为杂粮的饱腹感更高一些，它完全可以在减量的同时避免饥饿，避免发生低血糖。

200. 为什么糖友的早餐不宜常年喝粥?

诗曰:早餐常年喝稀饭,南方几省成习惯。糖友早餐单喝粥,餐后控糖很难办。原来稀粥易消化,饭后血糖似"导弹"。干稀搭配较合适,煮粥可别熬太烂。

注解:在我国南方,特别是粤、琼、桂等省,有早餐单喝粥的习惯。然而,糖友早餐单喝粥却不很恰当,特别是早餐常年喝粥可能会影响"控糖"。医学工作者做过一项试验,结果表明,进食干饭者,饭后血糖较平稳,基本上达到较好的控制水平;喝粥者,饭后血糖有明显的升高。对糖友来说,早餐后和午餐前的血糖是一天中较难控制的。尤其是早晨,身体中各种对抗胰岛素的激素分泌较多,肝脏又会调动较多的葡萄糖进入血液,因此糖友的早餐如能进食以干饭为主的主食,就有利于这段时间的血糖控制,进而有利于全天的血糖控制。

有研究发现糖友吃粥后的血糖比吃等量干饭的血糖明显升高。因此,糖友早餐进食干饭有利于血糖控制。这是为什么呢? 原来食物血糖生成指数的高低受许多因素影响,例如食物的种类、生熟、加工方法等。加工时间越长、温度越高,血糖生成指数越高。而大米稀饭加工时间比米饭时间长,颗粒变小,易于吸收,血糖生成指数高,所以吃稀饭后血糖升高快。研究发现,"淀粉糊化程度"(在加工过程中,淀粉颗粒在水和热的作用下,有不同程度的膨胀,有些淀粉颗粒甚至破裂并分解,变得很容易消化)越大,如煮粥时间越长,血糖生成指数越高,对血糖影响越大。又如"颗粒大小"也会对其产生影响———食物颗粒越小,越容易被水解吸收,其血糖生成指数也越高,故食物不宜太精细。

但是这不表明糖友就不能喝粥了,养生专家提醒糖友在喝粥的同时,最好干稀搭配(如稀饭配馒头或烙饼),同时多吃富含膳食纤维的蔬菜,这样,血糖生成指数可以降低,既满足了口感,又较好地控制了血糖。

这里还给爱喝粥的糖友介绍几个喝粥不升糖的小窍门:首先,煮粥的时间不可以过长,这主要是因为粥熬的时间越长,越黏糊,淀粉的性质发生改变，被人体吸收后，餐后血糖升高的速度也就越快。其次，你会发现粥在放凉的过程中会变得黏稠，建议在粥变稠之前喝，道理同上。最后，在煮粥时可以加些青菜、杂粮（燕麦、黑豆、小米等）、鸡肉粒等，这样搭配起来喝，可以延长粥在胃内的停留时间，减慢血糖升高的速度。

201. 糖友"少吃饭多吃菜"可取吗?

诗曰：少吃主食多吃菜，控糖反而出意外。糖友供"能"需主食，少于四两属"亏待"。蔬菜每天吃一斤，一半以上为叶菜。鱼肉荤肴虽无糖，高脂血稠更有害。

注解：糖友之间交流经验，经常会听到这样的话：多吃菜、少吃饭，血糖就会控制好。这样对吗？这里的菜指的是蔬菜，饭指主食。专家指出，"多吃菜、少吃饭"并不是控制血糖的合理饮食方案，糖尿病病人主食要吃够，主食摄入量（指生重）每天不低于 200 克，每天吃 400 ~ 500 克蔬菜，且一半以上为叶菜。主食吃得太少反而不利于血糖控制。

饮食控制是治疗 2 型糖尿病的基础，尤其对于肥胖和超重病人。但饮食控制绝不是简单的不吃或少吃含碳水化合物的主食，而是控制全天的总热量。也就是说，要把当天从饮食中摄入的总热量控制在恰好满足当天的生理活动和体力活动所需要热量的范围内，刚刚够用，没有剩余。更有些糖友把"多吃菜"的"菜"认为系包括蔬菜和荤菜，即除了主食（饭）之外，餐桌上面的都是"菜"。这么一来，"多吃菜、少吃饭"就更加不利于血糖的控制和病情的改善了。他们觉得吃菜不会导致血糖升高，实际上每 50 克鱼、肉、鸡蛋所提供的热量都相当于 100 克粮食产生的热量，如果副食摄入过多，再吃粮食，哪怕吃得再少，热量也必超无疑。其结果是，血糖虽然在一定程度有所控制，但血脂、血液黏稠度却随着副食中脂肪与蛋白质的增加而不断升高，从而引发血脂紊乱、脂肪肝、胆囊炎、胆石症及动脉硬化，心脑血管并发症（如冠心病、脑梗死）也会纷至沓来，对健康与生命构成威胁。

糖尿病病人主食中的碳水化合物，应占全天总热量的 50% ~ 60%。

当然，2 型糖尿病病人适当"多吃菜"是可取的，但要以素菜为主，避免进食含高胆固醇的食物（如动物内脏、鱼子、蛋黄等），烹调油宜选用含不饱和脂肪酸的植物油（如玉米油、花生油、黄豆油等）。

202. 日常的各种食物的含糖量是多少？

诗曰：食物含糖量多少，且看下面分类表。米面含糖当然高，甜食含糖也不少。几种豆类糖略高，鱼肉蛋类含糖少。其他食物含糖量，可以逐项细细找。

注解：现将日常食物含糖量列举如下。

日常食物含糖量（每百克食物含糖量）：

蔬菜水果类——1%：南瓜、紫菜、生菜。2%：小白菜、小油菜、菠菜、芹菜、青韭、蒜黄、窝笋、黄瓜、西红柿、西葫芦、冬瓜、菜瓜、茴香、卷白菜。3%：大白菜、韭黄、鲜雪里红、茄子、小红萝卜、角瓜、瓠子、鲜蘑菇、豌豆苗、酸菜、塌棵菜。4%：洋白菜、韭菜、绿豆芽、豆角、西瓜、甜瓜、菜花、扁豆荚、茭白、春笋、油菜、空心菜。5%：丝瓜、小葱、金花菜、青椒、青蒜、青梅、韭菜花。6%：白萝卜、青水萝卜、大葱、韭菜苔、冬笋、草梅、桃、枇杷、黄豆芽。7%：香椿、香菜、毛豆、黄桃子、黄胡萝卜。8%：生姜、洋葱头、红胡萝卜、樱桃、柠檬。9%：橙子、菠萝、李子、莲蓬、榨菜、蒜苗。10%：葡萄、杏。11%：柿子、沙果。12%：梨子、桔子、豌豆、橄榄。13%：柚子、苹果。14%：荔枝、山药。15%：苹果。16%：土豆。17%：石榴。20%：香蕉、藕。22%：红果。

米面类——大米 76%，小米 77%，馒头 49%，面条 57%，玉米面 72%，富强粉 72.9%，糯米粉 72.9%，面包 93%，馄饨皮 56.2%，血糯米 73.6%。

蛋类——鸡蛋 1.3%，鸭蛋 1%，蛋清 1.2%。

豆制品类——豆腐 3.0%，豆腐丝 7.0%，百页 7.0%，豆腐脑 1.0%，豆腐花 1.0%，豆腐衣 12.1%，豆腐干 4.1%。

肉类——猪肉 1%，猪肝 3.0%，猪肚 2.0%，兔肉 0.2%，鸽子 1.8%，

鹌鹑 1.8%，鸡肝 2.1%，鸡翅 0.1%，鸡爪 2.7%，百叶 5.2%，羊肉 1.0%，鸭舌 0.8%，鸭肉 0.1%，鸭肝 6.8%。

水产类——螃蟹 1.0%，鲫鱼 0.1%，黄花鱼 0.3%，带鱼 2.1%，干贝 15.2%，青鱼 2.3%，鲜贝 3.4%，鱿鱼 2.4%，河虾 0%，蛏肉 2.4%，鲤鱼 0.2%，虾 0.1%，蛤蜊肉 21.7%，对虾 0.2%，鱿鱼 2.0%，虾皮干 9.1%，海蜇 4.1%，海参 1.0%，鳝丝 0.6%，黑鱼 0%，目鱼 1.4%，海带 22.4%，虾仁 0%，螺蛳肉 1.52%，甲鱼 26.6%。

调料——15 克酱油含 0.8 克，10 克麻油含 0 克，10 克植物油含 0 克，10 克糖含 10 克，10 克猪油含 10 克，100 克姜含 10.8 克。

甜食类—— 冰淇淋 23.8%，蛋糕 64%，巧克力 57.2%。

饮料类—— 牛奶 6.1%，豆浆 2.1%，麦乳精 37.7%。

203. 何为食物血糖指数?

诗曰：食物变为葡萄糖，速度能力有短长。葡糖"指数"定一百，其他食物相衡量。含糖食物 50 克，吃后 2 时做测量。速度快捷升幅大，生糖指数便高扬。

注解：食物血糖指数（升糖指数），英文缩写为 GI，指的是人体食用一定量食物后引起的血糖反应程度。其实它是衡量食物引起餐后血糖反应的一项有效指标，GI 是指 50 克含糖的食物与相当量的葡萄糖或白面包在一定时间内（一般为 2 小时）体内血糖反应水平百分比值，是一个比较而言的数值，反映了食物与葡萄糖相比升高血糖的速度和能力，通常把葡萄糖的血糖指数定为 100。

为什么食物的血糖指数会有差别呢? 这是因为食物中含有不同量和不同类型的糖，其中有单糖、双糖、寡糖和多糖。不同的糖会导致食物在肠道内消化吸收的速度有快有慢。

因此，餐后血糖上升值也不相同。同样是单糖，葡萄糖可被直接吸收，并且直接升高血糖，而果糖则从肠道被吸收后，要进入肝脏转化为葡萄糖才能使血糖升高。

食物的血糖指数主要反映的是食物对人体血糖的影响，将食物对血糖影响程度的高低，分别用高、中、低血糖生成指数来表示。其中，低血糖指数的食物在人体内消化最慢，吃入这类食物后，较另两类食物，血糖上升的速度最缓慢、升高幅度最小，从而能够很好地控制血糖，对健康人群也同样有益。

高血糖指数：血糖指数大于 70。高血糖指数的食物如精制谷类、糊化薯类、西瓜等。

中血糖指数：血糖指数在 55 ～ 70。中血糖指数的食物如谷类、果类蔬菜、薯类、香蕉等热带水果。

低血糖指数：血糖指数小于 55。低血糖指数的食物如粗粮、豆类、乳类、绿叶蔬菜；以及苹果和猕猴桃等含果酸多的水果。

204. 常见食物的血糖指数各为多少？

诗曰：GI 高低分三种，高为七十低五五。中等五五到七十，糖类谷类"高为伍"。西瓜南瓜土豆泥，升糖指数"往高走"。常见食物标数字，就是常见 GI "谱"。

注解：上则已经介绍了血糖指数分高、中、低三种，大于 70 为高血糖指数的食物，血糖指数小于 55 为低血糖指数的食物，故诗的第二句为"高为七十低五五"。现将常见食物的血糖指数（glycemic index，GI）介绍如下。

糖类：葡萄糖 100.0、绵白糖 83.8、蔗糖 65.0、方糖 65.0、麦芽糖 105.0、蜂蜜 73.0、胶质软糖 80.0、巧克力 49.0。

谷类及制品：面条（小麦粉，湿）81.6、面条（全麦粉，细）37.0、面条（小麦粉，干，扁粗）46.0、面条（强化蛋白质，细，煮）27.0、馒头（富强粉）88.1、烙饼 79.6、油条 74.9、大米粥（普通）69.4、大米饭 83.2、糙米饭 70.0、黑米饭 55.0、糯米饭 87.0、大米糯米粥 65.3、黑米粥 42.3、玉米（甜，煮）55.0、玉米面粥（粗粉）50.9、玉米片（市售）78.5、小米（煮饭）71.0、小米粥 61.5、荞麦面条 59.3、荞麦面馒头 66.7。

薯类、淀粉类及制品：马铃薯 62.0、马铃薯（煮）66.4、马铃薯（烤）60.0、马铃薯（蒸）65.0、马铃薯泥 73.0、马铃薯片（油炸）60.3、马铃薯粉条 13.6、甘薯（红，煮）76.7、炸薯条 60.0、藕粉 32.6。

豆类及制品：黄豆（浸泡，煮）18.0、豆腐（炖）31.9、豆腐（冻）22.3、豆腐干 23.7、绿豆 27.2、蚕豆（五香）16.9、扁豆 38.0、青刀豆 39.0、黑豆 42.0、四季豆 27.0、利马豆（棉豆）31.0、鹰嘴豆 33.0。

蔬菜类：甜菜 64.0、胡萝卜 71.0、南瓜 75.0、山药 51.0，雪魔芋 17.0，芋头（蒸）47.7，芦笋、绿菜花、菜花、芹菜、黄瓜、茄子、鲜青豆、莴笋、生菜、青椒、西红柿、菠菜均 < 15.0。

水果类及制品：苹果 36.0、梨 36.0、桃 28.0、杏干 31.0、李子 24.0、樱桃 22.0、葡萄 43.0、葡萄（淡黄色，小，无核）56.0、葡萄干 64.0、猕猴桃 52.0、柑 43.0、柚 25.0、菠萝 66.0、芒果 55.0、香蕉 52.0、香蕉（生）30.0、芭蕉 53.0、西瓜 72.0、巴婆果 58.0。

乳类及乳制品：牛奶 27.6、牛奶（加糖和巧克力）34.0、全脂牛奶 27.0、脱脂牛奶 32.0、低脂奶粉 11.9、降糖奶粉 26.0、老年奶粉 40.8、酸奶（加糖）48.0、豆奶 19.0、酸乳酪（普通）36.0。

方便食品：白面包 87.9、面包（全麦粉）69.0、面包（70% ~ 80% 大麦粒）34.0、面包（45% ~ 50% 燕麦麸）47.0、面包（混合谷物）45.0、棍子面包 90.0、苏打饼干 72.0、酥皮糕点 59.0、爆玉米花 55.0。

混合膳食：馒头＋芹菜炒鸡蛋 48.6、饼＋鸡蛋炒木耳 48.4、饺子（三鲜）28.0、包子（芹菜猪肉）39.1、牛肉面 88.6、米饭＋鱼 37.0、米饭＋红烧猪肉 73.3、猪肉炖粉条 16.7、西红柿汤 38.0、二合面窝头 64.9。

205. 是否血糖指数越低的食物越好？

诗曰：片面追求 GI 低，其实未必很合理。干饭稀粥为实例，就知 GI 有"玄机"。食物配方和加工，影响 GI 高与低。合理搭配多样化，全盘考虑才在理。

注解：许多糖尿病病人以血糖指数（GI）值作为选择食物的唯一"金

标准"，认为凡是 GI 值低的就是好的，尽可以放心食用；凡是 GI 值高的就是不好的，绝对不能吃，甚至以选择低 GI 食品来代替平衡膳食原则。这种观点是片面的，实不可取，应加以纠正。比如，粥的 GI 比较低（大米饭的 GI 为 83.2，大米粥的 GI 为 69.4），但粥却可以明显升高餐后血糖，说明 GI 值也存在"玄机"。

GI 概念存在一定的局限性，其数值仅仅反映了食物本身的特性，并没有包含一日总热量的控制及各类食物的搭配。事实上，食物中各种成分的配方（是否含有谷物或纤维、酸度等）、食物加工技术等都可影响GI 数值。而且，不同食物混合进食后对血糖的影响也不同，而 GI 表所列的数据不能体现各种搭配的结果。

此外，不同类食品的营养价值并没有可比性，不能说血糖生成指数为 18.0 的大豆比血糖生成指数为 40.8 的老年奶粉好。还是应该严格按照糖尿病饮食原则，按比例选择 GI 值低的碳水化合物、蛋白质和脂肪，摄入含膳食纤维较多的低 GI 值蔬菜、水果，控制每日总热量。如果特别喜欢食用某些高 GI 值的食物，就要搭配食用低 GI 值的食物，这样既可以使食物多样化，又能有效控制血糖。

206. 何为血糖负荷?

诗曰：为控血糖选食品，GI 尚非"金标准"。GI 单看食物"质"，食物之"量"却缺损。脱离碳水化物"量"，仅看 GI 失根本。结合"质""量"来评估，血糖负荷更精准。

注解：上面介绍了血糖指数（GI）对血糖的影响，其实 GI 作为选择食物的唯一"金标准"显然还具有片面性。目前认为以血糖负荷（glycemic load，GL）来衡量食物对血糖的影响则更为全面。

血糖负荷（GL）的计算公式为：GL = GI× 碳水化合物含量（克）/100，即摄入食品中的实际可利用碳水化合物的质量乘以食品的 GI 值，再除以 100。得出的数值是：GL > 20 的为高 GL 食物；GL 在 10 ~ 20 的为中 GL 食物；GL < 10 的为低 GL 食物。（GL > 20 对血糖的影响明显；

GL 在 10 ～ 20 对血糖的影响一般；GL ＜ 10 对血糖的影响不大）

前瞻性的人群研究结果表明,长期食用高 GL 食物是罹患 2 型糖尿病、心血管疾病和某些癌症的独立危险因素。餐后血糖水平除了与碳水化合物的血糖指数（GI）高低有关外,还与食物中所含碳水化合物的总量有密切关系。GI 高的食物,如果碳水化合物含量很少,尽管其容易转化为血糖,但其对血糖总体水平的影响并不大。单纯以 GI 高低选择食物可能会产生错误。例如南瓜的 GI 值为 75,属于高 GI 食物,但事实上南瓜中碳水化合物的含量很少,特别是嫩南瓜每 100 克仅含有 5 克碳水化合物,故日常食用量并不会引起血糖的大幅度变化。

由此看来,GI 值仅仅反映碳水化合物的"质",并未反映出实际摄入碳水化合物的"量",脱离碳水化合物含量及食物总体积、含水量等因素,仅看 GI 意义不大。1997 年,美国哈佛大学学者萨尔梅隆（Salmerón）等将摄入碳水化合物的"质"和"量"结合起来,提出了一个新的概念,即血糖负荷（GL）。

与 GI 相比,GL 是一个较新的概念。近年来,将 GI 和（或）GL 应用于营养相关慢性病的预防和控制的相关研究已经取得了一些可喜的成绩。因此,国内有学者指出,如果将 GI 和 GL 的概念纳入现行的糖尿病病人的膳食结构中,能同时定量控制膳食总能量和血糖反应,为糖尿病防治提供一种更科学合理的饮食。

207. 糖友如何应对饮食控制之初的饥饿感？

诗曰：控食之初饿得慌,饥肠辘辘苦难当。长期饱餐成习惯,突然减食"亏"胃肠。最多三周会习惯,坚持忍饥莫"退堂"。饮食疗法要坚信,饿时加餐也无妨。

注解：很多糖尿病病人反映,在进行饮食控制之初,会感觉自己太饿了,简直让人受不了。控制饮食对于人们来说并不是一件轻松的事情,尤其是对糖友来说,控制饮食就是难上加难的事情。

一般来说,糖友在患病之前胃口都不错,多数糖友喜欢吃油腻的东西，患病之后突然就要开始控制饮食，不难受才奇怪，因此，很多糖友会觉得自己饿得不行。当糖友感觉到饥饿的时候，常常会对饮食控制失去信心，甚至由此引起打"退堂鼓"的念头。其实控制饮食也没有想象中那么可怕，因为这种饥饿的感觉并不会维持多久。

（1）糖尿病病人要是能够充分认识到控制饮食的重要性，就会对饮食治疗充满信心，就会克服饥饿感，只要不出现低血糖，坚持这种饮食习惯最多3个星期就会习惯。

（2）咨询医生自己的饮食安排是否合理，一日三餐合理安排，具体哪个时间段特别的饥饿，可以把一顿饭安排在离那个时间段近一点，如果实在难忍，也可以加餐，并养成固定时间进餐的习惯。

（3）选吃一些缓解肠胃排空、减轻饥饿感的蔬菜，如小白菜、生菜、莴苣、芹菜、菠菜、空心菜、油麦菜、芦笋等。这些菜没有什么糖分，可以在饥饿时适当添加。

（4）有时，饥饿的发生与食物选择、搭配或烹饪方法不当有关。这时我们就应该从调整食物血糖生成指数入手，尽量选食血糖生成指数低的食物和避免选用高血糖指数食物或烹饪方法，如尽量选用粗杂粮代替精细粮。

（5）适当增加热量低又能饱腹的瓜果类的摄取量，如苦瓜、黄瓜、冬瓜、南瓜、西红柿等。

（6）饮食口味以清淡为主，降低食欲，缓解饥饿感。

（7）将每餐中的主食"省"出 1/5，作为饥饿时的加餐。

208. 什么叫食物交换份？

诗曰：所谓食物交换份，90 千卡为"一份"。2 两土豆半两米，热量相同均"一份"。1 斤冬瓜 3 两藕，互相交换各"一份"。同类食物任意换，热量相等胃口顺。

注解：食物交换份是目前国际上通用的饮食控制方案，主要用于糖尿病病人和需要控制体重的人在家庭营养治疗时使用。食物交换份是将食物按照来源、性质分成不同类型。同类食物在一定重量内，所含的蛋白质、脂肪、碳水化合物和能量相似。食物交换份的应用将大大丰富人们的日常生活，并将食谱的设计趋于简单化。可以根据自己的饮食习惯、经济条件、季节、市场供应情况等选择食物，调剂一日三餐。在不超出或保证控制全天总热量、保证充足营养的前提下，使膳食丰富多彩。

食物交换份将食物分成不同类型，每类食物均确定1个交换单位，每1个交换单位所含热量大致相仿，约90千卡（376.7千焦），称为"交换份"，同类食物可以任意互换。表2常见的各类食物交换份表（热量90千卡/交换份）可供参考。

表2　食物交换份　　　（热量90千卡/交换份）

食物类别	蛋白质/克	食物名称	每份质量/克
谷薯类	2	白米粥	25
		花卷	35
		馒头	35
	2	金银卷	35
		全麦切片面包	35
		切片面包	35
		面条	25
		全麦面包	35
		马铃薯	100
		苏打饼干	25
		窝头	35
		燕麦片	25
		杂豆粥（米＋豆）	25
蔬菜类食品	5	白菜芯	500
		白萝卜	400
		扁豆	250
		菜花	400
		草菇	130
		长茄子	400
		冬瓜	500

食物类别	蛋白质/克	食物名称	每份质量/克
蔬菜类食品	5	胡萝卜	250
		黄瓜	550
		莲藕	150
		毛（青）豆	70
		茄子（圆）	500
		山药	150
		生菜	500
		柿子椒	500
		南瓜	350
		心里美萝卜	400
		油菜	500
		圆白菜	500
水果类食品	1	橙子	150
		干枣	50
		桂圆（龙眼）	120
		橘子	200
		梨	200
		荔枝	180
		芒果	240
		草莓	180
		苹果	200
		葡萄	200
		柿子	120
		桃	220
		西瓜	500
		香蕉	160
鱼禽畜类食品	9	草鱼	80
		鲳鱼（平鱼）	80
		带鱼	70
		对虾	160

食物类别	蛋白质/克	食物名称	每份质量/克
鱼禽畜类食品	9	黄花鱼	150
		鸡翅	70
		白切鸡胸	80
		基围虾	160
		鲫鱼	130
		鲤鱼	80
		牛肉	50
		排骨	50
		瘦猪肉	50
		虾仁	35
奶类及奶制品	5	袋奶	240mL
		奶牛奶（奶粉冲杯）	160mL
大豆类	9	北豆腐	100
		豆腐丝	50
		豆浆	400
		干腐竹	20
		鸡蛋	60
		松花蛋（切开）	55
		鸭蛋	55
坚固类食品	4	瓜子	16
		核桃	15
		核桃仁	15
		花生米	15

按照食品交换份法，同类食品可以按照份数相等的原则进行交换，这种交换叫作食物的等值交换。例如，25克大米和100克马铃薯都为1份，所以在确定谷类（粮食类）食品时25克大米和100克马铃薯就可以互相交换。也就是说，可以吃25克大米或者吃100克马铃薯。但是应当注意，不同类食物之间不可互换，如25克大米则不可和500克白菜互相交换。

209. 如何使用食物交换份？

诗曰：如何使用"交换份"，几个步骤依次"运"。
按照每日总热量，查出应该进几"份"。分配食物制食谱，
营养口味皆随顺。三餐食谱多样化，控"热"适口相归并。

注解：懂得了什么是食物交换份，如何使用它也就不难掌握了。食物交换份给我们提供热能90千卡（376.7千焦）的各种食物的重量，让我们能在日常生活中自由调换，这样既能使我们的饮食种类丰富多彩，以享受正常人进食的乐趣，又不至于热量摄取过多或者过少。通常将食物分为四大组（八小类），如表3、表4。

表3　食物交换的四大组（八小类）内容和营养价值

组别	类别	每份重量/克	热量/千卡	蛋白质/克	脂肪/克	碳水化合物/克	主要营养素
谷薯组	谷薯类	25	90	2.0	—	20.0	碳水化合物、膳食纤维、B族维生素
蔬果组	蔬菜类	500	90	5.0	—	17.0	矿物质、维生素
	水果类	200	90	1.0	—	21.0	维生素、矿物质、膳食纤维
肉蛋豆奶组	大豆类	25	90	9.0	4.0	4.0	蛋白质、膳食纤维
	奶制品	160	90	5.0	5.0	6.0	蛋白质、钙
	肉蛋类	50	90	9.0	6.0	—	蛋白质、脂肪
油脂组	坚果类	15	90	4.0	7.0	2.0	脂肪、维生素E、矿物质
	油脂类	10	90	—	10.0	—	脂肪

表 4　不同热量糖尿病饮食内容举例

热量/千卡	交换/份	谷薯类		蔬果类		肉蛋豆类		奶类		油脂类	
		重量/克	交换/份	重量/克	交换/份	重量/克	交换/份	重量/克	交换/份	重量/克	交换/份
1200	14	150	6	500	1	150	3	250	1.5	20	2
1400	16	200	8	500	1	150	3	250	1.5	20	2
1600	18	250	10	500	1	150	3	250	1.5	20	2
1800	20	300	12	500	1	150	3	250	1.5	20	2
2000	22	350	14	500	1	150	3	250	1.5	20	2
2200	24	400	16	500	1	150	3	250	1.5	20	2

注: 1 千卡 =4.2 千焦。

关于每日需要的总热量之计算方法，在本书第 192 则做了介绍，并举周先生为例进行演算。根据其体重及活动强度，算出其每日需要的总热量为 1300 ～ 1625 千卡 / 天。

从得出的数值，周先生每天需要的食物份数为 18 份（该病人每天所需的总热量为 1300 ～ 1625 千卡，这里取的数值为 1600 千卡，在合理的范围内，也方便计算）。

1. 食物交换份的份数：食物交换份的份数＝每日需要的总热量（千卡）÷ 90（千卡）= 1600 ÷ 90 ≈ 18（份）。

由得出的数值，我们就知道病人周先生每天所需要的食物份数约为 18 份。

2. 分配食物：计算出食物交换的份数，就可以根据自己的饮食习惯和口味来选择并交换食物。通过前面的计算我们知道周先生每天所需要的总热量为 1600 千卡，查"不同热量糖尿病饮食内容举例表"1600 千卡一栏，得出病人周先生每天需要主食 250 克（计 10 份），蔬菜 500 克（计 1 份），肉蛋豆类 150 克（计 3 份），牛奶 250 克（计 1.5 份），油脂 20 克（计 2 份），一共 17.5 份，约合 18 份。

3. 制订食谱：确定好食物种类并计算出每天的食物量后，再结合"食品交换的四大组（八小类）内容和营养价值表"，以及上一则（208）的食物交换份表，就可以用这些食物制订食谱了。

210. 糖友饮食的"手掌法则"是什么?

诗曰:"手掌法则"简便多,不算不称便下锅。蛋白一天一掌心,主食一顿一拳头。油脂一个拇指尖,两指并拢瘦肉"坨"。蔬菜每天一两捧,水果每日一拳头。

注解:一种新近的饮食搭配方法——"手掌法则",即利用自己的两只手,就可以基本确定每日所需食物的量了,不用细算细称那么麻烦。虽然这种方法不是非常精确,但却比又算又称的"食物交换份法"来得简单、实用。

主食:一顿一个拳头。

普通成人一天的主食(即碳水化合物)为 250 ~ 300 克。糖尿病病人每顿吃的淀粉类主食(如馒头、花卷、米饭等),一个拳头大小就够了,一天吃 2 ~ 3 个拳头量的主食就差不多了。

蛋白质:一天一个手掌心。

一个人每天摄入的蛋白质质量大约每千克体重 1 克。如果你的体重有 50 千克,那么一天 50 克蛋白质差不多就够了,50 克蛋白质如果换算成肉、蛋或者豆制品,大约相当于掌心大小、小指厚的一块。

油脂:每天一个拇指尖。

我们一天所摄入的脂肪,除了来自于烹饪油,还包括大量的肉类、奶类甚至坚果类。因此,在烹饪时油就不能放太多,一般一个人一天的摄入量控制在一个大拇指尖(第一节)就够了。如果是三口之家,那就是全家一天摄入 3 个大拇指尖的量就够了。

瘦肉量:两指并拢量。

一块与食指厚度相同,与两指(食指和中指并拢)的长度、宽度相同的瘦肉,相当于 50 克的量,可满足一天需要。

蔬菜:一天 1 ~ 2 捧。

两手一捧的青菜量大约有 500 克,每天进食 500 ~ 1000 克蔬菜可满足需要。当然此处所说的蔬菜是指低碳水化合物的绿叶蔬菜,如白菜、菠菜、卷心菜、豆芽等。像土豆、山药、红薯、莲藕等根茎类蔬菜由于淀粉含量较高，应该按主食算。另外，果仁类（如花生米、核桃仁等）油脂含量很高，也不能按蔬菜对待。

水果：每天一个拳头。

200克水果相当于一个拳头大小，一天需要的水果量一个拳头大小就够了。

酒：每次一个指节高度。

糖尿病病人最好不要喝酒，如果一时难以戒掉，也要尽量少喝。最好选择红酒、啤酒等，高度烈性白酒应当禁饮。用标准的杯子作为参照，建议每次以一个指节高度为准。

"手掌法则"具有直观、形象、可操作性强的优点，易学易懂，非常适合在糖尿病病人中普及推广。

211. 消瘦的糖友可以不控制饮食吗？

诗曰：糖友控食别"将就"，但要掂量"胖"与"瘦"。"胖友"必须严把关，"瘦友"适当松尺度。体重达标即"收紧"，并非随意不停步。优质蛋白多摄入，"三高"水平要稳住。

注解：消瘦的糖尿病病人在总热量的控制上适当放宽，以求达到标准体重，但不等于可以不控制饮食，如果不控制饮食，就会导致高血糖、高血脂，形体发胖，易并发高血压等慢性并发症，不利于病情控制。只有在控制血糖、血脂、血压的基础上，适当增加饮食，特别是增加优质蛋白（所谓优质蛋白，详细见第56问）的摄入量，达到增重而不使形体肥胖，使体重控制在标准体重范围内。一旦控制在标准体重范围内后，则不宜继续增加热量的摄入。所以说，消瘦的糖尿病病人不是随意增加饮食，想吃什么就吃什么，而是有选择地增加蛋白的摄入量，同时将血糖、血脂、血压控制在理想的水平上，让病人能健康地生活。

212. 糖友饮宴之忌宜是什么?

诗曰:糖友赴宴要节制,"四多四少"需牢记。少吃多尝控"热量",少荤多素避油腻。少精多粗助饱腹,少酒多茶益"神""气"。带病入席当宾客,吃喝切勿太"放肆"。

注解:逢年过节或亲朋喜庆,糖友往往会被邀而"带病赴宴"。带病入席当宾客就要注意吃喝有度。否则会因为"带病赴宴"而使病情加重。

No.1 糖友赴宴,吃喝有节

糖友在节日里的家宴,或应邀参加亲朋的喜宴,一定要严格控制饮食,这样才不会使血糖升高,病情加重。节日期间家家户户大鱼大肉、煎炸蒸煮,各种佳肴让人食欲大增,这时候糖友千万不要贪吃,要按照平时的规律,一日三餐定时定量。少吃油腻煎炸的食物,适量吃一些鸡肉、鱼肉及瘦肉,多吃蔬菜,尽量避免饮酒。应邀赴宴时,要做到心中有数,不要吃过量。对使用口服降糖药物治疗的糖尿病病人,要按时用药,不可间隔或随意减量,外出也要把药物带上按时服用。含糖多的甜食和水果,尽量少吃或不吃。

No.2 "四多四少",可供参考

有人提出糖尿病病人赴宴应当做到"四多四少",可供参考。

1. 少吃多尝:宴席上丰盛的四高膳食(高热量、高蛋白、高脂肪、高糖)对糖尿病病情控制十分不利。不少糖尿病病人发现赴宴后血糖会有所升高。所以糖友赴宴必须注意控制总热量,一般以低热量、低脂肪、低糖、高纤维膳食为主。面对宴席上的"四高"食品要少吃多尝,这样既饱了口福,也不至于超量。

2. 少荤多素:宴席上鸡鸭鱼肉较多,动物脂肪的含量较高,而且烹调中多采用油炸煎炒,这样脂肪含量更高。高脂肪膳食不仅会增加体重而且会降低体内胰岛素敏感性,升高血糖,还会诱发心脑血管疾病,所以糖友要少吃荤和油炸食品。最好选择蒸、煮、炖、汆、拌、卤加工的食品。宴席上多吃素食，如蔬菜类、菌类、豆制品等。因为这些食品纤维素高、热量低、营养丰富。

3. 少精多粗：宴席上的主食大多是精细面粉制作的，有的甚至加了奶油、糖、蜂蜜、肉末、果酱等升糖物质。由于精粉血糖指数很高，其血糖指数高达 80 以上，食用后血糖很快上升，故尽量少用。应多食用一些富含膳食纤维素、低血糖指数的粗粮。

4. 少酒多茶：饮酒对糖尿病弊多利少。酒精热量高，大量饮酒往往影响正常进食，引起血糖波动。在病情允许的情况下可饮一小杯干红或啤酒，但应减去 25 克左右主食。最好是以茶代酒。茶具有多种保健功能，如绿茶富含防止机体老化的茶多酚，可利尿、提神、健脑。

213. 糖友下馆子有哪些"讲究"？

诗曰：糖友上街进"食铺"，各种情况应兼顾。选择食谱随病情，时间地点不耽误。可跟厨师相协调，红烧勾芡少光顾。煮的炖的别多吃，凉拌菜品有益处。

注解：由于长期在家控制饮食，有的糖友免不了怀念往日品尝过的佳肴，于是为"改改口味"而独自下馆子"解馋"。不过，糖友下馆子需要注意，在时间安排和选择食谱却有一些"讲究"，现介绍如下。

1. 选择适当的时间和地点：糖友下馆子的时间有讲究，尽量把时间安排在自己平时就餐的时间，避免空腹等待开餐时间过长。

2. 跟餐馆厨师协调：在外面吃饭，食物的配制有时候是可以协调的，比如要求饭馆的厨师多用蒸煮，不要油炸；也可以建议厨师使用低胆固醇的鸡蛋、全麦面包或无皮鸡肉等。

3. 食物替换：不要用薯条、汉堡等当主食，若是嘴馋，可用无脂肪或低脂肪的食物，替换常规的高脂肪食物。应当提醒的是，在外面吃饭时，还要注意附加的调料，比如咸肉酱、果酱等，还有炸薯条等可能会破坏糖尿病病人的营养均衡，要万分注意。

4. 煮和炖别多吃：很多人认为煮出来的菜清淡，但是实际上，由于烹饪时间延长，很可能导致食物中的营养成分被破坏。同时，在餐馆里常见的水煮鱼等菜可能过油过咸，因此不建议糖友常吃这些菜。

5. 红烧、勾芡类应少吃：红烧、勾芡类以及拌沙拉酱的菜品，在控制总量下可少吃。虽然沙拉酱的脂肪含量较高，但在摄入油较少的情况下，可以加一些在菜中调味。一般来说，2～3克淀粉就足够一个汤勾芡的量，对糖友的影响不大，但是如果勾芡的淀粉比较稠，应当计入主食的量。当然，带有"红烧""勾芡""煎炸"这些词汇的菜以及煎炸食品最好还是少吃。

6. 凉拌菜可以多吃：对于糖友来说，这是一种值得推荐的烹饪方法。一般而言，凉拌菜中的油、盐等调味料放得并不多，因此其中的脂肪和钠的总量较容易控制。凉拌前建议将菜用热水焯一下，这样更加卫生。同时，食材中的草酸、嘌呤等对糖尿病病人健康不利的成分都是水溶性的，焯一下能够去掉这些成分。蒸菜作为一种热菜的做法，在加水少，盐分和油控制得当的情况下，营养不容易流失，因此也是一种糖尿病病人可以选择的做法。

214. 糖尿病病人能饮酒吗？

诗曰：糖尿病病人慎饮酒，低度少量才靠谱。酒精易致高血脂，影响肝脏又伤"肚"。酒后血糖不稳定，就得停杯勿沾酒。已有一些并发症，必须绝对戒饮酒。

注解：酒制品的主要成分是酒精，每1克酒精可产生30千焦热量，长时间的饮酒可以使血液中的甘油三酯及低密度脂蛋白水平升高，易致血脂紊乱。而且长期饮酒还会影响肝脏和损伤胃黏膜，那么糖尿病病人究竟能否饮酒呢？

糖尿病病人并非绝对不能饮酒，但是一定要在允许的情况下进行，而且还需要多加注意。

1. 切忌空腹饮酒：空腹饮酒会抑制肝糖原的分解，使血液中的葡萄糖量减少，糖尿病病人可能出现低血糖现象。

2. 选择酒精度数低的酒类：很多病人在亲友聚会期间往往爱饮些高度烈性白酒，这对于糖尿病病人来说是禁忌的，而含糖度低且营养丰富的干红、干白类葡萄酒是一个不错的选择。

3. 注意控制饮酒量：糖尿病病人身体状况特殊，所以在饮酒量方面要格外注意。以每份 10 克为标准计算，糖尿病病人的日饮酒量不超过 1 ~ 2 份，每周也不应超过 2 次。

4. 饮酒时更要注意饮食方面的控制：糖尿病病人每天的饮食都应该均衡，所以糖友饮酒时，饮酒的这部分热量，应在一天的饮食总热量中扣除，以保持每日摄入的热量和营养成分的比例保持相对的恒定。

5. 注意在饮酒后监测血糖：糖尿病病情如果控制不良、血糖不稳定者，应禁止饮酒，并应及时调整治疗方案。

6. 出现下列情况应绝对禁酒：血糖控制差；近来经常发生低血糖；糖尿病酮症，甚至酮症酸中毒等急性并发症；比较严重的慢性并发症；脂肪肝或肝功能损害；血脂异常；有高尿酸血症等。

215. 糖尿病病人要限制饮水量吗?

诗曰：消渴不可少喝水，否则体内便失水。假若失水达两成，可能生命会"脱轨"。老年口渴不敏感，高渗昏迷易"作祟"。糖友心肾未受累，每日应喝 2 升水。

注解：很多糖尿病病人以为只要少喝水，就可以控制多饮多尿症状，于是就盲目地控制饮水量，即使口渴也不愿喝水或尽量少喝水。这样虽然表面上看多饮多尿症状减轻了，但病情却加重了（血容量减少，血糖值升高了）。

首先，应当了解糖尿病病人出现口渴、多饮的原理。糖尿病病人的血糖过高时，从肾小球滤过的葡萄糖超过了肾小管对葡萄糖的重吸收能力，致使大量葡萄糖溶解在尿液中，同时带走了大量的水分，产生渗透性利尿。水分丢失使糖尿病病人感到口渴。糖尿病病人多饮、多尿可以用下面这个因果链来表示: 血糖升高→尿糖出现→尿量增多→失水→血浆渗透压升高→口渴→多饮。糖尿病越严重, 多饮、多尿症状就越明显。

如果糖尿病病人尿量排出过多而不能及时、足量地饮水, 体内失水达到 10% 时, 就会感到口渴、心悸、乏力, 血糖上升; 如果失水达到 20%, 就会出现烦躁、谵妄、昏迷、血压下降, 甚至危及生命。

一些老年糖尿病病人, 因脑动脉硬化使其下丘脑口渴中枢不敏感, 机体在失水、血浆渗透压升高时, 也不觉口渴。由于不能及时饮水, 渗透性利尿仍不断使水分丢失, 血浆渗透压会进一步升高, 病人会出现糖尿病高渗性昏迷。

糖友千万不要少喝水, 如果感到口渴, 就应喝水。特别是在炎热的夏天, 由于出汗较多, 更应该注意多喝水。糖尿病病人也应像普通人一样, 每天平均需要 2500 毫升的水, 饮食中有部分水, 还有 1600 ~ 2000 毫升的水要靠外部饮水供应 (200 毫升杯子 8 ~ 10 杯水)。对于没有合并心肾疾患的老年糖尿病病人, 我们鼓励其多饮水, 每天至少要饮 1500 ~ 2000 毫升。糖尿病病人只有认真治疗, 将血糖控制到接近正常值, 才能真正解决多饮、多尿的问题。

另外, 在摄入蛋白质食物较多、锻炼强度大、出汗多等情况下, 都应适当多喝水。牛奶、豆浆是糖尿病病人补充水分的好饮料。

216. 糖友喝什么饮品才合适?

诗曰: 消渴饮品该喝啥, 白开矿泉或绿茶。牛奶豆浆素咖啡, 脱脂奶品就更佳。不宜以酒当饮品, 只能少量 "涮涮牙"。解渴降糖相结合, 中药泡茶也不差。

注解: 糖尿病病人有 "三多" 的症状。其中一个是 "多饮", 总是感觉嘴巴发干。但是, 什么能喝, 什么不能喝呢?

No.1 水

日常最常喝的是白开水或矿泉水。糖友由于血糖过高, 所以, 就会增加尿量，使糖分从尿中排出。排尿多，身体内水分丢失过多，于是便会觉得口干，这是机体的一种自我保护反应。相应地，如果水喝不够，过多的血糖和血液中的其他含氮废物无法排除，这可能引起严重后果。因此，糖尿病病人不可限制饮水。

No.2 茶

日常最常喝的是绿茶，有的糖友有喝红茶的习惯（往往在红茶中加白糖饮用），但是，若喝红茶只能加甜味剂，不能加糖。茶不仅给人体补充足够的水分，其中还含有多种营养成分，如茶碱、维生素、微量元素，等等。而且茶有提神、健脑、利尿、降压、降脂等多种功效。但睡前最好不要喝浓茶，以免影响睡眠。

No.3 牛奶和豆浆

牛奶和豆浆都是糖友的良好饮料。它们都富含各种营养成分，特别是大量的蛋白质，这对糖尿病病人十分有利。牛奶还能补充钙，这对老年糖友更为有益。所以，提倡糖友喝牛奶或者豆浆。病人在饮用牛奶和豆浆时不能加糖。糖尿病病人若有高血脂、肾功能不良等其他病症，最好喝脱脂奶，不宜多喝植物蛋白较多的豆浆。

No.4 咖啡

咖啡富含对人体有利的多种营养成分，糖友是可以喝咖啡的，也可以作为加餐饮用，但不能过多过频。因为咖啡所含热量高于茶，往往不利于饮食控制。所以，糖尿病病人喝了咖啡，就要控制其他热量的摄入。另外，喝咖啡时只能加甜味剂，不能加糖。

No.5 酒

糖尿病病人一般不宜把酒当作饮料饮用，但若遇有嗜饮酒的糖友，饮酒并非绝对禁忌，可以喝点黄酒、干红，一般一天不超过100克，绝对不能喝烈性酒，或者喝大量啤酒。（其他注意事项在第214则已经做了讲解。）

No.6 中药泡茶

兹介绍适合糖友饮用的 4 种茶饮。①黄玉茶：黄芪 15 克、鲜玉米须 30 克或干玉米须 10 克，小火煮 40 分钟，即可饮用。②番瓜绿茶：番石榴干 10 克，苦瓜干 10 克，绿茶适量，将上述茶料一起放入杯中用沸水冲泡，盖严温浸 20 分钟，即可饮用。③山楂荷草茶：山楂 10 克，荷叶 10 克，草决明 15 克，将上述药材一起放入杯中用沸水冲泡，盖严温浸 20 分钟，即可饮用。④桑菊子茶：桑椹子 15 克，菊花 10 克，枸杞子 10 克，将上述药材一起放入杯中用沸水冲泡，盖严温浸 20 分钟，即可饮用。

217. 糖尿病病人能否吸烟?

诗曰：吸烟导致血糖升，血压蹦高心速"频"。香烟烟雾危害多，血管硬化血"高凝"。血稠血黏"脉"易堵，脑梗心梗时发生。周围神经血管病，"糖尿病足"路难行。

注解：很多疾病都是由于吸烟引起或加重的，而糖尿病也不例外。而且糖尿病病人绝对不能吸烟，有吸烟习惯的糖友必须尽快戒烟。那么，吸烟对糖友有哪些危害呢？

（1）吸烟会刺激肾上腺素分泌，而肾上腺素是一种兴奋交感神经并升高血糖的激素，可造成心动过速、血压升高、血糖波动，对病人十分不利。

（2）长期吸烟可促进糖友的大血管及微血管并发症的发生与发展。糖友本身血管内壁不光滑，血液黏滞度高，红细胞变形能力差，较容易发生血管硬化和阻塞；吸烟会造成血管进一步收缩、痉挛，血液黏滞度也进一步增加，而引起组织缺血、缺氧，加重大血管及微血管病变，最终导致大大小小的血管阻塞。除了大家熟悉的脑梗、心梗外，阻塞了下肢血管就可导致下肢缺血甚至坏死；阻塞了肾脏或眼底血管，就加速了糖尿病肾病及糖尿病眼底病变的进展。

（3）在糖友中，吸烟者发生蛋白尿的风险是非吸烟者的 4.5 倍；吸烟不仅诱发糖尿病肾病，还加快其进展，从而引起肾衰竭，增加死亡率。同时，相关研究表明，香烟烟雾中所含的尼古丁、一氧化碳还能直接造成血管壁损伤，并与血液高凝状态、高血脂、高血压等导致发生动脉粥样硬化的危险因素密切相关。

（4）周围神经病变、血管病变和伤口感染是引发糖尿病足的主要原因。长期吸烟的糖友是较容易发生足部病变的。吸烟会使人体的血管阻塞，导致血液流通不畅，最终导致下肢血管堵塞，故易并发糖尿病足。

（5）糖友本身抵抗力差，易发生各种感染，且感染后不易控制，而吸烟会减弱呼吸道内的屏障功能，引起呼吸道感染，从而增加了糖友的感染风险。

218. 吃南瓜可以降糖吗?

诗曰：传说南瓜能降糖，实验结果却"不详"。南瓜GI七十五，多吃必然会升糖。老瓜糖多嫩瓜少，嫩瓜作菜老当粮。进食老瓜需注意，大量入肚要"减粮"。

注解：诗中末句之"减粮"，乃减去若干主食的意思。"吃南瓜可以降血糖"，这一说法一直在民间流传，导致许多糖友将南瓜视为每餐必备食物，甚至当药吃，以为吃得越多血糖降得越快。由于这种盲目和偏激的做法，使得这些病人血糖不降反升。

根据不同的品种和不同的生长时期，南瓜的含糖量在3% ~ 15%不等。但是南瓜的血糖指数（GI）为75，属于高GI食物。在进食高GI食物后很容易消化，吸收率高，转化为葡萄糖后快速进入血液，会促进餐后血糖迅速升高。加之目前市面上南瓜的种类很多，不易辨认不同种类南瓜含糖量的高低。因此，糖友食用南瓜时应该非常慎重。

那为什么市井流传南瓜能降血糖呢？有人查阅了近年发表的国内外文献发现，从南瓜中提取的南瓜多糖成分可起到降血糖的作用，有研究发现它可以显著降低糖尿病模型小鼠的血糖，同时具有一定降低血脂的功效。但此种物质在南瓜中的比例是很少的，因此大量食用南瓜会导致血糖升高特别是餐后血糖的升高。所以，糖友如果大量吃南瓜，尤其是在主食不减的情况下，用南瓜替代糖尿病药物是非常有害的。

那么南瓜应该怎样吃才不会导致血糖升高，而又对身体有益呢？首先食用不同生长时期的南瓜对血糖的影响是不一样的，从糖含量上看，嫩南瓜为 1.3 ～ 5.7 克，老南瓜为 15.5 克。老南瓜如此高的糖含量，使其可供能量居瓜类蔬菜之首。因此老南瓜是粮，嫩南瓜代菜。对于糖友而言，南瓜有吃嫩不吃老之说。其次，南瓜作为一种蔬菜含水量较多，含糖量仅 3% ～ 15% 不等，所以尽管其血糖指数较高，但血糖负荷并不高，只要相应扣除一部分主食，就可以不必担心引起血糖的升高，故只需把握进食量，用于替代部分主食，如糖友进食 100 克南瓜减去 15 克主食，就可扬长避短，放心吃南瓜。每周进食 2 ～ 3 次，每次 100 ～ 200 克都是切实可行的。

219. 糖友是否可以随意吃花生及瓜子？

诗曰：花生瓜子含糖低，然而含有大量脂。此类皆属高热量，进食过多也不宜。去皮花生西瓜子，含"热"超过羊鸭鸡。含脂零食任意吃，控制"三高"成问题。

注解：不少人都喜欢边看电视边吃花生、瓜子之类的零食。但是糖友对于坚果类的花生、瓜子之类的零食则不能随意"进肚"，少吃则有利，多吃就有害。一般每日进食不带壳的坚果 15 ～ 20 克为宜。无论进食多少，都要严格将其热量计算入全天食物量中。

虽然花生和瓜子含糖量低，但含有较多的脂肪，属于高热量食品，如果随意吃，不按照食物交换份方法减去相应的主食量或者进食过多，都会导致血糖、血脂的增高。每 100 克花生（去皮）含 589 千卡（2465.5 千焦）热量，每 100 克瓜子（去皮）（包括葵花子、西瓜子）所含热量大于 570 千卡（2385.9 千焦），均比同等重量的米饭、猪肉、羊肉、鸡鸭肉所含热量高。不加限制地食用花生和瓜子会增加热量和脂肪摄入，使体重增加、血脂升高，不利于血糖和血压的控制。

有人说南瓜子有降糖作用，市场上还有用南瓜子的保健食品，专用于糖尿病病人，其实南瓜子有降糖功效的观点是错误的。南瓜子虽含有较少的糖及膳食纤维，但也含有较高的脂肪和蛋白质，每100克南瓜子含46.7克脂肪，多食同样不利于控制糖尿病病情。

220. 糖友为何不能吃得太咸？

诗曰：皆知糖友忌食"甜"，其实也忌吃太咸。《千金方》中提"三慎"，其中一慎是"太咸"。现代医学也发现，多盐促"酶"血糖添。"高糖""高钠"易脱水，还会加重肾负担。

注解：大家都知道，糖尿病病人要"限糖"，不要尽尝"甜头"。因此，当医生提醒糖友不要吃得太咸时，便会产生怀疑。往往会反问医生："俺只听说过高血压、肾脏病不能吃得太咸。难道俺们糖尿病病人也跟他们一样不能吃得过咸？"医生会告诉他："的确，习惯上都认为，糖尿病病人应限制食糖量，其实也不能吃得太咸。"中医古籍在谈到糖尿病病人的生活起居时就有一段精辟的论述——唐·孙思邈在《千金方》中指出，消渴病人"其所慎者三：一饮酒，二房事，三咸食及面，能慎此者，虽不服药而自可无他，不知此者，纵有金丹亦不可救，深所思慎之！"这就清楚地指出消渴病人要避免咸食。从现代医学分析，大致有以下一些原因。

（1）糖尿病时，体内糖分不能进入肝脏、肌肉等"糖库"贮藏，它们在血液里到处"游弋"，最终只能通过肾脏排到体外，于是尿液中的糖分便增多了。岂知糖分有利尿作用，会使排尿次数越来越多，尿量也随之增加，一昼夜有几千毫升，形成多尿现象。倘若饮水量稍跟不上，便会发生脱水。在正常情况下，水和食盐的主要成分——钠之间保持着一定的平衡关系。脱水后，体内钠含量相对增加而致盐代谢紊乱，如再吃得太咸，会使盐（氯化钠）在血液中的含量增高，产生"高血钠"。若"高血糖"＋"高血钠"，必然造成细胞脱水情况加重。因盐分在体内积聚，越发加重这种紊乱，对健康不利。

（2）研究表明，过多的盐可增强淀粉酶活性，从而促进淀粉被消化和小肠吸收游离葡萄糖，可引起血糖浓度增高。因此，糖尿病病人不宜多吃盐。

（3）糖尿病可引起肾小球毛细血管硬化的并发症，可使肾小球失去正常功能。倘若大量咸食、食盐进入体内会加重肾脏的负担，加重病情。

（4）糖尿病除了会引起酮症性昏迷外，还会发生高渗性非酮症性昏迷，主要是血糖与血钠突然增高所造成的。

（5）糖尿病常并发高血压，2型糖友40%～50%并发高血压。若吃得过咸对此防治均甚为不利。

低盐饮食的要求是我国推荐健康人每日吃盐总量不能超过6克，糖尿病非高血压病人每日摄入应在5克以下，糖尿病并发高血压及糖尿病肾病病人不超过3克。

221. 吃洋葱对糖尿病有哪些好处?

诗曰：洋葱不但好味道，食药两用显奇效。性味辛辣"有个性"，西餐配菜很走俏。含有前列腺素A，还有甲苯磺丁脲。降糖作用已证实，降脂可能也有效。

注解：洋葱是一种大众化的食品，原产于西亚伊朗，后传入中国，故称之为"洋葱"。洋葱有红皮、白皮两种，国内常见的是红皮洋葱，而国外常见的是白皮洋葱。洋葱在西餐中被大量作为香料、配菜使用。

洋葱的药用功能有很多，洋葱中含有降糖物质——甲苯磺丁脲，因此具有较好的降血糖作用。洋葱中还含有一种可降胆固醇的物质，也是目前所知的唯一含前列腺素的植物，它同时还有一定的促纤溶作用，这些物质均为较强的血管舒张剂，能使血压下降。

国外有不少关于洋葱治疗糖尿病的实验研究，美国德尔塔州立大学的研究人员更是将"吃洋葱"上升到新高度——从洋葱中提取出或可用于糖尿病治疗的物质。当同抗糖尿病药物二甲双胍结合时，洋葱提取物可以明显降低患糖尿病大鼠的血压及总胆固醇水平。研究结果发现，洋葱提取物可以明显快速降低糖尿病大鼠的血糖水平，同时在降胆固醇上会带来极大的效应。

既然洋葱提取物具有显著的降血糖效用，那么，吃洋葱是否就此和治疗糖尿病画上等号呢？目前认为洋葱治疗糖尿病有一定的效果，但是有效果≠能治好。近年来有关洋葱的治疗范围不断扩大，诸如洋葱能降血脂、降血压、降血糖，对血脂紊乱、脂肪肝、冠心病、高血压、糖尿病有良好的防治作用。洋葱中还含有微量元素硒，而硒是具有抗癌作用的，等等。然而有关吃洋葱能够治疗糖尿病的功效，仍需进一步的研究。

222. 糖友为何要慎吃无糖食品?

诗曰："无糖食品"标"无糖"，其实只是无蔗糖。食品多系米面做，淀粉入肚就变糖。商家为了销路畅，注明食品能"降糖"。"代糖食品"代替药，糕点竟然成"药方"。

注解：当今市场上出现的形形色色的"无糖食品"似乎给广大糖友带来了福音。

不少糖友为了弥补饮食上的限制，只要是标有"无糖"字样的食品，就大胆食用，殊不知，如果无糖食品食用不当或食用过量，不但不能把"口福"和血糖"摆平"，反而还会升高血糖而导致"口甜""身苦"。因此，有必要提醒糖友们慎吃无糖食品。

No.1 什么是无糖食品?

严格意义上的无糖食品一般是指不含蔗糖、葡萄糖的甜味食品，但含有糖醇（包括木糖醇、山梨醇）等替代品。根据国家标准规定，"无糖"的要求是指每100克（毫升）固体或液体食品中含糖量不高于0.5克。中国大部分无糖产品用的是高效甜味剂，比如甜蜜素、糖精、阿斯巴甜等。如原来的配方中，100克产品要加40克蔗糖，现在只需加零点几克甜味剂就够了。那用什么来凑体积呢？一般来说，用来做填充的大都是淀粉、糊精之类。食品卖点就是低热量、升血糖慢这两个好处。

然而，只要有糊精或来自大米白面的精制淀粉，就会有热量，就会升高血糖。所以对于糖尿病病人来说，无糖食品的摄入一样会带来较高能量的摄入。

No.2　如何科学食用无糖食品？

要科学地食用无糖食品就要学会选择无糖食品。糖友选择无糖食品时，一定要慎重，有的食品虽然标注了"无蔗糖"，但其配料表上却标有葡萄糖，这些"无糖食品"实质上是"未加蔗糖的食品"，但食物中原有的糖类成分依然存在，或者添加了其他的一些糖类。选购时不仅要看其是否标注"无糖食品"字样，还要看其配料表，看该产品是用何种甜味剂代替了有关糖类，不能盲目食用，因为其中可能含有葡萄糖等其他糖类。

No.3　无糖或代糖食品不能代替药

有些"无糖食品"往往还特别注明该食品还有"降糖作用"，这显然是"夸大其词"的"吆喝"。因为绝大多数无糖或代糖食品都是为了提高病人的生活质量，并不具备降糖药物的疗效。切不可听信广告宣传，认为只吃某种保健食品就能达到治疗甚至治愈糖尿病的目的，如果因此放弃医药治疗，就极其危险。

No.4　要计算无糖食品的摄入量

虽然无糖食品内相对能量较少，但是也要计算热量。过多无糖食品的摄入仍旧会增加能量的摄取，引起血糖的波动。另外对市场上大量的无糖糕点、无糖月饼等米面类制品，食用时一定注意在每日正常主食中减去无糖糕点所占的量。因为这类糕点只是改变甜食的口味，本身仍由面粉制作。如果不加节制大量食用仍会导致血糖的升高。

No.5　注意无糖食品可能的副作用

无糖食品内添加的甜味剂其实也有一定的副作用，其安全性、适用范围是不同的。病人应该根据自己的情况，在营养师和医生的指导下食用。如糖精对于人体致癌的可能性尚未完全排除，因此应避免一次大量食用，且婴儿禁用。目前很多口香糖、水果糖中添加了木糖醇，但研究表明进食过多木糖醇有升高血中甘油三酯的可能，同时会引起腹泻，因此应注意食用的量并注意自身对这些食品的反应。如果出现胃肠功能紊乱、腹泻等，应立即停止食用。

223. 为何要警惕"隐形糖"偷走健康？

诗曰：超市食品标"低糖"，餐馆菜肴鱼肉香。九转大肠红烧肉，每份要加糖 2 两。酸奶话梅调味酱，为防变质便加糖。零食点心似不甜，其实多含"隐形糖"。

注解：不少人以为甜味的食物、食品才含有糖。然而，并非如此，很多吃着无味，甚至是酸的、咸的食物里，都可能有大量"隐形糖"存在，这些"隐形糖"已经成为近年来国内外营养学界关注的焦点。而吃糖多的危害，一点也不亚于吃盐多的危害，除了引发肥胖、心血管疾病外，还会带来骨质疏松、胆结石、视神经炎、阴道炎，甚至是表现为任性、易冲动、易暴躁的"甜食综合征"，这些是相当一部分人没想到的。因此，糖友应当了解一些菜肴、零食、点心、水果以及调味品中的"隐形糖"，在点菜、购食时，要警惕"隐形糖"偷走健康。下列这些食物（品）就含有不少"隐形糖"。

1. 超市里的加工食品：超市出售的加工食品，往往都含有不少的"隐形糖"。膨化食品和核桃粉、芝麻糊等速溶糊是加工食品中最大的"隐形糖"藏匿者。比如雪饼、鲜贝、虾条等膨化食品，因为含油脂少，被不少商家抓住这一点大打健康牌，很多家长也喜欢买给孩子吃。它们吃起来虽是咸的，但里面含有大量淀粉，却不含任何能抑制血糖上升的膳食纤维。核桃粉和芝麻糊也是如此，稍有生活经验的人都知道，它们即使磨成粉，加入沸水后也不能搅成糊，厂家一般都会加入淀粉糊精等添加剂让其成糊。这两种食物中的淀粉进入体内，升高血糖的速度比糖还要快。

2. 餐馆里的鱼肉菜肴：餐饮业里有句行内话叫"糖调百味"。烹饪师说，餐馆里的菜中，一份葱烧海参要加糖 15 ~ 25 克；红烧排骨、红烧鱼、鱼香肉丝加 25 ~ 30 克；红烧肉要加 40 ~ 50 克；九转大肠甚至要加 50 ~ 60 克；最高的是无锡排骨，每份要加入 75 克左右的糖。其他的加工肉制品，比如人们爱吃的肉干、肉脯里也含有不少糖。

3. 水果中的"隐形糖"：吃水果虽然健康，但其中的糖分也不容忽视。专家提醒，别看西瓜吃起来甜，其含糖量仅为 4.2%；猕猴桃吃起来较酸，含糖量却是 10%。含糖量在 9% ~ 13% 的水果还有苹果、杏、无花果、橙子、柚子、荔枝等，而柿子、桂圆、香蕉、杨梅、石榴等水果，含糖量超过了 14%。

4. 零食点心中的"隐形糖"：还有一种"隐形糖"是在面包、话梅、酸奶和调味酱里。一般的白面包 100 克中含有 10 ~ 20 克的白糖，这还不算其本身的淀粉含量。为了防止话梅等零食变质，会加入大量的糖抑制细菌生长。酸奶的制作配方是 100 克牛奶配 10 克左右的白糖；番茄酱、烧烤汁等调味酱里，每百克有 15 克左右的糖。哪怕是市面上广为流行的"无糖食品"，其中添加的木糖醇对血糖的影响虽然小于白糖，但研究表明，每克也会产生 10 千焦的能量，比葡萄糖每克产生 16.7 千焦的能量只低一点。因为木糖醇的价格远远高于白糖，不少"无糖食品"中甚至同时添加木糖醇和白糖，这种造假行为极易误导糖尿病病人。

224. 爱吃甜食的糖友如何选择甜味剂？

诗曰：若要选用甜味剂，各类特点应注意。几种常用糖醇类，可致腹泻扰肠胃。糖精"甜菊"甜味高，然而却有苦涩味。阿斯巴甜味纯正，起锅才能添进去。

注解：糖友如果想食用甜食可选择适当的甜味剂（代糖）来满足喜好甜食的习惯。甜味剂有营养型甜味剂和非营养型甜味剂两类，现介绍各自的特点供糖友选用。

No.1 营养型甜味剂

1. 结晶果糖：甜度为蔗糖的 1.3 ~ 1.8 倍，摄取果糖后引起的血糖变化不如蔗糖等明显，病情控制较好的糖尿病病人可以使用少量作为甜味剂。每克果糖大约提供 16.7 千焦的热量。

2. 糖醇类：包括了木糖醇、山梨醇、甘露醇、麦芽糖等，摄入后不易引起龋齿，但甜度较低。每克糖醇可以提供 10.5 ~ 14.2 千焦热量，过量食用（一次超过 30 克）会引起肠胃不适或腹泻。

No.2 非营养型甜味剂

1. 甜菊素：甜度是蔗糖的 150 ~ 300 倍，安全可靠，不提供热能，但有苦涩的后味。

2. 糖精：化学合成，甜度为蔗糖的 500 ~ 700 倍，不参加代谢，不提供热能，不引起龋齿，也有苦涩的后味。

3. 阿斯巴甜：是一种新型的人工合成的甜味剂，甜度是蔗糖的 100 ~ 200 倍，甜味纯正，安全无毒。每克可以提供 16.7 千焦热量，但因为用量甚少，可以忽略。但高温下会分解，建议食物加热结束后添加。

4. 功能性低聚糖：包括低聚木糖、大豆低聚糖等，胃肠道没有消化它们的酶系统，所提供的热量很少，不会引起龋齿，摄入后不会引起血糖波动。

225. 糖友为何不能多吃木糖醇?

诗曰：代糖产品适口味，糖友常用"糖醇"剂。市面多见木糖醇，于是选购多"机遇"。此物虽无禁忌证，两个缺点要注意。摄入过多升"三酯"，入肚还会搅肠胃。

注解：在许多糖友心目中，木糖醇既有甜味，热量还很低，多吃些没关系，甚至出现了"木糖醇能治糖尿病"的说法。其实，这种观点毫无科学根据，因为木糖醇和葡萄糖都是碳水化合物，它确实有热量低的优点，但并非对胰岛素没有影响。

木糖醇在代谢初始，可能不需要胰岛素参加，但在代谢后期，就会需要胰岛素。而且木糖醇本身还有 2 个缺点：一是摄入过多会升高甘油三酯，促发冠状动脉粥样硬化，糖友本身就是冠心病的高发人群，因此不宜多吃；二是木糖醇进入消化道，不被胃酶分解就直接进入肠道，吃多了会刺激胃肠，可能引起腹部不适、胀气、肠鸣。由于木糖醇在肠道内吸收率不到 20%，容易在肠壁积累，易造成渗透性腹泻。

需要提醒的是，糖友切不可因为"木糖醇无糖"而不限制地食用。比如，添加木糖醇的"无糖"糕点，即便没有蔗糖，也是高热量食物，吃得多了对餐后血糖影响很大。其实，糖友在控制饮食总量的基础上，适量吃点木糖醇食品也是可以的。但决不能因为它热量低就毫无禁忌地摄入，以中国人的体质而言，一天摄入木糖醇总量不应超过 50 克。

226. 糖友能否吃水果？

诗曰：消渴可以吃水果，进食水果好处多。富含营养防衰老，动脉硬化少来"拖"。果品"VC"颇丰富，帮助消化健体魄。果胶纤维可饱腹，葡糖慢吸被"包裹"。

注解：不少糖友认为水果含糖高，食用后影响血糖稳定，会加重病情。因此，往往将水果视为"禁果"而拒之"口"外。的确，水果大多都很甜，其主要成分是糖，如葡萄糖、果糖和蔗糖等。糖友若食用不当，可升高血糖，使病情反复。然而，水果中含有的糖分除葡萄糖、果糖、蔗糖外，还有相当一部分以多糖形式存在，如果胶、膳食纤维，人体对果胶和膳食纤维吸收慢，甚至不吸收。而且水果中的果糖的代谢不需要胰岛素参与，因此，不让水果"进口"，其实是个误区。

对糖友而言，问题的关键并非能否吃水果，而在于怎么吃，要根据自身的病情科学合理选食水果。如果你是一个糖尿病病人，在吃水果前，至少要了解两件事：一是自己现在的血糖控制情况；二是要吃的水果中含葡萄糖量的多少。当血糖整体水平较高，控制不好的时候，少吃含糖量较高的水果，这时候用西红柿、黄瓜等来代替水果是可行的。西红柿和黄瓜含糖量低，每百克食品糖含量在 5 克以下，西红柿含糖 2.2%，黄瓜含糖 1.6%，糖尿病病人不仅能以此代替水果食用，并可以从中获取维生素 C、胡萝卜素、纤维素、矿物质等，对健康很有益。而对于血糖控制较好的病人，每天吃 1 ～ 2 个水果还是可以的，一般一日量在 100 克左右。如每日吃 200 克水果，可减少主食 25 克。吃水果时最好挑偏"青"点的，"生"点的，没熟透的，这样的水果口感也还不错，但含糖量会大大降低。

糖友选吃一些含糖量低且果胶、膳食纤维丰富的水果如桃子、柚子、山楂、草莓、猕猴桃、鸭梨等也较适合，因其不会导致血糖大幅度波动。除此，水果还有下列优点：①色鲜味香能促进食欲。②含丰富的维生素 C，能帮助消化，增加身体抵抗力；并且有预防动脉硬化及延缓衰老的作用。③含糖量较主食低，容积大，易产生饱腹感。④所含的果胶、膳食纤维能"包裹"某些含糖食物而延缓葡萄糖吸收。

227. 糖友吃水果的四大要素是什么？

诗曰：进食水果有好处，但需掌握四要素。"控糖"达到较理想，血糖水平稳得住。进食水果选时间，餐间睡前各一次。四两果减半两粮，品种数量应兼顾。

注解：由于水果含有糖，有些水果中还含有少量淀粉（如苹果、芒果和香蕉等）若食用不当，可升高血糖，使病情出现反复。故长期以来水果被排除在糖尿病食品之外，有些人甚至到了"谈果色变"的程度，多数病人都有"家人吃瓜我吃皮"的经历。

很多糖友又渴望能吃点水果，因为水果有"三宝"：维生素、无机盐和膳食纤维，对维持人体健康起着特殊的作用。加之水果色泽鲜艳，味道诱人，是人们非常喜爱的一种食物，完全舍弃未免可惜。这对矛盾如何解决呢？办法很简单，只要掌握好糖尿病病人食用水果的四个要素，那么，对大多数糖友而言，完全可以做到既控制好血糖，又享受到食用水果的好处与乐趣。

要素一：吃水果的"时机"

当血糖控制比较理想，即空腹血糖能控制在 7 毫摩尔 / 升（126 毫克／分升）以下，餐后 2 小时血糖控制在 10 毫摩尔／升（180 毫克／分升）以下，糖化血红蛋白控制在 7.5% 以下，没有经常出现高血糖或低血糖，就满足享受水果的先决条件了。如果血糖控制不理想，可先将西红柿、黄瓜等蔬菜当水果吃，等病情平稳后再选择其他水果。

要素二：吃水果的"时间"

水果一般作为加餐食用，也就是在两次正餐中间（如上午 10 时或下午 3 时）或睡前 1 小时吃，这可以避免一次性摄入过多的碳水化合物而使胰腺负担过重。一般不提倡在餐前或餐后立即吃水果。

要素三：吃水果的"种类"

各种水果的碳水化合物含量为 6% ~ 20%。应选择含糖量相对较低及升高血糖速度较慢的水果。后者对不同的糖尿病病人可能有一定的差异，可根据自身的实践经验做出选择。一般应选食低血糖指数（GI 值 < 46）的水果。如樱桃：血糖指数 GI=22。柚子：血糖指数 GI=25。草莓：血糖指数 GI=29。生香蕉：血糖指数 GI=30。木瓜：血糖指数 GI=30。苹果：血糖指数 GI=36。梨：血糖指数 GI=36。哈密瓜：血糖指数 GI=41。橙子：血糖指数 GI=43。葡萄：血糖指数 GI=44 等。而熟香蕉、红枣、荔枝、红果、菠萝、甜橘等含糖量及 GI 较高，糖尿病病人不宜食用。

要素四：吃水果的"数量"

根据水果对血糖的影响，每天可食用 200 克左右的水果（可提供约 376.7 千焦的热量），同时应减少 25 克的主食，这就是食物等值交换办法，以使每日摄入的总热量保持不变。

按上述要素去做的同时，糖友还应自己摸索规律，如果能在吃水果前和吃后 2 小时测一下血糖及尿糖，对了解自己能不能吃这种水果，吃的是否过量会很有帮助。

228. 糖友可以吃荔枝降糖吗?

诗曰: 贪吃荔枝低血糖, 讹传荔枝能降糖。荔枝肉里果糖多, 入血"转"为葡萄糖。一次贪食啖过量, 果糖未及变葡糖。果糖血症遂出现, "荔枝病"发低血糖。

注解: 很多人都喜欢吃新鲜的荔枝, 水分多, 而且味道甜美。曾经有吃荔枝引起低血糖的例子, 于是有了吃荔枝能降糖的说法。那么, 荔枝降血糖是真的吗? 究竟糖尿病病人可不可以吃荔枝呢?

1. 吃荔枝会导致低血糖: 不少人都知道荔枝吃得过多会导致"荔枝病", "荔枝病"就是血糖过低所致, 于是有的人便认为吃荔枝能够降低血糖。然而, "荔枝病"实质是一种低血糖症, 并非是荔枝发挥降糖作用。荔枝中含大量的果糖, 果糖经胃肠道黏膜的毛细血管吸收后, 必须由肝脏内的转化酶将其转化为葡萄糖, 才能直接为人体所利用。如果过量食入荔枝, 过多的果糖进入人体血液, "改造"果糖的转化酶就会供不应求, 导致大量的果糖充斥在血管内却转化不成葡萄糖, 造成人体血糖(葡萄糖)含量比正常降低许多, 进而引起低血糖。

2. 荔枝引发低血糖的原因: 上面已经提及荔枝中含有大量的果糖, 果糖只有通过肝脏的转化酶转换为葡萄糖后, 才能被人体所利用。大量食用荔枝, 果糖积聚在血管内, 来不及转变成葡萄糖; 同时, 进食荔枝后又影响食欲, 没有再进食主食, 结果造成血中葡萄糖过低, 从而造成了低血糖昏迷。"荔枝病"在荔枝产区的小儿容易患病, 主要是贪吃大量荔枝而又不进主食所致。

3. 低血糖并不等于降血糖: 虽然果糖摄入过多会引发低血糖, 但对糖尿病病人来说, 这并不等于降血糖。因此, 用吃荔枝的方式降血糖并不靠谱, 反而会加重糖尿病病情, 原因有 3 个。一是糖尿病病人的病因多是体内分泌胰岛素的内分泌系统出了问题, 荔枝不是药, 解决不了胰岛素分泌问题。二是过量进食荔枝会在较短时间内引起低血糖, 但时间一长果糖还是会转化成葡萄糖, 使血糖不降反升。三是 60% 以上的糖尿病病人兼有高脂血症，而食用大量的果糖会引起高血脂，造成恶性循环。

糖友食用荔枝应慎重，可以适量食用，但不能将其当作降低血糖的办法。因为荔枝属于高血糖指数食物，碳水化合物含量也较高，如果糖友的血糖已经控制得好，又很想吃荔枝，那么只能吃少量解解馋，食用荔枝的量应在 80 克以内。

4. 吃荔枝对糖友的影响：有研究表明，正常健康人每日吃适量的荔枝有补益作用。只有在三餐进食量减少，又连续过量吃荔枝才可引起"中毒性低血糖"的"荔枝病"。饮食控制是糖尿病病人的基本治则，三餐进食量减少，是吃荔枝后易出现"低血糖"症状的原因之一。荔枝含糖量不低（＞10%），而且是高血糖指数的水果（GI＞70），因此，糖友应尽量不吃。

229. 常喝鲜榨果汁为何会加大患糖尿病的风险？

诗曰：鲜榨果汁并不佳，果汁增糖竟"加码"。液态果汁易吸收，升高血糖如"奔马"。果汁饮用虽方便，但却丢了"降糖渣"。膳食纤维可饱腹，预防肠癌也靠它。

注解：相对剥水果的皮或直接啃水果，很多人更喜欢喝一杯鲜榨果汁来获取维生素、矿物质。然而一项研究成果显示，经常饮用果汁，有可能会增加患糖尿病的风险，吃等量的水果，风险却要小得多。

1. 喝果汁的确比吃水果更"增糖"：根据英国专家的研究，有些水果能够预防糖尿病，如苹果、蓝莓等，但是如果换成同等的果汁，那么得糖尿病的风险就会大大增加。对此，内分泌专家表示：液体、悬浮液和固体相比，液体更容易被人体吸收，因此水果一旦被打成液体，从固态变成液态，吸收会变得更容易，而且进食的速度也会变快，纯度也会变高，不知不觉中进食的量也会加大。从理论上来说，对水果之中糖分的吸收也会变得更加容易。

2. 榨出鲜果汁却丢了"降糖渣"：专家研究发现，水果对血糖上升的影响并不直接取决于水果中糖分的含量，还和其中的纤维素的含量及水果中的含水量有关。吃完整水果的优势在于，其中大量的膳食纤维"骗过"我们的大脑，使我们不再觉得饥饿，于是肝脏减少制造葡萄糖，糖耐受和胰岛素敏感度升高，降低了糖尿病风险。相比新鲜水果，鲜榨果汁中膳食纤维和果胶（可以称其为"降糖渣"）损失最大。其中果胶有助于控制血糖和血脂，而膳食纤维不仅有助于防止便秘和预防结肠癌，还能降低血清胆固醇，降低冠心病风险。另外，损失这两种营养素还使果汁的饱腹感降低，让人不自觉地多喝几杯，鲜榨果汁中含大量天然糖分，能量密度和含糖量并不低，从而提高了患糖尿病的风险。

为了避免常喝鲜榨果汁带来的风险，营养专家建议，假若糖友消化系统没有问题，最好还是选择水果而不经常饮用果汁。如果特别想喝果汁，可以喝完鲜榨果汁之后想办法吃下果渣，或者把水果渣打得特别细，和果汁一起喝掉。

第九章　糖尿病的运动疗法

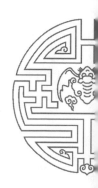

230. 体育运动对糖尿病病人的五大益处是什么?

诗曰:运动健身又降糖,减少体内囤脂肪。增加胰岛素受体,使其敏感性增强。"坏"胆固醇渐减少,动脉硬化便能防。心肺功能得改善,生活质量亦改良。

注解:体育运动是治疗糖尿病的重要手段之一,通过体育运动,糖友会得到五大益处。

(1)长期体育运动可增强体质,改善肌糖原的氧化代谢及心血管功能,提高机体抗病能力,减少并发症,减少降糖药物剂量。

(2)运动可使肥胖病人体重减轻,使活动的肌肉等靶组织对胰岛素敏感性增强,胰岛素受体数上升,减少降糖药的用量或降低胰岛素的用量。

(3)运动可加速脂肪分解,减少脂肪堆积,促进游离脂肪酸、胆固醇等的利用,以补偿葡萄糖供能不足;降低血清中甘油三酯、低密度脂蛋白和极低密度脂蛋白,有利于动脉硬化症、高血压、冠心病的防治。

(4)运动可增强心肺功能,促进全身代谢,对糖尿病并发症起一定的预防作用,还可防止骨质疏松。

(5)运动还可以陶冶情操,消除应激,改善脑神经功能状态,放松紧张情绪,提高生活质量。

231. 1型、2型糖友进行运动疗法的异同点是什么?

诗曰:两型均需做运动,1型2型有"轻""重"。1型体重多不超,运动适中别过甚。2型超重肥胖多,"动量"稍大更适用。循序渐进长坚持,方案中途可更动。

注解:糖尿病的治疗,运动疗法最容易进行也最容易被忽视,其实对付糖尿病,运动疗法至关重要。心脑血管病是糖尿病致死的主要原因，而运动则可以改善高血脂状态，使肌肉更多地利用脂肪酸，使血浆中甘油三酯水平降低。研究还发现，运动可以降低血压，改善周身的血液循环，因此，适量的运动对于糖尿病病人非常有好处。在进行体育运动治疗糖尿病时，1 型与 2 型病人有共同的目的和要求，但在运动疗法中的注意点还是有所差别的。

1 型糖友接受胰岛素治疗时，常可能处于胰岛素相对不足和胰岛素过多之间。在胰岛素相对不足时进行运动可使输出增加、血糖升高；在胰岛素相对过多时运动使肌肉摄取和利用葡萄糖增加，有可能诱发低血糖反应。故对 1 型糖友而言，体育运动宜在餐后进行，运动量不宜过大，持续时间不宜过长。

2 型糖友尤其肥胖病人，适当运动有利于提高胰岛素的敏感性，改善血糖控制；同时可以加速脂肪分解，减轻体重，改善脂肪代谢。在众多运动项目中，走跑交替或者快步走适宜 2 型糖友参与，但有心脑血管疾病或严重微血管病变者，亦应按具体情况做妥善安排。

运动时，如果感觉体力增强、精神饱满、周身舒适，血糖又有不同程度的下降，则表明运动疗法有效。相反，如果感到疲乏无力加重、精神萎靡、血糖又高低不定或反而升高，则应重新调整运动方案或暂时停止运动。

因此，无论是 1 型糖尿病还是 2 型糖尿病，都应进行有规律的合适运动，根据年龄、性别、体力、病情及有无并发症等不同条件，循序渐进并长期坚持。严格遵守规定的运动量和进度，不要过度劳累，避免剧烈运动，以免刺激交感神经，引起肾上腺素反应而使血糖升高。运动必须与饮食、药物治疗相结合，合理安排好三者之间的关系，以获得最佳疗效。

232. 糖尿病病人如何进行体育锻炼？

诗曰：运动疗法助控糖，主要适于 2 型"糖"。耐力运动较合适，强度中等时略长。肌糖分解糖利用，糖能代谢靠"有氧"。慢跑游泳骑单车，胖友还可耗脂肪。

注解：控食、体育锻炼、用药是治疗糖尿病的三大法宝。为什么体育锻炼是治疗糖尿病的三大法宝之一呢？这是因为进行一定量的运动对糖的利用和代谢是有利的，人在运动的时候，一部分能量就是从糖的代谢中所取得的。运动使肌肉中血流增加，毛细血管开放，增加了肌细胞摄取血糖的能力。不仅如此，运动还可以促进组织对胰岛素结合的敏感性，提高对葡萄糖的利用。有人做过试验，每天锻炼 1～2 小时，持续 6 周，就可以大大降低血浆中的葡萄糖量。

体育锻炼疗法主要适用于 2 型糖尿病，这类病人并不是真正胰岛素分泌不足，而是对胰岛素不敏感，症状不像 1 型糖尿病那样明显，而且多见于肥胖者。2 型病人的治疗主要是饮食控制和体育锻炼疗法。

治疗糖尿病采用哪种体育锻炼方法呢？从能量代谢角度分析：强度大、时间短的动作，比如短跑等，这样的运动时间很短，基本上对血糖的影响不大。强度中等，运动时间长一些，则主要依靠肌糖的分解，此时血糖的利用也增加了，这时的血糖代谢是有氧代谢，而有氧代谢比无氧代谢可以多产生 10 倍的能量。所以，糖尿病病人的体育锻炼疗法应该以耐力性运动为主，即强度中等，时间长一些。如步行、慢跑、游泳、划船、骑自行车等。老年糖尿病病人最宜选择保健操、太极拳、气功以及非比赛性球赛运动，如乒乓球、羽毛球等。步行是国内外最常用的糖尿病康复锻炼方法。全身情况良好、糖尿病情较轻的肥胖型病人可以进行快速步行，每分钟 120～125 步。一般情况尚好的病人可进行中速步行，每分钟 110～115 步。老年体弱的糖友可采用慢速步行，每分钟 90～100 步。步行可以选择在早晨、傍晚、饭后 1 小时或工间休息时进行。

1 型病人，也就是"三多一少"明显的病人，体育锻炼应该和药物高峰时间隔开，以免发生低血糖。如常用的普通胰岛素，它的作用高峰是在用药后半小时，那么，运动应该在用药 1 小时以后进行。

233. 糖友如何根据自己的身体状况选择运动方式？

诗曰：不仅类型有别样，病情每人不一样。运动方式与项目，根据自身之现状。心血管无并发症，强度中等偏高上。促糖促脂选快走，慢走适合体偏胖。

注解：每位糖友的身体状况、生活环境等都不尽相同，因此，适合自己的运动方式也就有所不同。病人应根据自己的实际情况选择适合自己的运动方式。一般情况下，糖友的运动方式以有氧运动为主（也称耐力运动），这是一种可以增强呼吸、心脑血管功能，改善新陈代谢，纠正血糖和血脂代谢紊乱的锻炼方法。通常采用的有氧运动有步行、跑步、骑自行车、爬山、登楼、划船、游泳等。糖友年龄较大、体质较差时宜进行运动强度小的运动方式如散步。如果能在优美的绿化环境中进行，自然的气息更有益于身心健康。行走时应全身放松，眼观前方，自然而有节律地摆动上肢，每次 10 ~ 30 分钟。

身体条件较好、无心脑血管疾病的糖友，则可以采用运动强度中等偏高的运动如健身跑。健身跑时要求全身放松。

糖友也可结合自己的兴趣爱好，因地制宜地选择适合自己的运动方式。例如住高层建筑者，可进行爬楼梯运动，或跳绳、原地跑等方式。此外，广播体操、球类运动等都可以采用。

糖尿病病人较常见的运动方式有慢走、快走、慢跑、游泳、登山，等等，但要科学地进行，并根据自身的条件注意避免运动所致之损伤。专家指出，慢走适合偏胖的人，保持 50 ~ 60 米 / 分的步速，可消耗更多的能量，运动时要注意姿势，收腹，收紧后背肌群，可减少颈、腰椎疾病。90 ~ 110 米 / 分的步速称之为快走，对糖、脂代谢最好，可产生欣悦感，但易损伤关节，不适合关节有损伤或承受力差的人。慢跑虽可增强心肺功能，但易损伤关节，心脏有疾病的人也不适合这项运动。游泳是全身性运动，适合于肥胖的糖友。登山和爬楼对膝关节有损伤，运动的目的是治疗糖尿病，如果因此损伤了关节，就得不偿失了。

234. 糖友从事家务劳动能代替运动吗?

诗曰：家务劳动较随便，肢体动作太局限。洗衣做饭拖地板，身体活动不"全面"。做做家务咋减肥，不属运动和锻炼。适量运动才有效，降糖耗脂壮骨腱。

注解：不少糖友问，我每天做家务需要 1 个多小时，和跑步、快走一样能出汗，这样还需要参加体育锻炼吗？家务劳动能不能代替运动呢？

专家指出，糖尿病病人适量运动主要有 3 个好处：一是针对病情而言，能增加胰岛素的敏感性，降低血糖；二是消耗脂肪，减轻体重，还能锻炼心肺功能和强壮骨骼；三是放松心情。

据澳大利亚一项研究结果表明，多做家务有助于病人控制血糖。同时还能够有效地降低罹患糖尿病、心脏病的风险。家务劳动中，如洗衣、叠衣、刷碗、洗菜、做饭等都对降低血糖水平有好处。

虽然做家务有利于血糖的控制，但家务劳动并不能代替运动锻炼。这是因为家务劳动实际上消耗的热量是很少的，属于一种轻体力劳动。同时家务劳动是一种劳动所需要的特定动作，有一定的局限性。如洗衣服，它仅要求双臂活动，动作局限于手、臂、肩等处。对于肥胖型糖友来说，做家务不仅不能减轻体重，也不可能达到减肥降糖的作用。

家务劳动不能代替体育锻炼，还有一个重要的原因是家务劳动不可能对身体发挥全面、系统的锻炼作用，糖友在做家务的同时也应安排单独的时间进行运动锻炼。病人通过运动锻炼，可使全身各个组织和器官都发挥锻炼作用。这样就避免了家务劳动的局限性，而且使全身各个系统都得到了必要的锻炼，从而促进机体的新陈代谢，加强代谢的调节，提高葡萄糖的利用率，增强胰岛素的敏感性，进而达到控制血糖、增强体质的目的。而且，适量运动有助于增强体质、缓解压力、振奋精神，大部分人在做家务时无法达到这一效果。

235. 何谓"有氧运动"与"无氧运动"？

诗曰："有氧运动" 好处多，生理平衡相调和。提升氧气摄取量，多余热量易消磨。充分酵解体内糖，降脂益心防骨疏。"无氧运动"较激烈，适于健身竞技"哥"。

注解：有氧运动也叫作有氧代谢运动，是指人体在氧气充分供应的情况下进行的体育锻炼。有氧运动的好处是：可以提升氧气的摄取量，能更好地消耗体内多余的热量。也就是说，在运动过程中，人体吸入的氧气与需求相等，达到生理上的平衡状态。因此，它的特点是强度低、有节奏、持续时间较长，让人有点儿呼吸急促，又不至于气喘吁吁，有点儿出汗，又不至于大汗淋漓。要求每次锻炼的时间不少于 1 小时，每周坚持 3 ~ 5 次。通过这种锻炼，氧气能充分酵解体内的糖分，还可消耗体内脂肪，增强和改善心肺功能，预防骨质疏松，调节心理和精神状态，是健身的主要运动方式。

常见的有氧运动项目有：步行、慢跑、滑冰、游泳、骑自行车、打太极拳、跳健身舞、做韵律操等。

而无氧运动是指肌肉在"缺氧"的状态下高速剧烈的运动。无氧运动大部分是负荷强度高、瞬间性强的运动，所以很难长时间持续，而且疲劳消除的时间也慢。无氧运动的最大特征是：运动时氧气的摄取量非常低。由于速度过快及爆发力过猛，人体内的糖分来不及经过氧气分解，而不得不依靠"无氧供能"。这种运动会在体内产生过多的乳酸，导致肌肉疲劳不能持久，运动后感到肌肉酸痛，呼吸急促。要是想让自己的身体更强壮一些，可以到健身房去参加无氧运动。不过，在锻炼的时候，最好听从教练的指导，选择一个适合自己的训练计划。

常见的无氧运动项目有：赛跑、举重、投掷、跳高、跳远、拔河、肌力训练等。

236. 怎样用心率计算适宜的运动量？

诗曰：衡量运动负荷量，计算心率用得上。运动结束数脉搏，按照公式计数量。得数可以作参考，看看适当不适当。也可百七减年龄，心率代表适宜量。

注解：衡量运动量是否适宜，有很多种方法，用心率计算是比较简单而实用的方法。一般可在运动结束后立即数脉搏，可以数 15 秒，然后乘以 4 便得出每分钟心率。运动中的心率保持在（220- 年龄）×（60% ~ 85%）的范围之内，即可认为是运动量比较合适。

比如一个 60 岁的人，他或她的运动后心率范围 =（220-60）×（60% ~ 85%）=96 ~ 136（次 / 分）比较适宜。也有人主张用更为简单的方法，直接用（170- 年龄）作为运动中适宜的平均心率，60 岁的人平均心率应在 110 上下。

有人采取简单易记的方法归纳糖友进行运动疗法的要点，即"一三五七九"的口诀，可供糖友参考。

一：餐后 1 ~ 1.5 小时内进行运动

饭后切忌立即运动。餐后 1 ~ 1.5 小时再运动，这个时段的碳水化合物已经被吸收，往往是餐后血糖最高的时候，所以，在这个时候运动，可以避免餐后血糖过高，还可以避免运动时血糖过低的情况，益处多多。

三：每次运动不少于 30 分钟

糖友们在开始运动的时候，体内的糖分就开始分解了，到了 10 分钟，糖分解的速度加快，到了 20 分钟，体内的脂肪一般会开始分解了，从 30 分钟到 1 小时，脂肪分解速度变化不大，所以，糖友们运动时间控制在 30 ~ 50 分钟是最好不过的了。

五：每周至少运动 5 次

已经有科学数据表明，每周运动 5 次及以上的人，平均寿命会延长 9 年。对于广大糖友们来说，每周运动 5 次是家常便饭，因为糖友们需要利用运动疗法来控制餐后血糖，这真正是有益无害的。

七：运动脉搏不要超过"170- 年龄"的值

糖友进行运动一定要量力而行。因此，糖友们要确定一下自己需要多大的运动量。这里提及采用上面介绍的最简单的方法，即运动后心率范围为：运动心率（次 / 分）=170- 年龄。比如，年龄 60 岁，使运动心率达到 110 次 / 分就是最好的运动量了，坚持 30 分钟即可。

九：运动要长久，要坚持

其实不光是运动，整个控血糖过程都是需要坚持的。这里以"九"的谐音"久"，意思是坚持长久进行运动不间断。

237. 糖友选择什么时间运动锻炼最好？

诗曰：运动也要选时辰，最佳时段非"清晨"。夜间植物无"光合"，早上释氧稀零零。餐前"晨练"有风险，低血糖症易发生。晚餐之后做锻炼，有利健康益病情。

注解：关于运动锻炼的最佳时间，现在一般主张在有太阳的时候进行。什么叫有太阳的时候呢？那就是指太阳升起以后、太阳落山之前这段时间，因为这段时间氧气比较充足，同时你还能得到日照，对健康更加有利。但是有些人很难做到，因为太阳升起以后他得上班，太阳不落山他下不了班，有这种情况在其他时间也可以，比如早上和晚上。早上和晚上相比，晚上好像更好一些，因为夜间植物没有进行光合作用，早上释放出的氧气比较少。晚上氧气相对比较充足一些。如果实在不能在最佳的时间运动，那么糖友在什么时候运动合适呢？

内分泌专家结合糖友的特殊情况，认为糖友不能跟一般健康人那样早起餐前"晨练"。因为糖友进行餐前"晨练"就有可能出现低血糖问题。早起空腹锻炼，低血糖的危险性就比较大。

目前，专家建议糖友以早餐或晚餐后半小时或1小时后开始锻炼较为适宜。餐前锻炼身体有可能引起血糖波动，可能因延迟进餐造成血糖过低，也可能因没有服药而使血糖过高，当然还可能是血糖先低，而后又因"苏木杰反应"而过高，所以最好把运动时间放在餐后。

为避免对消化系统功能的影响，体育锻炼最好在进餐结束后半小时以上再进行。晚餐后的体育锻炼值得提倡，因为中国人多半晚餐吃得多，而且多数人晚餐后就是看看报纸或电视节目，体力活动很少，这对降低血糖和减轻体重十分不利。对于注射胰岛素的病人来说，应选择在外源性胰岛素作用最强之前进行，如注射 RI（正规胰岛素）的作用最强时间是注射后 2 ~ 4 小时，若必须在胰岛素作用最强时进行运动锻炼，应少量加餐。重型糖尿病病人，清晨空腹时，应避免体力活动，否则易引起酮症，使病情恶化。若合并有并发症时，更应注意每日运动量，以免过度疲劳，加重病情。

238. 糖友运动疗法的注意事项是什么？

诗曰：糖友运动防"两低"，血压血糖勤"管理"。一是体位低血压，二是骤发血糖低。运动易致心缺血，心衰心梗生是非。保护关节应注意，别让溃疡累下肢。

注解：糖尿病病人在运动中应注意：①血压波动，表现为运动中血压升高，运动后有发生体位性低血压。②血糖波动，如低血糖症，尤其容易发生在运动量过大又没有及时加餐的时候，有时还可能发生应激性血糖增高。③心肌缺血加重，甚至发生心律失常，心肌梗死或者心力衰竭。④微血管并发症的加重，如蛋白尿增多、视网膜出血等情况可能发生。⑤运动器官病变加重，如退行性关节病以及下肢溃疡的发生或加重等。当然，对于运动可能带来的这些问题，只要是掌握好适应症，加强体育锻炼的指导和监护，是完全可以避免的。

239. 糖友常见的运动安全问题有哪些？

诗曰：运动锻炼本寻常，安全问题第一桩。思想准备需充分，避免空腹上"操场"。警惕突发血糖低，身带糖块免着忙。事前注药选腹部，鞋不露趾防脚伤。

注解：糖尿病病人运动过程中最常遇见的安全问题有低血糖反应、足部损伤及心血管意外，等等，对此要有充分的思想准备，尽量做到防患于未然。为预防低血糖，糖尿病病友尽量不要空腹运动，运动强度及时间要适当，要随身携带糖块、饼干或甜饮料等含糖食品，以备不时之需。另外，使用胰岛素的病人应将注射部位选在腹部皮下注射，倘若在四肢注射，由于肌肉运动会加快胰岛素的吸收，容易导致病人低血糖。为防止足部损伤，糖尿病病人穿的鞋不能露趾、不能挤脚、鞋面柔软、鞋垫平整，运动前后要检查足部皮肤有无破损、水泡，并及时处理。为防止运动过程中出现心脑血管意外，建议有不稳定心绞痛或重度高血压的病人暂停运动，病情稳定的冠心病病人可以选择低强度有氧运动（如步行或慢跑），并要随身携带必要的急救药品，一旦运动中出现呼吸困难、胸部有压迫感、头晕头痛、面色苍白等症状时，应立即停止运动，严重者须尽快送往医院诊治。

240. 老年糖友进行运动锻炼应注意些什么？

诗曰：高龄运动有"守则"，事前身体要"检阅"。根据机体"折旧率"，运动强度有选择。运动程度免过量，运动项目忌激烈。不宜登梯爬高处，老来骨脆防骨折。

注解：老年人身体各系统、各脏器的功能全面低下，如果过度锻炼，会导致身体负荷超重，再加上糖尿病、骨质疏松等问题的综合，可能会出现严重的后果。因此糖尿病老人运动需要适度。

那么老年糖友应该选择哪些运动方式呢？

老年糖友在选择运动项目时应选取运动方式不很激烈的项目，如散步、慢跑、太极拳、跳舞、体操、气功等，这些均比较适合老年糖友。

老年糖友在运动的时候一定要注意以下这几个问题。

（1）体育锻炼前要对身体状况做一次细致、全面的检查，充分了解自己的糖尿病到了什么程度，以便选择最适当的运动方式、运动时间和运动强度。

（2）避免过分激烈的运动，避免可能引起血压急剧升高或者造成心、脑血管意外的运动方式，比如剧烈对抗性运动、登梯爬高、用力过猛的运动和倒立性运动等。

（3）运动要适量，老年糖友在运动的时候一定要适可而止，以免运动过量，反而影响健康。

（4）老年糖友皮酥骨脆，在运动中要善于保护自己的皮肤及骨骼，避免穿过硬、过紧的鞋子，以防皮肤损伤或发生骨折。

既然运动过量危害这么大，那么应该如何运动才是合适的呢？

专家认为，运动到底算不算过量，老年人要考虑2点：一是运动后会不会觉得特别疲乏无力；二是第二天早上的晨脉是否稳定，如果这2项都达标，那就不算过量。

对于健康老人来说，适宜的运动频率和强度是每周3～5次，每次40分钟，中等强度。而对于糖尿病老人来说，则最好遵循医生的指导，以配合医生的治疗为主。

241. 糖友服药后为何不宜立刻运动？

诗曰：服药之后即运动，头晕乏力心悸动。药效运动相叠加，"低糖"反应必加重。建议糖友做运动，药效高峰勿相碰。最好事前测血糖，判断能否做运动。

注解：很多糖友喜欢运动，而且是服药后就开始运动，没想到运动不到10分钟，就出现了头晕、乏力、心悸等典型的低血糖现象，这是怎么回事呢？

运动不久便出现低血糖，是运动和用药的时间没有错开的缘故。因此建议糖友以餐后运动为宜，并避开药物作用高峰期。运动本身就消耗血糖，如服用降糖药或注射短效胰岛素，应用药1小时后再运动，这样才能避免2个降糖作用的叠加，以求降低低血糖发生率。中、长效胰岛素作用较为平稳，时间要求上可以不用如此严格。那些病情较轻、不吃降糖药也不注射胰岛素，仅通过改变生活方式来控糖的糖友，运动时间也可以稍随意些。

还要提醒的是，有些糖友即使已经出现了低血糖，但也没有明显感觉，这就很危险，因此血糖自我监测必不可少。有条件的话，应在运动前后各测一次血糖，来判断自己的运动是否合适。

242. 糖友在什么情况下不宜进行体育锻炼?

诗曰：血糖水平不下降，贸然运动出险象。病症累及大血管，严格掌握运动量。较重糖尿眼底病，避免运动或"限量"。已有严重并发症，停止锻炼较适当。

注解：有下列情况的糖友应避免运动或减少运动量：①血糖控制很差。过量的运动可能引起血糖浓度的进一步升高，甚至引起糖尿病酮症酸中毒。②较重的糖尿病大血管并发症。此时要严格选择好运动方式，并掌握好运动量，以避免血压升高以及脑血管意外、心肌梗死及下肢坏死的发生。③较重的糖尿病眼底病变。病人视网膜微血管异常，通透性增加，过量运动可增加眼底病变，甚至引起眼底较大血管的破裂出血，影响病人的视力，所以也不宜从事运动量较大的体育锻炼。④较严重的糖尿病肾病。过量的运动会使肾脏的血流量增多，增加尿蛋白的排出量，加快糖尿病肾病的进展，此类病人也不宜从事较剧烈的体育锻炼。⑤其他应激情况。包括各种感染，心或脑血管病尚未稳定之时，糖尿病酮症酸中毒或高渗性非酮症糖尿病昏迷的恢复期。当然，除了存在急症情况外，糖尿病病人没有完全卧床休息的必要，而应该坚持一定量的运动，哪怕是局部锻炼。关键的问题在于运动方式和运动量要适宜。

243. 糖友外出旅游应注意些什么?

诗曰：带病外出去旅行，充分准备再启程。行前常规做体检，病情允许方可行。药品器械和卡片，样样都要带在身。途中吃玩安排好，以免"半路"出险情。

注解：不少糖友害怕外出旅游会发生意外。其实，只要做好充分准备，就不必害怕外出旅游。除了出发前做好充分准备外，旅游也应牢记并遵照注意事项，这样就会跟其他健康的同行者一样"乘兴而去""尽兴而归"的。那么，要做好哪些准备呢？要遵照哪些注意事项呢？

No.1 旅游前做足准备

除了病情不稳定，有严重的慢性并发症，比如糖尿病足、糖尿病肾病等不适合旅行外，大多数糖友都是可以外出旅游的，只不过旅行前首先要做一些常规的检查：比如血压、血糖、糖化血红蛋白，看看病情控制得如何。如果经过医生的检查和评估，认为你完全可以外出旅游的话，那么就可放心出门了。此时，需要注意的是，你需要做好充分的准备。

1. 准备的物品

（1）充足的药物，注射胰岛素的病人还应携带注射笔和针头，尽可能带上血糖仪，以监测在外出的日子里血糖会有什么样的变化。

（2）糖尿病病人识别卡，万一发生意外，比如低血糖昏迷时，容易求得其他人的帮助。

2. 选择好路线

选择适当的旅游线路、旅程长短、交通工具和具体行程，避免因为四处奔走而过度疲劳。建议糖友们还是不要参与极为辛苦又刺激的活动，像爬高山、蹦极等。最好的做法是，选择比较悠闲的地方，游山玩水、放松心情。

No.2 旅途中必须注意事项

由于血糖与饮食和运动量的关系十分密切，所以，外出的时候，糖友们要更加密切地监测自己的血糖，防止其大起大落。

（1）吃饭：最好能够定时、定量、定餐。

（2）体能：注意体能的变化，一定要根据自己的年龄和体力量力而行，并注意旅游中和旅游后的感觉，如果有疲乏感，但食欲及睡眠正常，无其他不适感，属轻度疲劳，可继续旅行。

（3）胰岛素的存放：乘车时切勿将装有胰岛素的手提包放在汽车的后备箱中，乘坐飞机时也不应放在托运的行李中，而应随身携带，胰岛素在常温下（25℃左右）可以储存 6 个星期左右。

（4）低血糖的预防和处理：如果活动后出现低血糖，比如饥饿感、头晕、心慌、手颤、出虚汗、无力，此时应立刻吃一些高糖饮食，如糖果、饼干（可参考第 108 问）。

244. 糖友开车要注意些什么？

诗曰：糖友驾车平常事，但应警惕出事故。血糖监测必须做，病情严重"不上路"。血糖不稳"老"糖友，驾车极易出事故。若有"心""眼"并发症，不宜驾车上马路。

注解：糖友安全驾车，必须遵循的要求可比其他人要多得多，否则极易造成意外事故。由于血糖极高或极低都会影响驾驶安全，糖尿病病人驾车确实存在一定危险。一旦血糖低于 3.9 毫摩尔 / 升就会导致反应迟钝，影响人的判断力，"血糖过高或过低时驾驶等同于酒后驾车"。国外有调查显示：约 1/3 的交通事故就发生在糖尿病司机身上。不过，国内外大部分专家达成共识，认为糖尿病病人只要能把血糖控制好，也可以享受驾驶的乐趣。

安全驾车，做好三点。

第一，糖友在驾车出行前要做好相应准备。上车前先测一下血糖，血糖不能低于 5.5 毫摩尔 / 升，同时还要带齐以下几样东西：血糖仪、葡萄糖，以及可能需要的其他药物。

许多糖友可能认为，如出现低血糖，就有时间停下车来进食。但实际上根本来不及，所以随身带些能迅速升高血糖的食品，如糖果、含糖饮料非常必要。一旦觉得肚子很饿、心跳加快、手抖和视力模糊、控制不住方向盘，就可能是低血糖的症状，这时就要立即停车，拿出血糖仪检测，然后补充食物和饮料。待症状缓解、血糖恢复正常后方可继续驾车。

第二，糖友开车，即使路程很短，在上车前也必须测一下血糖。如驾车时间超过 1 小时，也应该停下车测量血糖。不过，专家不建议糖友长时间开车，一来过度疲劳影响反应和判断，二来长途驾车会引起血糖波动。

第三，驾车时必须要注意身体情况，如患上伤风感冒，应更谨慎，因为这些疾病会引起血糖不稳。

内分泌专家指出，如糖友合并有以下病情，最好不要开车。一是心脏病；二是下肢有并发症，会影响踩踏油门和刹车；三是合并眼睛病变；四是注射较大剂量胰岛素者，因为这容易引起血糖波动；五是病史超过5年的"老病号"，因为随着病程的延长，糖友发生低血糖时的一些警示症状会逐渐变得不明显，容易"不知不觉"中直接变得神志不清，造成交通事故。

245. 糖友洗澡需要注意的事项有哪些?

诗曰：糖友洗澡有讲究，注意事项应记住。洗前备些糖果汁，水温大约40度。饭后1至2小时，浴室通风氧气够。老年糖友不方便，最好家人来帮助。

注解：糖友在生活中有很多需要注意的地方，比如病人常常合并心脑血管疾病，血液黏度水平偏高，血糖的波动起伏也较大，等等，因此，在日常生活中若不注意，就常会发生意外事件，有的糖友在洗澡时候发生低血糖，甚至有引起心脑血管意外的风险，因此，提醒糖友们在洗澡时要注意如下一些事项。

1. 准备：冲澡前要先备些糖果或橙汁，以备低血糖或有身体不适时使用。糖友在洗澡的时候最好是有家人在旁边陪着。

2. 水温：37～40℃为宜。糖友多数伴有神经病变，对温度感觉迟钝，有些病人因水温过高导致了烫伤还不知道，洗浴前最好用温度计测一下水温。另外，水温过高还会使全身表皮血管扩张，心、脑血流量减少，容易缺氧而诱发心脑血管意外。

3. 时间：最好是在饭后1～2小时内，这时血糖相对稳定。应避免空腹或刚注射完胰岛素就洗澡，这样很容易出现低血糖。饱餐后人体消化系统开始工作，这时洗澡会影响消化；饿的时候洗澡就更危险了，血糖降低，很容易晕厥；剧烈运动后立刻洗澡容易造成心脏、脑部供血不足，甚至晕厥。

4. 通风：很多糖友都有心脑血管疾病，不宜在密闭的浴室里洗澡，空气不流通会造成缺氧。

5. 搓澡：大多数人洗澡时喜欢用力搓洗皮肤，认为这样才洗得干净。其实这样破坏了皮肤的保护屏障，一般人可能皮肤干燥，若搓澡损伤皮肤，则很容易引发感染。

第十章　糖尿病的药物疗法

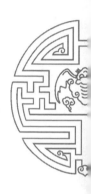

246. 糖友在什么情况下要使用药物治疗?

诗曰：1型病人确诊后，就可即用胰岛素。2型控食加运动，控糖欠佳药物助。妊娠糖尿避畸胎，一般需用胰岛素。糖友若有并发症，直接使用胰岛素。

注解：对于所有糖友来说，都需要饮食疗法，并根据个人情况进行运动疗法，同时根据血糖控制情况决定是否用药。即使用药的糖友，也要坚持饮食和运动疗法。

No.1 1型糖友什么时候用药

1型糖友一经发现，就应该使用胰岛素治疗。因为1型病人体内的胰岛素量不足，只有补充相应数量的外源性胰岛素才能控制病情。

No.2 2型糖友什么时候用药

被诊断为2型的糖友，病情较轻的可以先单纯饮食控制和运动治疗，大约有20%的2型病人可以使血糖得到良好的控制。如果4～6周后效果不明显，则要根据不同的情况开始药物治疗。

当饮食、运动治疗后空腹血糖≥7.0毫摩尔/升或餐后2小时血糖≥10.0毫摩尔/升时，就要开始口服降糖药。

病情严重的2型糖友应及时给予胰岛素治疗。妊娠糖尿病病人为了避开致畸风险，安全有效的方法是遵照医嘱使用胰岛素治疗。

No.3 2型糖尿病并发症病人什么时候用药

糖尿病急性并发症病人一般需要直接进行胰岛素治疗。对于慢性并发症病人，应根据病情的不同采取不同的方法，并积极治疗并发症。

247. 早中晚期糖尿病用药有何区别?

诗曰：控食运动适早期，无效选用双胍宜。也可联合"增敏剂"，改善胰岛素"抗拒"。中期用药讲联合，联用药物不相违。晚期胰岛几衰竭，只能胰岛素"替"之。

注解：糖尿病的早、中、晚期之病情特点有所差别，在临床用药方面也不同。早期阶段，胰岛素的分泌量往往并不低，甚至有的偏高，其主要问题是胰岛素抵抗。到了中期则胰岛素分泌进行性下降，于是，胰岛素缺乏与胰岛素抵抗并存。晚期则胰岛功能近乎衰竭，而且可能出现某些并发症，故早、中、晚期的用药有别。

No.1 早期阶段

2型糖尿病早期，特别是"胖糖友"，由于病因主要是胰岛素抵抗（即机体对胰岛素不敏感），因此首先应该是单纯的饮食控制和运动疗法；如果无效则考虑选用双胍类药物。另外，可以联合应用胰岛素增敏剂（如吡格列酮），改善胰岛素抵抗状况。如果以餐后血糖升高为主，可以联合用阿卡波糖。

体重正常和消瘦者可单独使用促进胰岛素分泌的药物，或与阿卡波糖联合应用；血糖还控制不好的病人可与双胍类药物联合应用。

No.2 中期阶段

处于中期阶段的糖友，可尽早联合口服降糖药，选择作用机制不同的药物，发挥药物间互补作用，防止单药大剂量应用所致不良反应，在降低血糖的同时还能保护胰岛 B 细胞功能，发挥最大的降糖作用。

可联用胰岛素增敏剂（如罗格列酮）及餐时血糖调节剂（如瑞格列奈），再配合促胰岛素分泌剂（如格列吡嗪）进行治疗。

如果上述治疗仍不能很好地控制血糖，可以用胰岛素补充疗法，即口服降糖药与胰岛素联合治疗，根据胰岛素的缺乏程度，每日睡前注射 1 次中效或者长效胰岛素。

No.3 晚期阶段

糖友到了晚期阶段，胰岛素缺乏便成为主要病因，病人往往有程

287

第十章 糖尿病的药物疗法

度不同的并发症，因此，除要严格控制血糖以外，还要针对各种糖尿病并发症进行相应的治疗。

此时，胰岛素替代治疗是主要的治疗方案。一般使用短效—中效预混胰岛素，一日2次，注射治疗。而"脆性糖尿病"病人则在白天进行3次短效胰岛素注射，睡前注射1次中效或者长效胰岛素。当肝肾功能受损、发生急性并发症或严重的慢性并发症时都应使用胰岛素治疗。

248. 糖友合理选药的五大标准是什么？

诗曰：选药根据五标准，病型体形要认准。1型必用胰岛素，2型先用口服品。胖友别选增重药，高糖类别忌"矛盾"。妊娠应激"合并症"，年龄大小把握稳。

注解：糖友合理选择药物的五大标准。

No.1 按糖尿病类型选择药物

1型糖尿病病人必须终生使用胰岛素；2型糖尿病病人在饮食、运动及口服抗糖尿病药物效果不好、出现急性并发视网膜病变、尿毒症等及应激状态（严重感染、急性心梗、脑卒中等）、大中型手术围手术期及围生期也必须使用胰岛素治疗；除上述情况外的2型糖尿病病人应考虑使用口服抗糖尿病药物。

No.2 依病人体形选择药物

理想体重（千克）：身高（厘米）— 105，如果实际体重超过理想体重10%，则认为体形偏胖，首选双胍类或糖苷酶抑制剂，因为该类药物有胃肠道反应和体重下降的副作用，对于超重或肥胖病人来说，正好化害为利；如果实际体重低于理想体重10%，则认为体形偏瘦，应该优先使用胰岛素促泌剂（包括磺脲类和苯甲酸衍生物），因为该类药物有致体重增加的副作用，对于消瘦者很合适。

No.3 按高血糖类型选择药物

如果是单纯的餐后血糖高，而空腹和餐前血糖不高，则首选糖苷酶抑制剂；如果以餐后血糖升高为主，伴有餐前血糖轻度升高，应首先考虑苯甲酸衍生物；如果空腹血糖、餐前2小时血糖高，不管是否有餐后血糖高，都应考虑用磺脲类、双胍类或噻唑烷二酮类。

No.4 按有无其他疾病选择药物

如果病人还有高血脂、高血压、冠心病等疾病，首先考虑使用双胍类、噻唑烷二酮类和糖苷酶抑制剂；如果病人有胃肠道疾病，最好不要使用双胍类和糖苷酶抑制剂；如果病人有慢性支气管炎、肺气肿等肺通气不良的疾病，慎用双胍类；如果病人有肝病，慎用噻唑烷二酮类；如果病人有较严重的心、肝、肾、肺等全身疾病，则最好使用胰岛素。

No.5 按年龄大小选择药物

对于老年病人，因其对低血糖的耐受能力差，不宜选用长效、强力降糖药物，而应选择服用方便、降糖效果温和的降糖药物，如瑞格列奈。对于儿童来讲，1型糖尿病用胰岛素治疗；目前只有二甲双胍被FDA批准用于2型糖尿病儿童。另外，还要充分考虑到病人服药的依从性，对于经常出差，进餐不规律的病人，选择每天服用一次的药物（如格列美脲）更为方便、合适，顺应性更好。

249. 胰腺和胰岛有何区别?

诗曰：胰腺是一器官，胰岛却是"细胞团"。胰腺分泌兼"内""外"，胰岛只属内泌"团"。前者消化搭调糖，后者独任"调糖"官。胰腺虽然管全盘，胰岛堪称"独立团"。

注解：胰腺"隐居"在腹膜后，故知名度远不如其近邻胃、十二指肠、肝、胆，可说是"养在深闺人未识"也。然而，胰腺却是"双枪隐侠"，它既是消化系统的"骁将"，又是内分泌系统的"英豪"。它既有"外分泌"功能——分泌含有好几种消化酶的胰液；又有内分泌功能——分泌调控血糖的胰岛素等。封它为"双枪老太婆"倒也很合适。

话说胰腺这位"双枪老太婆"的两支枪"一支也不能少"，分泌消化酶的那支枪少了就会让人消化不良，分泌胰岛素的那支枪少了就会让人无法控糖。

原来胰脏（胰腺）是一个大而细长的葡萄串状的腺体，横于胃后，居脾脏和十二指肠之间；其右端（胰头）较大、朝下，左端（胰尾）是横着的，尾部靠着脾。胰的外分泌液（胰液）经胰管输入十二指肠，其中含有各种消化酶（如胰淀粉酶、胰脂肪酶、胰蛋白酶等）。在胰内另有散在的岛状细胞团，称为胰岛或朗格汉斯岛，那是因为1869年德国人保罗·朗格汉斯（Paul Langerhans）在动物的胰脏组织中发现的200万个形似小岛的细胞集团，后来就把这些细胞群叫作朗格汉斯岛，又叫胰岛。胰岛的 B 细胞分泌胰岛素，起降低血糖、促进肝糖原的合成等作用。胰岛 A 细胞分泌胰高血糖素，可以促进肝糖原分解，使血糖升高。胰岛素和胰高血糖素互相反馈，控制血糖稳定在一个小的范围内。如果因为任何原因导致胰岛素绝对或相对不足，就会导致糖尿病。

可见，胰岛就是胰腺中的一些小岛，是指存在于胰腺中能分泌胰岛素等激素的一些特殊的细胞团。人类的胰岛细胞按其染色和形态学特点，主要分为 A 细胞（α 细胞）、B 细胞（β 细胞）、D 细胞（δ 细胞）及 PP 细胞。A 细胞约占胰岛细胞的 20%，分泌胰高血糖素；B 细胞占胰岛细胞的 60% ~ 70%，分泌胰岛素；D 细胞占胰岛细胞的 10%，分泌生长抑素；PP 细胞数量很少，分泌胰多肽。各种细胞分泌不同的激素，这些激素互相调节，共同维持血糖的稳定。胰岛中 B 细胞含量最大，分泌激素的量也最多，所以说分泌胰岛素是胰岛最主要的功能。A 细胞分泌的胰高血糖素能快速、直接地升高血糖，又能刺激胰岛素的分泌，对血糖的调节也有重要的作用。

胰岛的功能主要是通过分泌胰岛激素调节营养物质的代谢，特别是糖代谢。由于各种胰岛激素的分泌都受多方面因素的调控，相互间又存在复杂的制约关系，所以使其对营养物质代谢的调节十分准确而精细，巧妙地维持着"恰到好处"的动态平衡。

250. 胰岛素的特性和作用是什么？

诗曰：降糖圣药胰岛素，不能口服只能"注"。因其属于蛋白质，入肚变"酪"成"水垢"。胰岛素能起作用，还需"受体"来"引路"。受体就如门钥匙，钥匙最怕会"生锈"。

注解：胰岛素由胰岛中的 B 细胞分泌产生，是一种蛋白质激素。任何蛋白质，要是遇到热，就好像煮过的鸡蛋一样，会变成固体，要是遇到胃酸，就好像牛奶发酵一样，变成乳酪状了。这样，当然使原来所有的功能、药效消失了。因此，胰岛素这种蛋白质，不能"吃"，只能注射，就是这个道理。胰岛素是人体内唯一能降低血糖的激素，而能升高血糖的激素，在人体内有好几种。在正常情况下，血糖升高时，B 细胞分泌的胰岛素增加，血糖下降，而后始终保持在一种相对恒定的水平上。体内肝、脂肪、肌肉组织的细胞都含有一种特殊的蛋白质，叫胰岛素受体，它能与胰岛素结合，受体与胰岛素的关系可比喻为锁与钥匙。胰岛素像一把钥匙，只有它才能使血中的葡萄糖顺利进入各器官组织的细胞中，为人体提供能量。正常情况下，进餐后人体胰岛分泌的胰岛素增多，而在空腹时分泌的胰岛素会明显减少，因此正常人血糖浓度虽然随进餐有所波动，但在胰岛素的调节下，这种波动保持在一定的正常范围内，处于均衡状态。如果缺少了胰岛素这把钥匙，或者是胰岛素受体这把锁生锈了，不能正常工作时，胰岛素这把钥匙就打不开胰岛素受体这把锁，或者是打开的锁不够多，就会使血中的葡萄糖无法敲开组织细胞的大门，无法进入细胞提供能量并转化为二氧化碳和水，一部分葡萄糖只好待在门外，血糖因此会升高，就引起糖尿病。

由此可见，胰岛素和血糖的关系非常密切。那就是上面提及的胰岛素可以促进细胞摄取葡萄糖。血糖浓度升高时，迅速促进胰岛素的分泌，使全身各个组织加速摄取和储存葡萄糖，尤其能加速肝细胞和肌细胞摄取葡萄糖，并且促进它们对葡萄糖的贮存和利用。肌肉组织在无胰岛素作用时，几乎不能摄取葡萄糖。肝细胞和肌细胞大量吸收葡萄糖后，将其转化为糖原贮存起来，或在肝细胞内将葡萄糖转变成脂肪酸，转运到脂肪组织贮存；在肝脏，胰岛素使进食后吸收的葡萄糖大量转化成糖原，并促进葡萄糖转变成脂肪酸，转运到脂肪组织贮存。此外，胰岛素还抑制糖原异生。胰岛素不但可使葡萄糖迅速转运入肌细胞，而且可加速葡萄糖的利用和肌糖原的合成，从而使血糖浓度降低。胰岛素缺乏时葡萄糖就不能被贮存利用。

251. 注射胰岛素有什么好处?

诗曰：1型必用胰岛素，口服降糖无用处。胰岛素是"自然物"，无毒"无瘾"非伏寇。无需肝肾行代谢，肝肾功能不出事。副作用小不"伤胎"，适于糖尿病孕妇。

注解：不论是1型糖尿病病人还是某些2型糖尿病病人，或者准备怀胎生娃的妇女，医生往往会建议必须或最好使用胰岛素治疗。然而，由于胰岛素没有口服降糖药物方便，而且有些病人担心注射胰岛素治疗后就会终身脱离不了它，因此，病人常常未能十分情愿地接受医生的医嘱或指导。其实，应用胰岛素治疗糖尿病有甚多好处。

（1）1型糖尿病病人采用口服降糖药无效，必须终生使用胰岛素来控制血糖。而对于2型糖尿病病人来说，则尽早实施胰岛素治疗，可使血糖长期严格控制达标，大大减少糖尿病慢性并发症（尤其是微血管并发症）的发生率。而且，给予适量的胰岛素治疗，有利于维持正常的糖代谢和脂代谢，改善胰岛素抵抗，对心脑血管具有保护作用。早期及长期正确使用胰岛素对身体有益而无害，注射它既没有毒性也不会成瘾。

（2）口服降糖药物和注射胰岛素相比，注射胰岛素是副作用最小的一种控制血糖的方式，而且不需要通过肝脏和肾脏进行代谢，任何口服的降糖药物都需要通过肝脏和肾脏的代谢。长期口服降糖药物的病人需要定期地检查肝功能和肾功能，预防药物带来的副作用。注射胰岛素需要定时定量，进食也要相应的定时定量，避免出现低血糖或者是剂量不足造成效果不明显。

（3）孕期一般不用口服降糖药，因磺脲类降糖药可通过胎盘到达胎儿，导致胎儿低血糖，并有诱发胎儿多种畸形的危险。

（4）随着口服降糖药价格的猛涨，胰岛素的治疗花费也相对较低。

252. 2型糖友应用胰岛素的指征是什么？

诗曰：2型常用口服药，胰岛素更用得着。血糖急升病情重，宜用胰岛素"撑腰"。初诊血糖比较高，胰岛素作"强化"招。手术感染或孕妇，必须选择用"胰岛"。

注解：2型糖尿病发病是遗传因素与后天环境因素共同作用的结果。很难从根本原因上进行治疗，因而也是无法治愈的。然而，2型糖尿病发病的共同基础则是一样的，即胰岛素效能降低或胰岛素数量减少。这是为什么胰岛素能治疗糖尿病的根本原因。而很多口服降糖药也直接或间接通过增强胰岛素的敏感性或增加胰岛素的分泌而达到治疗之目的。那么，2型糖尿病病人应用胰岛素的指征是什么呢？

1. 急性血糖升高时：2型糖友在各种原因导致血糖急性升高时，如酮症酸中毒、高渗性昏迷、用糖皮质激素时合并血糖明显升高等，均要用胰岛素治疗，因为胰岛素降糖效果好，降糖效力强，任何急需降低血糖的情况都必须用胰岛素，也只有胰岛素才能让医生更有信心。

2. 严重、日久的2型糖尿病病人：严重的2型糖友多为患糖尿病后未经任何治疗，任其发展，且未能控制饮食，导致胰岛 B 细胞受损严重，且长期高血糖之糖毒性损害胰岛 B 细胞，致其无法分泌足够的胰岛素。日久的2型病人多为确诊糖尿病之初血糖偏高，长期用促泌剂，损害胰岛 B 细胞，遂导致胰岛功能衰竭，分泌胰岛素严重不足。因此必须依靠注射胰岛素来代替胰岛的功能。

3. 严重的、多种并发症病人：糖尿病的并发症根本原因是高血糖，因而控制并发症的首要任务就是严格控制血糖。口服降糖药降糖效果差，往往难以控制。而胰岛素降糖效果确切，能根据血糖结果调整剂量，能精准降糖，且能延缓并发症的发生。

4. 初诊 2 型糖尿病病人血糖较高者：初诊 2 型糖尿病病人空腹血糖超过 11.1 毫摩尔 / 升或糖化血红蛋白大于 9% 者，可考虑胰岛素强化治疗，可消除胰岛的糖毒性，使胰岛细胞休息，部分逆转胰岛 B 细胞功能，部分病人可能达到缓解（一段时间无需用任何药物而血糖正常）。

5. 手术、妊娠、严重感染者：手术及严重感染者对血糖控制的要求较高，胰岛素能很好控制血糖。妊娠病人不能口服降糖药，为避免口服降糖药对胎儿的损害，则应使用胰岛素。

253. 胰岛素按其来源和化学结构如何分类?

诗曰：来源"结构"有三类，牛猪胰腺及"人类"。"人胰"显非人胰取，基因工程价格贵。胰岛素之类似物，模拟正常之分泌。作用有其独到处，此类制剂属"新锐"。

注解：根据胰岛素的来源和化学结构可分为动物胰岛素、人胰岛素和胰岛素类似物等三类。

1. 动物胰岛素：有猪和牛的，分别自猪或牛的胰腺提取而来，猪的疗效比牛的好，副作用比牛的少，现国产的多为猪胰岛素，牛的疗效稍差，容易过敏，但是价格便宜。

2. 人胰岛素：并非从人的胰腺提取出来，而是通过基因工程生产，纯度高，副作用少，但价格贵。其结构功能与人体内产生的胰岛素相似，进口胰岛素均为人胰岛素。

3. 胰岛素类似物：是通过 DNA 重组技术，对人胰岛素氨基酸序列进行修饰生成的可模拟正常胰岛素分泌和作用的一类物质，通常有赖脯胰岛素、门冬胰岛素、甘精胰岛素、地特胰岛素等。临床试验证明，胰岛素类似物与人胰岛素相比控制血糖的能力相似，但在模拟生理性胰岛素分泌和减少低血糖发生的危险性方面胰岛素类似物优于人胰岛素。

堪称胰岛素制剂之"新锐"。

254. 胰岛素按纯度分类有几种制剂?

诗曰:"岛素"纯度三类分,普通单峰单组分。普通牛猪胰提取,杂质较多"纯"九成。单峰制剂已纯化,杂质减少"反应"轻。纯度最高"单组分",含量几达"一百分"。

注解:按纯度分类,胰岛素也可分为三大类,纯度从低到高。

1. 普通胰岛素:又叫结晶锌胰岛素。是采用结晶方法从牛或猪的胰腺中提取的,胰岛素的纯度达90%,仍含有较多的杂质,所以抗原性强,容易产生抗体,使其效果降低,并较易发生过敏反应,我国目前大多数厂家的产品属于此类。但实际上注射普通胰岛素引起过敏的机会并不太多,也不是不能用。

2. 单峰胰岛素:是将普通胰岛素再经过纯化,使胰岛素的纯度达到97%以上。因为在色谱上出现1个峰,故称为单峰胰岛素。其分子中胰岛素原等杂质已明显减少,抗原性降低,副作用(副反应)减轻。

3. 单组分胰岛素:是将单峰胰岛素再进一步加工纯化,去除杂质后得到的高纯胰岛素,其胰岛素含量超过99%。单组分胰岛素纯度提高,作用增强,抗原性低,不易产生胰岛素抗体。这种胰岛素标有"MC"字样,即表示单组分胰岛素。目前我国市场上单组分胰岛素制剂主要自丹麦和美国进口,国产单组分胰岛素重组人胰岛素注射液也已问世。

255. 胰岛素按作用时间分类有几种?

诗曰:超短短效中长效,超短最快起药效。超短1刻起作用,60分钟高峰到。短效中效稍慢点,半时3时才起效。长效保持超昼夜,预混30分起效。

注解:按作用时间分类有超短效胰岛素、短效胰岛素、中效胰岛素、长效胰岛素和预混胰岛素。

No.1 超短效胰岛素（速效胰岛素）

注射后15分钟起作用，高峰浓度1～2小时（需皮下注射），持续时间3～5小时；超短效胰岛素类似物的吸收速率不受注射部位的影响，可以在任何注射部位给药；例如：门冬胰岛素、赖脯胰岛素。

No.2 短效胰岛素

注射后30分钟起作用，高峰浓度2～4小时，持续时间5～8小时（可皮下注射、肌内注射、静脉注射）；短效胰岛素在腹部吸收速度较快，因此注射部位首选腹部；例如：胰岛素注射液、生物合成人胰岛素注射液、重组人胰岛素注射液。

No.3 中效胰岛素

注射后2～4小时起效，高峰浓度6～12小时，持续时间24～28小时（需皮下注射）。最常用的制剂是低精蛋白锌胰岛素，注射部位首选大腿和臀部；例如：精蛋白生物合成人胰岛素注射液、精蛋白锌重组人胰岛素注射液。

No.4 长效胰岛素

起效时间3～4小时，注射后体内药物浓度相对稳定，无明显高峰，持续时间24～36小时，作为基础胰岛素使用，每日注射1～2次。代表药物有甘精胰岛素、地特胰岛素等。

No.5 预混胰岛素

将短效与中效预先混合，可一次注射，注射后30分钟起效，持续时间为16～24小时（需皮下注射），如双时相胰岛素；市场常见的有30%短效和70%中效预混，和短效、中效各占50%的预混两种。例如：门冬胰岛素30注射液、精蛋白锌重组赖脯胰岛素混合注射液（25R）、精蛋白锌重组人胰岛素混合注射液、精蛋白生物合成人胰岛素注射液。

256. 影响胰岛素剂量的因素有哪些?

诗曰: 影响剂量诸因素, 年龄大小需兼顾。病型病程应考虑, 还有饮食活动度。应激状态经孕产, 肝肾功能胖与瘦。精神兴奋会升糖, 药物干扰胰岛素。

注解: 不少因素可影响胰岛素的剂量, 归纳起来有九大因素。

1. **年龄**: 从婴幼儿到成人随年龄的增加而增加, 按每千克体重所需胰岛素计算, 青春期每千克体重所需胰岛素量最大。

2. **饮食及活动量**: 饮食中热量高、活动量小则胰岛素需要量大; 饮食中热量低、活动量大则胰岛素需要量小。进食量多少与餐后血糖密切相关, 吃得越多, 胰岛素需要量越大; 吃得越少, 胰岛素需要量越小。运动可以增加能量消耗, 减少药物用量。因此, 活动量越大, 胰岛素用量越小; 活动量越小, 胰岛素用量越大。

3. **糖尿病类型**: 与1型糖尿病相比, 2型糖尿病往往存在不同程度的胰岛素抵抗, 有时甚至还非常严重, 因此, 2型糖尿病的胰岛素用量通常比1型糖尿病要大。此外, 1型糖尿病病人病程很长者胰岛素需要量减少,这种情况可能与体重下降有关,因为消瘦者胰岛素需要量较少。

4. **应激状态**: 糖尿病病人在各种应激状态下, 尤其是感染发热时, 胰岛素需要量增加。有人发现, 当病人体温超过37.5℃时, 体温每升高1℃, 胰岛素的需要量增加25%。

5. **经、孕、产**: 月经期血糖波动大, 胰岛素需要量常增加。妊娠过程中, 胰岛素的需要量逐渐增加, 至妊娠末期, 胰岛素需要量常增加50% ~ 100%, 但在分娩以后, 胰岛素需要量常急剧下降, 以后则逐渐增多, 直至妊娠前的水平。

6. **肝肾功能状态**: 胰岛素主要在肝肾中灭活, 当病人肝肾功能不全时, 对胰岛素的灭活能力降低, 胰岛素需要量常常减少。但有时这种情况会因为病人同时出现胰岛素抵抗加重而被抵消。

7. **药物因素**: 许多药物具有协同降低血糖或拮抗血糖作用, 可以影响胰岛素用量。如糖皮质激素、利尿剂、避孕药可以升高血糖，当与这些药物合用时，需要增加胰岛素用量；水杨酸类药物、磺胺类药物、乙醇等可以降低血糖，当与这些药物合用时，需要减少胰岛素用量。

8. 身体胖瘦：肥胖是导致胰岛素抵抗的重要因素。因此，肥胖者胰岛素用量往往偏大，消瘦者胰岛素用量往往偏小。

9. 精神状态：当病人情绪紧张、失眠、兴奋时，机体交感神经兴奋，升糖激素分泌增加，会减弱胰岛素的作用，往往需要增加胰岛素用量。

257. 什么时间注射胰岛素最适宜？

诗曰：适时注射胰岛素，药效恰恰到好处。餐前注射"六聚体"，30分钟初效奏。使用速效胰岛素，餐时注射可"速就"。根据剂型或病情，有选餐后睡前注。

注解：究竟什么时间注射胰岛素，要依据实际情况而定，餐前血糖水平是决定胰岛素使用的关键因素。胰岛素的注射时间大体有以下几种。

No.1 餐前注射

目前临床使用的常规胰岛素是一种六聚体的胰岛素，皮下注射后，需分离成单体后才能吸收入血，起效需时约30分钟。为了使胰岛素与血糖高峰同步，常规胰岛素需在餐前注射。

餐前应监测血糖，按照餐前血糖值来决定胰岛素注射时间。但医学界对于餐前血糖值与注射时间的关系文献介绍并不一致。一般认为，在住院期间进行胰岛素强化治疗的病人，要求需严格些，具体为：

餐前血糖在 3.9 ~ 6.7 毫摩尔/升的病人，在餐前15分钟注射，可适当多进食；

餐前血糖在 6.7 ~ 10.0 毫摩尔/升者，在餐前30分钟注射，按常规进食；

餐前血糖高于 10.0 毫摩尔/升者，在餐前45分钟注射，减少进食。

对于老年病人及在家中自行注射胰岛素者，餐前血糖值要放宽些，

具体为:

餐前血糖 7 ~ 10 毫摩尔/升者,餐前 15 分钟注射;

餐前血糖 10 ~ 15 毫摩尔/升者,餐前 30 分钟注射;

餐前血糖高于 15 毫摩尔/升者,餐前 45 分钟注射。

单用中效胰岛素者需在餐前 30 ~ 60 分钟注射。

No.2 餐时注射

目前应用的速效胰岛素,是采用基因重组技术将胰岛素分子结构上的某个氨基酸替换而制成的人胰岛素类似物。速效胰岛素的特点是:打开了常规胰岛素的六聚体形式,而成为单体结构,注射后不需要再分离成单体的过程,吸收快,起效时间短。进餐时不需提前注射,而注射后必须立即进食,否则可能出现低血糖。

速效胰岛素作用时间为 1 ~ 3 小时,主要用于降低餐后血糖,因而用于餐时注射低血糖反应少见,可适用于各种类型的糖尿病治疗。因为不需要在餐前提前注射,速效胰岛素在治疗应用中为病友提供了极大便利。但速效胰岛素注射后必须进食,以防止低血糖。

No.3 餐后注射

胰岛素强化治疗中的 1 型糖尿病病人,当餐前血糖较低,在 2.8 ~ 3.9 毫摩尔/升时,可改在餐后注射胰岛素,同时适当多进食;使用速效胰岛素者,也可在餐后注射。

No.4 睡前注射

睡前注射中效胰岛素或长效基因重组胰岛素(甘精胰岛素、精氨酸胰岛素),是比较符合生理性胰岛素分泌规律的治疗方案。三餐前使用短效胰岛素或速效胰岛素控制餐后血糖,睡前则应使用中效胰岛素或长效基因重组胰岛素维持夜间的基础胰岛素水平,这样能有效地抑制肝脏葡萄糖产生,减少脂肪分解,保持夜间血糖平稳,而且低血糖发生少,避免黎明高血糖发生。用量应遵医嘱,并根据空腹血糖值调节。

258. 如何选择胰岛素的注射部位？

诗曰：注射部位有四处，最佳选择是腹部。腹部皮下吸收快，全部入血无渗漏。上臂臀部大腿外，采用部位皆随次。避免过深进肌肉，腿臀注后勿跑步。

注解：在一般情况下，胰岛素治疗是采用皮下注射法，以选取皮肤松的部位为宜。通常，我们人体适合注射胰岛素的部位并不太多，主要是腹部、手臂前外侧、大腿前外侧和臀部外上 1/4 等处。这些部位下面都有一层可吸收胰岛素的皮下脂肪组织，而且没有较多的神经分布，注射时不舒适的感觉相对较少。

1. 腹部皮下注射：腹部是胰岛素注射优先选择的部位。腹部皮下注射吸收快、吸收速度恒定、疼痛轻、不受温度和运动影响。腹部的胰岛素吸收率达到 100%，腹部皮下组织较肥厚，能减少注射至肌肉层的风险，最容易进行自我注射。腹部面积大，以肚脐为中心，4 指以外均可注，可分左上、右上、左下、右下四个象限，每次注射相距 2 厘米。

2. 上臂皮下注射：手臂的皮下层较薄，注射时必须捏起皮肤注射，因此不方便自我注射，可由他人协助注射。有的人能够掌握自我注射的技术，但应注意的是自我注射容易过深，达到肌肉层，吸收快引起低血糖。手臂皮下组织的胰岛素吸收率为 85%，吸收速度较快。上臂皮下注射后应避免上肢大量运动，否则容易发生低血糖。

3. 大腿外侧皮下注射：大腿较适合进行自我注射，皮下层很薄，要捏起皮肤注射，皮下组织的胰岛素吸收率为 70%，吸收速度慢。注意大腿内侧有较多的血管和神经分布，不适宜注射。由于大腿外侧皮下注射受运动的影响大，吸收不均衡，而且需脱裤操作而不方便，故采用这一部位注射者较少。

4. 臀部皮下注射：臀部皮下层最厚，注射时可不捏起皮肤。由于臀部的胰岛素吸收率低、吸收速度慢，较少使用。这一部位适用于睡前注射中长效胰岛素，控制清晨高血糖，但缺点是自己不能注射，注射后跑步打球，易发生低血糖。

应当注意不同注射部位间的轮换，两次注射部位要距离2厘米，并尽量避免一个月内重复使用同一注射点。短时间内多次在同一部位注射，可能使局部皮下组织吸收能力下降，影响胰岛素的吸收和利用。含有鱼精蛋白的长效胰岛素制剂能与体内某些成分结合起来，在皮下形成块状物造成毛细淋巴管堵塞，应经常更换注射部位。

用来控制餐后血糖的胰岛素如生物合成人胰岛素注射液，因为要求尽量快地起效，所以一般选择吸收较快的腹部进行注射；而基础胰岛素如精蛋白生物合成人胰岛素注射液，由于要求吸收平稳、缓慢，所以一般选择吸收较慢的大腿前外侧进行注射。

259. 如何抽取和注射胰岛素?

诗曰：抽药注射胰岛素，黑色标志有刻度。注前消毒按常规，注射剂量应无误。轻推针栓排气泡，快速进针取"角度"。推完针头留10秒，拔后轻压针眼处。

注解：注射胰岛素是目前有效的方法，有些病人需要自己每天抽取胰岛素。抽取胰岛素时操作一定要规范，减少药液污染，保证剂量准确。

1. 注射工具和原料：胰岛素、75%乙醇（酒精）棉球、注射器、胰岛素针。

2. 抽取药液：①洗净双手后将胰岛素瓶轻轻摇动几下，用乙醇（酒精）棉球消毒橡皮胶盖。如果启动新瓶，将橡皮塞上的保护层去掉，但千万不可将橡皮塞打开。②取掉注射器针头的保护盖，轻拉推柄取适量空气，让针栓黑色标志达到欲取的刻度。③先将胰岛素瓶口朝上，把注射器针头刺入胰岛素瓶内并确定针头在瓶内，轻压注射器推柄，将空气注进瓶内。④胰岛素瓶口朝下，瓶底向上倒置，针筒在下，且针头在瓶内胰岛素液面下，一手拿瓶，一手拿注射器，轻轻拉针栓柄，使胰岛素至所需剂量的准确刻度线。⑤尽量保证无气泡进入针筒。若需重新抽取，抽取药液后，轻弹针筒，使空气泡升到针筒颈部，然后轻推针栓，使气泡排出，这样胰岛素的剂量才准确。⑥将针头从瓶内抽出，再次确定与所需注射的胰岛素剂量是否相符。⑦将保护盖套在针头上，然后可放在桌面上准备注射。

3. 注射步骤：①选好注射部位后，用 75% 乙醇棉球消毒皮肤。②等乙醇挥发后，用大拇指、食指、中指将注射部位的皮肤捏起，另一只手将针头的一半以 45 度角快速刺入注射部位，推注药液，然后放松被捏起的皮肤，针头在皮下停留 10 秒后拔出。③用干棉球按压针眼 2 ~ 3 秒，但不要按摩注射部位。

260. 怎样正确使用胰岛素笔？

诗曰：胰岛素笔使用好，六个步骤需明了。笔与笔芯要匹配，检查笔芯确完好。排气必须很彻底，注射动作有技巧。注完留针压针眼，丢弃针头套好帽。

注解：胰岛素笔具有注射剂量准确、操作简单、携带保管方便等优点，特别适用于糖尿病病人在家中自我注射。胰岛素笔使用有 6 个步骤，现介绍如下。

1. 胰岛素笔与胰岛素笔芯要相互匹配：先要搞清楚自己用的是哪个厂家的胰岛素笔，必须使用该厂家生产的配套胰岛素笔芯。注射前准备好胰岛素笔芯、针头、胰岛素笔、75% 医用酒精及医用棉签。

2. 检查并安装笔芯和针头：安装前应仔细检查笔芯是否完好，有无裂缝；笔芯中药液的颜色、性状有无异常，有无絮状物或结晶沉淀；笔芯是否过了有效期。确定无误后，扭开笔芯架，装入笔芯，用 75% 酒精消毒笔芯前端橡皮膜，取出针头，打开包装，顺时针旋紧针头，安装完毕。

3. 排气：新换上的笔芯，由于驱动杆与笔芯的尾端接触不够紧密，若不排气就注射，注射的剂量就会少 4 ~ 6 单位。将笔垂直竖起，使笔芯中的气泡聚集在上部，把剂量调节旋钮拨至 "2 单位" 处，之后再按压注射键使之归零，如有一滴胰岛素从针头溢出，即表示驱动杆已与笔芯完全接触，且笔芯内气泡已彻底排尽。如果没有药液排出，重复进行此操作，直至排出一滴胰岛素为止。注意：每次安装新笔芯和针头时都要进行本操作。

4. **注射方法**：每次注射前先检查确认，有足够剂量的胰岛素后，旋转剂量调节旋钮，调至所需注射单位数，摘去针头保护帽即可。

5. **具体注射**：注射部位常规消毒，左手捏起注射部位的皮肤，右手握胰岛素笔，按45度角（瘦人）或垂直（胖人）快速进针，右拇指按压注射键缓慢匀速推注药液，注射完毕后针头在皮下停留10秒钟，再顺着进针方向快速拔出针头，用干棉签按压针眼处30秒钟。盖上针头帽，注射结束。

6. **丢弃针头**：病人在注射完胰岛素后应将内针帽套在针头上，然后旋下针头，将其丢弃。最后将笔帽套在胰岛素笔上。

一般来说，未开启的胰岛素笔芯可储存在2～8摄氏度的环境中（如冰箱的冷藏室内），既不能使其受冻，也不能使其暴露在阳光下。开启后装入胰岛素笔内的笔芯在室温下（低于25摄氏度）可保存1个月左右。

261. 哪些糖友适合用胰岛素泵？

诗曰：胰岛素泵较先进，七类糖友最适应。急性酮症酸中毒，1型病人或"脆性"。女性糖友并妊娠，眼肾神经并发症。病人需要做手术，糖友行踪不稳定。

注解：胰岛素泵是一个形状、大小如同BP机，通过一条与人体相连的软管向人体内持续输注胰岛素的装置，它模拟人体健康胰腺分泌胰岛素的生理模式。人们可通过胰岛素泵的设置功能预先设置好自己一天所需的基础胰岛素量和餐后胰岛素量，然后由胰岛素泵按此剂量持续向体内输注胰岛素。这种全天候的给药方式不但可使糖尿病病人的血糖保持平稳，还避免了口服降糖药和皮下注射胰岛素等一次性给药方式所带来的副作用。由于胰岛素泵的功能与人胰腺的功能十分相似，因此又被叫作"人工胰腺"。那么，哪些糖尿病病人应使用胰岛素泵呢？通常适用于七类病人。

No.1 1型糖尿病病人

1型糖尿病病人（尤其是血糖波动较大的1型病人）是最需要使用胰岛素泵的人群。皮下注射胰岛素容易引起低血糖或使病人的血糖水平波动较大。而胰岛素泵可以像正常人的胰腺一样持续向人体内"分泌"胰岛素，从而可帮助1型病人更好地控制血糖，避免低血糖的发生。

No.2 "脆性糖尿病"病人

"脆性糖尿病"又称"不稳定型糖尿病"，主要见于1型糖尿病以及某些胰岛功能近乎衰竭的晚期2型糖尿病病人，一般认为是病人胰岛功能完全衰竭所致。由于病人完全依赖外源性胰岛素注射来控制血糖，而后者在药代学特点以及调控方面均与生理性胰岛素分泌有显著区别，再加上缺乏有效的辅助调节功能，因此，很容易出现血糖忽高忽低、大幅波动的现象。

"脆性糖尿病"的治疗主要依靠胰岛素强化治疗，胰岛素泵通过精确设定泵的基础输注率和餐前大剂量，提供最接近的模拟生理性胰岛素分泌的胰岛素输注，从而使病人的血糖得到相对平稳的控制。

No.3 并发酮症酸中毒的糖尿病者

酮症酸中毒是由于人体胰岛素分泌不足而引起的糖尿病急性并发症之一。胰岛素泵能及时、快速地给人体补充胰岛素，从而能较快地纠正糖尿病酮症酸中毒。

No.4 出现慢性并发症的糖尿病病人

糖尿病肾病、糖尿病视网膜病变、糖尿病神经病变等都是由血糖水平不稳定而引起的糖尿病并发症。此类病人如能使用胰岛素泵进行治疗，不但可使血糖水平变得稳定，改善各种并发症的症状，甚至可使某些脏器已失去的功能得到恢复。

No.5 合并妊娠的糖尿病病人

高血糖是诱发巨大胎儿的主要原因之一。因此,合并妊娠的糖尿病病人一定要将血糖水平控制在正常范围之内。但口服降糖药,尤其是磺脲类药物会对胎儿的生长发育产生一定的影响,而皮下注射胰岛素虽然可以帮助此类病人有效地控制血糖水平,但容易引起低血糖而导致胎儿发育不良。

胰岛素泵具有精准地补充胰岛素的作用,合并妊娠的糖尿病病人使用胰岛素泵进行治疗,既可以稳定血糖水平,避免胎儿过度生长,又能预防低血糖的发生。

No.6 需要做手术的糖尿病病人

糖尿病对手术的影响极大。需要进行手术的糖尿病病人如果血糖水平控制得不好,既会增加手术失败的概率,又会延长伤口愈合的时间。而胰岛素泵能够帮助此类病人平稳地控制血糖水平,为其提供良好的术前和术后保证。

No.7 生活不规律的糖尿病病人

经常加班、上夜班、外出旅行(行程不稳定)等生活不规律的糖尿病病人,由于无法按时就餐和用药,很难保持血糖水平的平稳。此类病人若能使用胰岛素泵进行治疗,不但可以使血糖水平变得平稳,而且在无法按时就餐的情况下也不会发生低血糖。

另外,重型的2型糖尿病病人在使用其他降糖药物难以控制血糖水平或合并严重的感染时,也可考虑使用胰岛素泵进行治疗。

262. 糖尿病怎样决定胰岛素的初始剂量?

诗曰:初始剂量用多少,"试探"几天便分晓。开始餐前三四次,早大晚次午餐少。几种算式可应用,血糖尿糖作参考。按照体重定用量,综合估算更加好。

注解：在开始注射胰岛素以前，第一件事就是得决定一上来到底注射多少胰岛素。一般来说，开始注射胰岛素时多是每天 3 或 4 次，以早餐前剂量最大，晚餐前剂量次之，午餐前剂量较小的方法注射，如果需要睡前加注射一针的话，其剂量最小。糖友在开始使用胰岛素治疗时，一律采用短效胰岛素。而且一定在饮食与运动相对稳定的基础上，依下列方法估算初始用量，"试探"几天后，再依病情监测结果进行调整。

有许多方法可作为初剂量选择的参考。

1. 空腹血糖估算：每日胰岛素用量（单位）=［空腹血糖（毫克/分升）–100］× 10 × 体重（千克）× 0.6 ÷ 1000 ÷ 2。100 为血糖正常值，"× 10"换算每升体液中高于正常血糖量，"× 0.6"是全身体液量为 60%，"÷ 1000"是将血糖毫克换算为克，"÷ 2"是 2 克血糖使用 1 单位胰岛素。为避免低血糖，实际用其 1/3 ～ 1/2 量。

2. 按 24 小时尿糖估算：病情轻，无糖尿病肾病，肾糖阈正常者，按每 2 克尿糖给 1 单位胰岛素。

3. 按体重计算：血糖高，病情重，0.5 ～ 0.8 单位/千克；病情轻，0.4 ～ 0.5 单位/千克；病情重，应激状态，不应超过 1.0 单位/千克。

4. 按 4 次尿糖估算：无糖尿病肾病，肾糖阈基本正常，按每餐前尿糖定性"＋"多少估算。一般一个"＋"需 4 单位胰岛素。

5. 综合估算：体内影响胰岛素作用的因素较多，个体差异较大，上述计算未必符合实际，故应综合病情、血糖与尿糖情况，先给一定的安全量，然后依病情变化逐步调整。

263. 如何调整胰岛素的剂量？

诗曰：开始用药稍偏少，几天之后往上"找"。调整幅度把握准，血糖尿糖作参考。3 至 4 天调一次，每次增减有"定标"。此后延长调整期，调整幅度也减小。

注解：诗的第二句中的"找"，乃"补足"之意。开始注射胰岛素，通常剂量会比实际需要少，为的是避免低血糖的发生。注射数日后需要进行剂量调整。胰岛素剂量的调整，应该根据多次血糖监测的结果，尿糖仅作为参考。多数病人的初始剂量偏小，需要逐步加量，但剂量改动不要太频繁，一般3～4天调整一次，并且每次增减以2～4单位（U）为宜，切莫超过这一步的"定标"，直至达到血糖控制目标为止。此后剂量调整间隔还要延长，调整幅度进一步减小，并使胰岛素剂量与饮食、运动量保持相对平衡。在调整中发现"调"得过高时，则要适当"下调"。

（1）如果早晨空腹血糖控制不佳，在排除夜间低血糖所引起的"苏木杰反应"后，需增加睡前中效胰岛素剂量。

（2）早餐后和（或）中餐前血糖控制不好者，要增加早餐前短效胰岛素的剂量。

（3）晚餐前血糖控制不满意者，应增加早餐前中效胰岛素剂量。

反之，如果以上各时血糖偏低，则减少相应时点胰岛素的剂量。胰岛素剂量的调整一般应该在医生的指导下进行。

264. 特殊人群如何正确使用胰岛素？

诗曰：特殊人用胰岛素，各有各的特殊处。七种人群具体谈，药效安全要兼顾。"糖肾"测糖调剂量，"肝糖"应当餐前注。其他五种皆列述，细心对照便无误。

注解：与口服降糖药相比，胰岛素具有更加广泛的适应证。对于某些特殊的群体，如儿童、老人、孕妇、肝肾功能不全者、手术病人，等等，由于其自身特点以及病情的特殊性，在制订胰岛素治疗方案时需要个体化区别对待。

No.1　肾功能不全病人

糖友的肾功能一旦受损，口服降糖药的使用便受到很大限制，尤其是严重肾功能不全的病人，只能选择用胰岛素来控制血糖。

肾脏是胰岛素灭活和降解的主要场所之一，随着肾功能的下降，肾脏对胰岛素的降解能力也随之降低，病人对外源性胰岛素的需求量相应减少，因此，"糖肾"病人在使用胰岛素的过程中，应当加强血糖监测，及时调整胰岛素的用量，以防诱发严重低血糖而危及生命。

No.2 慢性肝病病人

肝损害可致肝糖原合成功能下降及糖耐量异常，其中部分病人最终会进展为糖尿病，这种继发于肝损害者称为"肝源性糖尿病"。

"肝源性糖尿病"病人均应采取胰岛素治疗，一般以餐后血糖升高为主，空腹血糖大多正常或只是轻度升高，因此，一般选择短效胰岛素制剂，分别于三餐前皮下注射。此外，由于肝病病人胰岛素抵抗较为明显，因而胰岛素用量会稍大。

应提醒的是，由于肝病病人的肝糖原储备不足，空腹状态（尤其是夜间）低血糖的风险较高，因此尽量不要在睡前注射中、长效胰岛素，如确有必要，剂量也不宜过大，同时要注意加强血糖监测。

No.3 血糖高的孕妇

孕期糖尿病有两种（见第46问），不论是哪种在治疗上均以注射胰岛素为控制孕妇高血糖的主要手段。在妊娠早期，血糖升高及波动不是太显著，可选择预混胰岛素，一天两次早、晚餐前注射；到了妊娠中后期，血糖较高时，可采取短、中效胰岛素联合强化治疗，即三餐前注射短效胰岛素 + 睡前注射中效胰岛素。

一般说来，随着分娩的结束，大多数妊娠糖尿病病人的血糖可随之恢复正常，可以停用胰岛素；而糖尿病合并妊娠的病人则需要继续给予降糖治疗，可根据具体情况，决定是否继续用胰岛素治疗。

No.4 服用激素的糖友

糖皮质激素所致的血糖变化与所用激素的药代学特性（包括起效时间、药效高峰时段、作用维持时间、药物半衰期，等等）以及药物用法有关。由于大多数使用激素的病人都是将全天的激素用量于上午8时一次性顿服，激素影响的主要是午餐后到睡前这一时段的血糖，因此，"类固醇性糖尿病"病人主要表现为午餐后及晚餐后的血糖较高，而后半夜至清晨空腹血糖大多正常或轻微增高。在这种情况下，可于午餐前及晚餐前注射短效（或速效）胰岛素或同时服用 α - 糖苷酶抑制剂。

倘若病人原来就有糖尿病，服用激素后将会导致病情进一步加重，无论是空腹还是餐后血糖都会明显增高，此时往往需要重新调整病人的治疗方案，特别加强对午餐后到睡前这一时段的血糖控制（例如：增加午餐及晚餐前短效胰岛素用量），以对抗激素的升糖作用。

No.5 围手术期糖尿病病人

良好的血糖控制有助于降低手术的风险，促进伤口愈合。原则上，拟行手术（这里主要指大中手术）的糖尿病病人，如果此前是用口服降糖药治疗，那么，应该在术前 3 天停用口服降糖药，改用胰岛素治疗，具体方案可采取预混胰岛素每日 2 次早、晚餐前皮下注射，也可采取"三短一长"或胰岛素泵胰岛素强化治疗，力争在术前把病人的血糖降至正常。

在实施手术期间，需将胰岛素由皮下注射改为静脉滴注，根据动态血糖监测结果，随时调整胰岛素滴注速率，将病人术中血糖控制在 5.0 ~ 11 毫摩尔 / 升。

No.6 糖尿病酮症酸中毒时

酮症酸中毒是糖尿病病人最常见的急性并发症之一，对其救治多采用小剂量胰岛素静脉滴注法，该方法简便、有效、安全，可大大减少低血糖、低血钾及脑水肿的发生率。

其具体步骤如下：第一阶段，病人血糖较高（ ≥ 16.7 毫摩尔 / 升），可将普通胰岛素加入生理盐水中静脉点滴，剂量按每小时 4 ~ 8 单位持续静滴。2 小时后复查血糖，如血糖下降小于滴注前水平 30%，则将胰岛素量加倍，如下降大于 30%，则按原量继续滴注直到血糖下降到 13.9 毫摩尔 / 升左右时改为第二阶段治疗。第二阶段，当血糖降至 13.9 毫摩尔 / 升左右时，可将原来生理盐水改为 5% 葡萄糖溶液或 5% 葡萄糖盐水，内加普通胰岛素，葡萄糖与胰岛素之比为 2 ~ 4 ∶ 1（即每 2 ~ 4 克葡萄糖给 1 个单位胰岛素），直到血糖降至 11.1 毫摩尔 / 升左右，酮体转阴时，可过渡到平时治疗。但在停静脉滴注胰岛素前 1 小时，应皮下注射一次短效胰岛素（一般8单位）以防血糖反跳。

No.7 老年糖尿病病人

老年糖尿病病人绝大多数为2型糖尿病，其自身尚保留有一定的胰岛素分泌功能，再加上老年人往往有肾功能减退，胰岛素经肾脏降解和排泄减少，因此，老年糖尿病病人的胰岛素用量不宜过大，否则，很容易发生低血糖，而发生在老年人身上低血糖是非常危险的，可以诱发急性心脑血管事件，导致昏迷乃至死亡。

265. 长期使用胰岛素会"成瘾"吗？

诗曰：消渴灵药胰岛素，降糖作用最显著。1型终身不离它，2型有时要它"救"。使用安全不"上瘾"，2型"用""撤"无后顾。该出手时就出手，用药时机别耽误。

注解：许多病人都有这种担心，长期应用胰岛素会不会产生依赖？胰岛素用上了是不是就撤不下来了？是不是糖尿病的晚期才能用胰岛素？这是糖友们经常会询问的问题。

胰岛素是胰腺上的胰岛B细胞分泌的体内唯一的降糖激素。1型糖尿病病人自身体内胰岛素绝对不足，因此需要终身使用外来胰岛素治疗；2型糖尿病病人是体内胰岛素相对不足，因此起先可用口服药物促进人体胰岛素的产生和作用，但其中半数以上终因长期药物刺激使人体胰岛功能衰竭，而需用外来的胰岛素治疗。

不过，2型糖尿病病人使用胰岛素后，仍能再次撤掉胰岛素。因此，就不存在一旦用上胰岛素降血糖，以后就不能停用，也不会产生依赖性而"成瘾"的。

胰岛素是人自身分泌的一种生理性激素，没有胰岛素身体就不能完成新陈代谢，人就不能生存。对于已经开始使用胰岛素进行降糖治疗的病人，是否继续使用，取决于病情。有些病人需要长期注射胰岛素进行治疗，是因为其自身分泌的胰岛素远远不够身体利用，外源性注射胰岛素是维持身体血糖正常的需要，并不是胰岛素上瘾。

胰岛素治疗是控制高血糖的重要手段，1型糖尿病病人需依赖胰岛素维持生命，2型糖尿病病人由于口服降糖药的失效或者存在口服药使用的禁忌证时，需要使用胰岛素控制高血糖，以减少并发症的发生。一般经过较大剂量、多种口服降糖药联合治疗，尤其是病程较长时，血糖控制仍未达标，此时就应果断改用胰岛素或口服降糖药联合胰岛素治疗。

然而，一旦改用胰岛素或口服降糖药联合胰岛素治疗，并不是就要终身注射胰岛素治疗了。胰岛素治疗只是一种方法，一旦血糖降低到合理的范围内，就可服用口服降血糖药治疗。《中国2型糖尿病防治指南》明确指出，2型糖尿病病人在生活方式和口服降糖药联合治疗的基础上，血糖仍然未达到控制目标，糖化血红蛋白大于7%时，就应该启动胰岛素治疗。因此，关于胰岛素的应用，我们主张该出手时就出手，不可优柔寡断。

266. 用胰岛素治疗糖尿病有哪些不良反应?

诗曰：胰岛素有副作用，然而多数不严重。过敏反应时间短，屈光变化并不甚。"脂垫"形成可避免，体重增加多运动。主要应防低血糖，用量"动量"需掌控。

注解：胰岛素是治疗糖尿病的"首席"代表，然而，使用胰岛素治疗中也可能发生某些不良反应。下面就将几种不良反应做简单介绍，提醒糖友们注意。

No.1 低血糖反应

低血糖的确可怕，尤其是无症状性低血糖，有可能在毫无前兆的情况下直接导致病人昏迷。不过2型糖尿病病人发生严重低血糖的可能性较小。当然，这并不意味着病人不需要掌握如何预防及应付低血糖的发生，有备方能无患。应用胰岛素治疗的糖尿病病人出现低血糖是很常见的，尤其在餐前和夜间，但2型糖尿病病人胰岛素治疗导致的低血糖常比较轻，危害性较小，多数通过两餐间或睡前加餐可预防或避免。

低血糖反应常见于胰岛素过量、注射胰岛素后未按时进餐或活动量过大所致。过量胰岛素治疗出现低血糖后，又迅速出现代偿性高血糖称为"苏木杰反应"。这种现象掩饰了临床严重的低血糖而造成治疗错误。另一方面，夜间低血糖后致晨间代偿性高血糖，还需与"黎明现象"鉴别，治疗显然不同。

No.2 胰岛素过敏反应

局部反应有注射部位红、肿、热反应，甚至形成结节。多发生在开始注射的头几周，以后消失。少数的过敏反应有荨麻疹，甚至休克。

No.3 屈光变化

在胰岛素应用中可能会出现眼睛的屈光变化。在注射胰岛素早期有时可出现一过性的双眼老视、视力模糊，可能是晶体和眼组织中渗透压改变的结果。糖尿病有效控制后，可自行调整恢复。因此，糖尿病病人一般在控制后方可验光配镜。

No.4 出现水肿

病人用胰岛素使血糖控制后4～6日可能发生水肿，多见于面部，也有少数病人可能出现在四肢等部位，这大概与胰岛素促进肾小管重吸收钠有关，称为胰岛素性水肿，这种水肿大多并不严重，并且随着时间的推移，多数会在一个月内渐渐自行消退。

No.5 局部脂肪垫形成

脂肪垫的形成，是由于长期在相同部位注射，胰岛素刺激皮下脂肪增生而形成的。这种脂肪垫的存在，会影响局部胰岛素的吸收。脂肪垫的形成是可以避免的，而且防范措施非常简单——只需要糖友有规律地更换注射部位即可。

No.6 体重增加

不少 2 型糖尿病病人连续使用胰岛素一段时间后，随着血糖得到控制，同时发现自己的体重常有所增加，多数病人常把责任全部推到胰岛素头上，甚至因此而停用胰岛素。对此，我们应该具有清醒的认识。诚然，在应用胰岛素使血糖获得控制后，尿中随之流失的葡萄糖减少了，这等于在一定程度上减少了热量损耗，导致一定程度的体重增加，是可以理解的。但体重增加并不全是胰岛素本身惹的祸，假如病人在应用胰岛素的基础上，合理控制膳食、加强体育锻炼，使热量摄入和消耗达到平衡，就不会出体重增加现象。当 2 型糖友应用胰岛素后出现体重增加，一般可以通过联合用药（二甲双胍、阿卡波糖等）、饮食控制、运动调节等方式来控制，因此糖友不必对此多虑。

267. 有没有可以常温储存的胰岛素？

诗曰：合理保存胰岛素，必须注意温凉度。瓶装制剂未开封，久存 2 度至 8 度。可存冰箱冷藏室，放冷冻室却误事。室温可存 6 星期，"笔芯" 4 周不碍事。

注解：胰岛素作为一种生物制剂，在使用中必须合理保存。一般说来，对于那些不立刻使用的胰岛素（包括没有开封的瓶装胰岛素和胰岛素笔芯），应该保存在 2 ~ 8 摄氏度，可放置于冰箱的冷藏室中。在这样的温度下，只要不超过有效期，胰岛素制剂就可以保持其有效的生物效应。应注意胰岛素不能直接放在冰箱的冷冻室中，已经冷冻结冰的胰岛素制剂，不能解冻再行使用。而在没有冰箱的情况下，未开封的胰岛素制剂则可以保存在阴凉干燥处，但保存时间相对不能太长，时间一长，必然导致胰岛素失效。

瓶装的胰岛素制剂，一般在室温下（大约 25 摄氏度）可以安全地存放 6 个星期左右。胰岛素笔芯在常温下则可以保存约 4 个星期。使用中的瓶装胰岛素可以放在冰箱的冷藏室中，保存约 3 个月。一定要注意，使用中的胰岛素笔芯不要和胰岛素笔一起放回冷藏室中，常温状态就可以保存4周；也就是说，夏天时在屋子里的阴凉位置就可以放置带笔芯的胰岛素笔。

还有要注意的是：所有胰岛素都不能暴露在高温环境和直接阳光照射之下；乘坐飞机时，胰岛素制剂也不要放在行李中托运，因为飞机行李舱的温度常在冷冻点以下，可能导致胰岛素制剂结冰失效。

268. 常用口服降糖药的分类和特点如何？

诗曰：降糖药物排排队，"格双奈糖酮"五类。"格"头"奈"尾促分泌，"酮"尾反"抗"增回馈。"双"头"糖"尾皆常用，二甲双胍效"拔萃"。衡量药效副作用，合理用药"准"为贵。

注解：目前，口服降糖药的品种繁多，但是，常用的口服降糖药物无外乎隶属于以下五大品类。这五类降糖药，可用各类的"头""尾"来归纳而便于记忆。记住五个字："格双奈糖酮"即可。"格"为磺脲类药物，其第一代已经淘汰，第二、三代均是"格列"带头，故以"格"头为代表。"双"是双胍类药物的"头"。"奈"是格列奈类的"尾"，"糖"为阿卡波糖的"尾"，"酮"为噻唑烷二酮类药物的"尾"（如罗格列酮和吡格列酮）。

兹将这五大品类的口服降糖药的分类及其特点介绍如下。

No.1 磺脲类药物

磺脲类药物属于胰岛素促分泌剂，主要药理作用是通过刺激胰岛 B 细胞分泌胰岛素，增加体内的胰岛素水平而降低血糖。临床试验显示，磺脲类药物可以使糖化血红蛋白（HbA1c）降低 1% ~ 2%，是目前许多国家和国际组织制定的糖尿病指南中推荐的控制 2 型糖尿病病人高血糖的主要用药。磺脲类药物种类较多，有一、二、三代之分，第一代为氯磺丙脲和甲苯磺丁脲；第二代为格列本脲、格列吡嗪、格列齐特、格列喹酮；第三代为格列美脲。现在后两代的药物用的较多，而第一代的基本停用，主要是由于容易出现低血糖。

注意事项：磺脲类药物如果使用不当可以导致低血糖，特别是在老年病人和肝、肾功能不全者；磺脲类药物还可以导致体重增加。为了提高病人服药的依从性，药物做成缓释片或控释片，每天仅需服用一次，大大减少了服药次数，方便了病人。

No.2　双胍类药物

双胍类药物有二甲双胍和苯乙双胍，目前临床上使用的主要是二甲双胍。苯乙双胍基本淘汰，可能在一些边远地区还在使用。二甲双胍有不同的剂型，有普通的、缓释的、肠溶的，等等。双胍类药物主要药理作用是通过减少肝脏葡萄糖的输出和改善外周胰岛素抵抗而降低血糖。许多国家和国际组织制定的糖尿病指南中推荐二甲双胍作为2型糖尿病的一线用药和联合用药中的基础用药。临床试验显示，二甲双胍可以使糖化血红蛋白（HbA1c）下降 1% ~ 2%，并可使体重下降。单独使用二甲双胍类药物不容易导致低血糖，但二甲双胍与胰岛素或促胰岛素分泌剂联合使用时可增加低血糖发生的危险性。

常见副作用：胃肠道反应，如恶心、呕吐、腹痛等。双胍类药物罕见的严重副作用是诱发乳酸酸中毒，多见于苯乙双胍，盐酸二甲双胍少见。因此，双胍类药物禁用于肾功能不全、肝功能不全、严重感染、缺氧或接受大手术的病人。

注意事项：该药可以餐前、餐中、餐后服用，为减少药物副作用，多于餐后服。从小剂量开始，有助于缓解胃肠道反应。

No.3　格列奈类药物

此类降糖药为非磺脲类的胰岛素促泌剂，主要通过刺激胰岛素的早期分泌而降低餐后血糖，具有吸收快、起效快和作用时间短的特点，具有"快进快出"的药代动力学特点，从而对降低餐后血糖具有独特优势，并且较不容易出现低血糖。主要药物有瑞格列奈和那格列奈。

常见副作用：可有低血糖和体重增加，但与磺脲类药物相比，低血糖的发生频率和体重增加的程度均比较轻。

噻唑烷二酮类药物

噻唑烷二酮类药物主要通过增强胰岛素对骨骼肌、肝脏和脂肪组织的作用，改善胰岛素抵抗状态，纠正糖及脂质代谢异常，增加靶细胞对胰岛素作用的敏感性而降低血糖。其对胰岛素分泌没有影响，因此要求病人体内必须有胰岛素存在，单独使用不容易出现低血糖。但与胰岛素或促胰岛素分泌剂联合使用时可增加发生低血糖的风险。目前主要使用的有两种：罗格列酮和吡格列酮。

常见副作用：体液潴留、诱发或加重心力衰竭、肝毒性、肥胖和增加骨折风险（尤其髋骨和腕骨）。因此在有心衰、有活动性肝病或转氨酶增高超过正常上限 2.5 倍的病人，以及有严重骨质疏松和骨折病史的病人中应禁用本类药物。

No.5 **α－葡萄糖苷酶抑制剂**

α－葡萄糖苷酶抑制剂通过抑制碳水化合物在小肠上部的吸收而降低餐后血糖，而不抑制蛋白质和脂肪的吸收，一般不引起营养吸收障碍，几乎没有对肝肾的副作用和蓄积作用。适用于以碳水化合物为主要食物成分和餐后血糖升高的病人。α－葡萄糖苷酶抑制剂不增加体重，并且有使体重下降的趋势，单独服用本类药物通常不会发生低血糖；可与磺脲类、双胍类、噻唑烷二酮类或胰岛素合用。如与磺脲类、胰岛素等药合用出现低血糖时，治疗时需使用葡萄糖或蜂蜜纠正低血糖，而食用蔗糖或淀粉类食物纠正低血糖的效果差。目前常用的药物有阿卡波糖和伏格列波糖。

常见副作用：胃肠道反应，肠鸣、腹胀、恶心、呕吐、食欲减退，偶有腹泻，一般两周后可缓解。服药时从小剂量开始，逐渐加量是减少不良反应的有效方法。

269. 各类口服降糖药有哪些优缺点？

诗曰：磺脲类药优缺点，价廉效佳有风险。格列奈类

较灵便，价格较高难节俭。"噻唑烷酮"效用多，水钠潴
留伤"心坎"。"波糖""双胍"优与劣，注解分别做评点。

注解：我们对降糖药物评价，既要看它的药效，还要看它的安全性、
耐受性、依从性，同时还要通过其价格的高低考虑多数病人的接受能力。
下面就上述五类常用降糖药的优缺点做一简要的评述。

No.1 磺脲类的优缺点

磺脲类降糖药是使用最早、应用最广的口服降糖药。

优点：疗效突出、价格便宜，是 2 型糖尿病一线用药，对心脑血
管无不良影响，没有癌症风险。

缺点：容易发生低血糖及体重增加，个别病人会出现皮肤过敏反应、
白细胞减少等。使用过程中会发生继发性失效。对老年人和轻中度肾
功能不全者建议服用短效、经胆道排泄的磺脲类药物。如格列喹酮更
适合（格列喹酮95% 可通过胆汁排出，自肾脏排出的比例不足 5%）。

No.2 二甲双胍的优缺点

二甲双胍是目前治疗糖尿病的一线首选降糖药物，既可单独使用，
也可作为各种联合治疗方案（如胰岛素与口服降糖药联合）的基础用药。

优点：二甲双胍除了能有效降糖以外，还可降低体重、血压及血脂，
具有心血管保护作用，显著改善长期预后，是超重或肥胖糖尿病病人
的首选药。安全性好，单独应用不会引起低血糖，与苯乙双胍相比不
易引起乳酸酸中毒。价格便宜，性价比高。

缺点：胃肠道反应多见，长期应用可能会影响维生素 B_{12} 的吸收。
心衰、缺氧、严重肝肾功能不全病人忌用，以免发生乳酸酸中毒。

No.3 格列奈类的优缺点

此降糖药类主要有瑞格列奈、那格列奈为代表的新一代促胰岛素
分泌剂，可与其他多种口服降糖药物及基础胰岛素联合使用。

优点：模拟餐时胰岛素分泌，可有效降低餐后高血糖且不容易发

生低血糖，对体重影响小，轻中度肾功能不全病人仍可使用。餐时即服，方便灵活，病人依从性好，对于进餐不规律者或老年病人更适用。磺脲类药物失效时，改用格列奈类仍可有效。

缺点：价格较高，需多次服药，使用不当会引起低血糖。

No.4 噻唑烷二酮类的优缺点

噻唑烷二酮类药物常用的有罗格列酮和吡格列酮。

优点：增加胰岛素敏感性，降低血糖，适用于2型糖尿病、糖耐量减低及有代谢综合征的病人。可与双胍类、磺脲类药物或胰岛素合用以进一步改善血糖控制。单独使用不引起低血糖。

缺点：起效较慢，可导致水钠潴留，引起水肿及体重稍增，增加心衰风险，心功能Ⅲ级以上者禁用。膀胱癌病人、有膀胱癌病史者避免使用吡格列酮。

No.5 α-糖苷酶抑制剂的优缺点

主要通过延缓碳水化合物的吸收来降低血糖（尤其是餐后血糖），非常适合以碳水化合物为主食的中国病人，可与饮食、运动及其他降糖药物联合使用。代表药物有阿卡波糖和伏格列波糖，用法为进餐时与第一口主食同时嚼服。

优点：降糖效果肯定，主要在肠道局部作用，仅2%吸收入血，肝肾等全身副作用少，不增加体重或能减轻体重，单用本药不引起低血糖，对心血管有保护作用，适合于老年糖尿病病人和伴有肾功能损害病人。

缺点：部分病人初用时有腹胀、排气增多等胃肠道反应，胃肠功能紊乱者、孕妇、哺乳期妇女和儿童禁用。注意与其他降糖药联用可引起低血糖，且一旦发生，应使用葡萄糖纠正，进食淀粉类食物无效。

270. 对二甲双胍的三种误解是什么？

诗曰："大器晚成"美名扬，"降糖一哥"不好当。封"帝"封"后"声誉起，二甲双胍错"中枪"。其实"一哥"被误解，蒙受"冤案"有三桩。在此笔者发"微博"，声援"一哥"系"误伤"。

注解：本书在第 11 则"'降糖一哥'的百年沉浮"中介绍了二甲双胍的身世。当前，二甲双胍是口服降糖药中最常被选用的药物。然而，正如我国的一句俗话所说："人怕出名猪怕壮"。对二甲双胍也出现了几种"流言"而使"降糖一哥"蒙冤。有三种对二甲双胍的误解往往造成使用"降糖一哥"的误区，在此，必须本着实事求是的态度，对这三桩"冤案"给予"平反"。

冤案 1——长期服用，可能"失效"

"平反"结论——人体血糖的维持，需要依赖胰腺里的胰岛分泌胰岛素。2 型糖尿病病人体内的胰岛素处于抵抗状态，也就是说，胰岛素数量尚可，但喜好"磨洋工"，无法降低血糖。二甲双胍正是针对这一机制而生，通过抑制体内葡萄糖生成，改善胰岛素抵抗，促进葡萄糖被利用而降糖。无论是空腹、餐后血糖，还是糖化血红蛋白，二甲双胍都有一定的降低作用。只要无禁忌证，如糖尿病酮症酸中毒、急性感染、缺氧、肝肾功能严重损害等，病人又能耐受，二甲双胍就是治疗 2 型糖尿病的首选用药，而且应一直保留在糖尿病治疗方案中，贯穿整个病程。所以长期服用二甲双胍不会"失效"，不可轻易弃之。在降糖药家族中，二甲双胍成为"一哥"当之无愧！

冤案 2——胃肠反应，立即停药

"平反"结论——胃肠道反应是二甲双胍常见的一种不良反应，包括恶心呕吐、腹泻、食欲下降等。多出现在治疗的早期，绝大多数发生于前 10 周，随着治疗时间的延长，病人可以逐渐耐受或症状消失，不必立即停药。对于二甲双胍的胃肠道反应不必风声鹤唳，草木皆兵。因此，不必因使用二甲双胍时出现的胃肠道反应而贸然停药，这就有如"因噎废食"。二甲双胍的胃肠道反应是有办法减轻甚至避免的，比如用药从小剂量起始，逐渐加量，达到每天 2000 毫克这个最佳剂量；

二甲双胍普通片放在餐中或餐后服用；或服用二甲双胍缓释制剂、肠溶制剂等。

冤案 3——毒性较大，损伤肝肾

"平反"结论——二甲双胍通过胃肠道吸收进入血液循环，不经过肝脏代谢，主要由肾脏从尿中排出，清除迅速，12 ~ 24 小时大约可清除 90%。因此，二甲双胍本身无肝肾毒性，不会损伤肝肾。如果合并各种原因引起的蛋白尿，只要肾功能正常，二甲双胍就可以继续使用。研究提示，二甲双胍可能具有肾脏保护作用。

（1）二甲双胍不经过肝脏代谢，不竞争肝脏 P450 酶，不存在肝毒性。只是由于目前肝功能不全病人使用二甲双胍的资料较少，一般建议血清转氨酶超过 3 倍正常上限时避免使用、转氨酶轻度偏高病人使用时应密切监测肝功能。再次强调，这样做的原因只是担心肝脏本身的疾病影响正常乳酸清除能力，而不是因为二甲双胍有"肝毒性"。

（2）在某些糖友中流传的"二甲双胍伤肾"的说法并不科学。这是因为二甲双胍在体内并不与血浆蛋白结合，而是以原形随尿液排泄，90% 的药物在 12 小时内由肾脏清除，包括肾小球滤过和肾小管排泌。清除率是肌酐的 3.5 倍，本身对肾功能没有影响，双胍类药可致乳酸性酸中毒，这主要是苯乙双胍导致的，二甲双胍甚少发生。但有报道肾功能不全的糖友也有发生乳酸性酸中毒的病例，因此，使用二甲双胍期间应定期检查肾功能。建议通过估算肾小球滤过率（eGFR）来调整剂量：eGFR ≥ 60 时无需减量、45 ~ 60 需减量、eGFR ≤ 45 时需停用。

271. 口服降糖药与胰岛素如何联用？

诗曰：降糖药与胰岛素，各有不足和长处。如果两类联合用，取长补短更优秀。联合方案有四种，"主角"是胰岛素。不同剂型挑"配角"，衡量利弊选"大副"。

注解：诗中"大副"乃轮船上船长的主要助手。在此，是比喻与胰岛素联合的口服降糖药。降糖药物分为口服降糖药和胰岛素两大类，它们都有各自的优势与不足：例如，胰岛素虽具有无可比拟的降糖效果，但也存在低血糖风险较大、病人体重增加以及需要注射给药等不足；口服降糖药虽具有服用方便、低血糖风险小等优点，但降糖效果不及胰岛素，而且不是所有糖尿病病人都适合用。

在胰岛素的使用问题上，临床上不时会遇到两类极端病人，要么全用口服降糖药，要么全用胰岛素。其实，这种在药物选择上非左即右的态度并不可取，很多情况下，胰岛素与口服降糖药完全可以互相兼容，取长补短、优势互补。那它们如何联用呢？

No.1 以"基础胰岛素"为主的联合治疗方案

"基础胰岛素"主要是指中效胰岛素和长效胰岛素类似物，其作用主要是用来控制基础血糖（包括空腹及餐前血糖）。由于其在控制餐后血糖方面之不足，因此往往需要与侧重控制餐后高血糖的口服降糖药联用，如"基础胰岛素"+胰岛素促泌剂（磺脲类或格列奈类）、"基础胰岛素"+α-糖苷酶抑制剂等，这样的组合可以使病人空腹及餐后血糖均得到满意控制。

另外，为了减轻胰岛素抵抗，避免胰岛素引起体重增加，临床上还常常在此组合的基础上，再加用双胍类药物，如"基础胰岛素"+格列奈类+二甲双胍、"基础胰岛素"+α-葡萄糖苷酶抑制剂+二甲双胍，等等。通过这样的联合，不仅可使病人全天的血糖得到满意控制，而且还可以减轻胰岛素抵抗、减少胰岛素用量，抵消胰岛素治疗带来的体重增加。

No.2 以"餐时胰岛素"为主的联合治疗方案

"餐时胰岛素"主要指短效胰岛素和速效胰岛素，通常在三餐前注射，主要用于控制当餐的餐后血糖。

"餐时胰岛素"可以同二甲双胍、α-葡萄糖苷酶抑制剂、格列酮类胰岛素增敏剂等口服降糖药物中的一种或两种联合使用，如三餐前注射短效胰岛素+二甲双胍、三餐前注射短效胰岛素+α-葡萄糖苷酶抑制剂或三餐前注射短效胰岛素＋α－葡萄糖苷酶抑制剂＋二甲双胍等。通过这种联合，可以减轻胰岛素抵抗、减少胰岛素用量，使空腹及餐后血糖均得到良好控制。

在使用每日3次注射餐时胰岛素的治疗方案时，原则上不同时合用磺脲类或格列奈类胰岛素促泌剂。

No.3 以"预混胰岛素"为主的联合治疗方案

"预混胰岛素"是由餐时（短效）胰岛素和中效胰岛素按照一定的比例预先配置而成，可以同时补充基础和餐时胰岛素，通常采取每天2次，早、晚餐前注射。"预混胰岛素"可以同二甲双胍、α－糖苷酶抑制剂、格列酮类胰岛素增敏剂等口服降糖药物中的一种或两种联合使用。

"预混胰岛素"通常采取一天2次，早、晚餐前注射的治疗方案，其不足之处是病人往往在午餐后血糖控制欠佳，因此，常常需要在午餐前（或餐时）常规口服α－葡萄糖苷酶抑制剂或格列奈类药物。

在使用"预混胰岛素"时，一般不建议与磺脲类胰岛素促泌剂合用。

No.4 以"三短一长"强化治疗为主的联合治疗方案

这是目前最经典的胰岛素强化治疗方案。通过三餐前注射餐时胰岛素控制餐后血糖，睡前注射长效胰岛素类似物控制基础血糖，从而使病人全天血糖得到完美的控制。

临床上，为了减少胰岛素用量、避免增重，我们常常在采用本方案时，联用二甲双胍或α－葡萄糖苷酶抑制剂。与二甲双胍联用，可加强对空腹血糖的控制；与α－葡萄糖苷酶抑制剂联用，可加强对餐后血糖的控制。

272. 如何合理联用口服降糖药？

诗曰：口服降糖有讲究，"单刀"不力"双枪"助。联合用药有原则，机制相同不"同路"。根据病情选搭档，"早期联合"胜"独斗"。联合用药不宜多，避免四种同开步。

注解：2 型糖尿病病人随着病程延长，由于胰岛素抵抗及胰岛 B 细胞功能减退的加重，多数病人需 2 种或 2 种以上口服降糖药才能将血糖控制在比较理想的范围内。由于各类口服降糖药的降糖机制各不相同，合理的联合用药不仅可以减少单药使用剂量，降低可能出现的药物毒副作用，而且不同口服降糖药可以取长补短，更加有利于血糖的控制。实践证明，"早期联合"代替"单打独斗"对不少病例会取得更加理想的效果。

口服降糖药的联合使用一般要遵循以下几个总的原则。一是尽量联用降糖机制不同的药物，避免联用作用机制相同的同类药物。因为同类降糖药的联合应用导致药物毒副作用发生的可能性大大增加，而不同降糖机制药物的联用却可以产生更好的降糖效果，而且由于药物剂量的减少，药物不良反应的发生也大大减少；二是单一降糖药血糖控制不佳时应尽早联合用药，不要等到单一药物达最大剂量仍无效时再考虑联合用药；三是联合用药的种类不宜过多，一般联合应用 2 种药物，必要时可联用 3 种药物，尽量避免联用 4 种及以上药物；最后，口服降糖药联合使用时要考虑到药物经济学因素，避免将价格昂贵的降糖药联合使用。

目前临床上常用的口服降糖药主要包括磺脲类降糖药物、双胍类降糖药物、餐时血糖调节剂、噻唑烷二酮类、α-葡萄糖苷酶抑制剂等。临床上比较常用的口服降糖药联用方案主要包括以下几种。

No.1 磺脲类 + 双胍类

2 型糖尿病的发病机制是胰岛素分泌功能缺陷和胰岛素抵抗。磺脲类能促进胰岛素分泌，而双胍类可改善胰岛素抵抗，因此，两药联合是一种针对病因的合理配伍。联合应用后病人的空腹血糖、餐后血糖以及糖化血红蛋白均明显下降，可以避免单用磺脲类药物所致的体重增加，有助于改善脂代谢紊乱。一般原则是：肥胖者首选双胍类药物，当单用双胍类药物效果不佳时，联用磺脲类药物；非肥胖者首选磺脲类药物，当单用磺脲类药物效果不佳时，联用双胍类药物。但是在两者联用中，会增加低血糖的风险，老年病人尤应注意。此外由于两类药物大部分都由肾脏排泄，会增加肾脏负担，应定期检测肾功能，出现肾功能损害应及时调整方案。

No.2 磺脲类 + α - 葡萄糖苷酶抑制剂

当病人单用磺脲类药物控制血糖（尤其是餐后血糖）不满意时，可加用 α - 糖苷酶抑制剂（餐时碎嚼服用），后者可使餐后血糖明显下降，同时可以减少磺脲类药物的用量，减轻后者对胰岛 B 细胞的刺激，保护胰岛 B 细胞的功能。目前尚未发现 α - 葡萄糖苷酶抑制剂对磺脲类药物的药代动力学产生影响。虽然单用 α - 葡萄糖甘酶抑制剂不会引起低血糖反应，但与磺脲类合用时会增加低血糖发生的风险，如果发生低血糖，应选用葡萄糖纠正。

No.3 双胍类 + α - 葡萄糖苷酶抑制剂

二甲双胍抑制肝葡萄糖生成，主要降低空腹血糖；α - 葡萄糖苷酶抑制剂主要降低餐后血糖，两药联合，降糖作用相加。此两类药联用可以产生显著的协同作用，能明显降低糖尿病病人空腹及餐后血糖，对于改善病人脂质代谢异常、胰岛素抵抗也有一定作用，比较适合肥胖的糖尿病病人。但应引起注意的是两类药物联合应用可能会增加恶心、腹部不适等胃肠道反应。

No.4 磺脲类 + 噻唑烷二酮类

两药联用不仅可明显改善磺脲类药物失效病人的血糖控制，还可明显改善胰岛素抵抗，降低病人血浆胰岛素水平。对有高胰岛素血症病人，使其胰岛素水平下降尤为明显。但在联合使用时，要注意可能会出现低血糖，应减少磺脲类药物。磺脲类和噻唑烷二酮类联用的疗效与磺脲类和二甲双胍联用相似，但会使病人体重明显增加。另外，如果病人已出现胰岛功能衰竭，此时再加用噻唑烷二酮类，常难以达到预期的效果。

No.5 双胍类 + 噻唑烷二酮类

两者均可改善胰岛素抵抗，但作用部位和机理存在差别。二甲双胍改善肝胰岛素抵抗，抑制内源性胰岛素生成；噻唑烷二酮类药物改善骨骼肌胰岛素抵抗，促进葡萄糖被摄取和利用，两药合用，彼此作用互补，使其对胰岛素的敏感性和降糖作用叠加；二甲双胍还可抵消噻唑烷二酮类药物所致的体重增加和低密度脂蛋白胆固醇（LDL-C）升高的副作用。两者均可以增加胰岛素敏感性，适用于单用双胍类药物血糖仍控制不佳的病人，尤其是对重度肥胖伴明显胰岛素抵抗而血糖轻中度升高的病人更加理想。有研究证实两者联用在降低高血糖方面有互补作用，两者联用比单一用药可使糖化血红蛋白平均降低0.7%~0.8%。

No.6 餐时血糖调节剂 + 双胍类

非磺脲类胰岛素促泌剂（即格列奈类，如瑞格列奈）对于控制餐后血糖有显著作用，而双胍类药物则对空腹血糖作用更大，研究表明，两者联用可使血糖控制良好而对体重无影响，低血糖事件的发生率比磺脲类与双胍类药物联用要少。餐时血糖调节剂可快速刺激胰岛素分泌，更有利于餐后血糖控制且低血糖发生率较低。由于餐时血糖调节剂在进餐时服用，不进餐则不服用，因此更加适合饮食不规律的病人（如司机等），可以避免低血糖的发生。餐时血糖调节剂与双胍类联用有协同作用，无明显不良反应，有利于病人长期血糖控制，使生活质量得到进一步提高，对体重也无明显影响。

No.7 其他联用方案

以上是临床上比较常见的口服降糖药联用方案，在实际工作中，还可以根据病情选择其他联用方案，例如噻唑烷二酮类药物和 α - 葡萄糖苷酶抑制剂的联用，适用于以胰岛素抵抗为主，且餐后血糖较高的病人。另外，当联用 2 种口服降糖药仍不能使血糖控制满意时，可考虑 3 种药物联合应用，如磺脲类 + 双胍类 + α - 葡萄糖苷酶抑制剂等。但在选择联合应用方案时，既要考虑到联用不同降糖作用机制的药物，又要考虑到每类药物的特性、毒副反应、药物经济学以及病人的依从性。这样，才能使联合用药方案获得最佳的疗效。

273. 使用降糖药的八项注意是什么?

诗曰:八项注意要牢记,通用药名留"脑际"。善解"仿单"副作用,明了药物排泄"器"。参考食量来用药,小量开始再调剂。监测记录要坚持,调整药量有依据。

注解:诗中"仿单"即"药品说明书"。适合每个人的治疗方案是试出来的,每位病人病情不一样,用的药物剂量也不一样,药物用少了不管事,用多了就会低血糖,必须因人而异。

No.1 注意药品通用名及每片含量

每种药至少有两个名字,药名(通用名)和商品名,有的还有一个化学名。药名只有一个,是世界统一的,一般用拉丁文或英文命名。中文翻译的命名也只有一个,但不同厂家生产同一种药可起不同的商品名。无论什么商品名,在说明书上都要说明某某药每片含格列吡嗪多少剂量。

No.2 注意药物的排泄途径

有些药只能通过肾脏排泄,有些药只能通过肝脏分泌的胆汁排泄,叫单通道排泄。有些药从肾脏和胆汁都可以排泄,叫双通道排泄,即便是双通道排泄的药物从肾脏和肝脏排泄的比例也不同。如果排泄某种药物的脏器有障碍,这种药就不能用,否则会引起药物在体内的蓄积,降糖药蓄积可以造成低血糖。肾功能不全者用苯乙双胍产生的乳酸排不出去会引起乳酸性酸中毒。所以,当第一次看病的时候,首先要检查肝肾功能,保证用药安全。

No.3 调整药量要以"食""动"规律为前提

没有患糖尿病的人,自身分泌的胰岛素可以随着进食量的大小引起血糖的高低来调节分泌量,使血糖浓度在正常范围内波动。然而,不管是 1 型还是 2 型糖尿病,不论是外源替代或补充的胰岛素,还是自身分泌的胰岛素，都不可能随着血糖的变化而自动变化，外源注射胰岛素的剂量和口服降糖药的剂量是在科学饮食、运动和正常的生活工作的基础上摸索出来的，摸索出来的降糖药剂量是不会随着血糖波动而变化的，所以进食量准确、生活有规律是调整降糖药的前提。

No.4 不吃饭不用降糖药

有人因某些原因吃不下饭或不吃饭，总认为药是治病的不能不吃，但如果吃了降糖药不吃饭或吃的量不够，就容易发生低血糖；所以当主食吃的量不够应减少降糖药的剂量，主食的量恢复以后再恢复原降糖药的剂量。

No.5 正确理解"仿单"注明的"副作用"

药物说明书上"药物副作用"一栏中会写出许许多多的副作用，这是实事求是的做法，告诉大家要细心观察，有问题及早找医生诊治。但某种药物的副作用是在极少数人中出现的，症状很轻，对身体影响不大，才能批准在医疗市场上市。所以，尽管说明书上写着很多的副作用，大可不必担心，而那些标榜"无副作用"的药物，反倒不可相信。

No.6 降糖药应从小剂量开始使用

任何降糖药的使用一定要从小剂量开始，第一次为"投石问路"，经过一段时间药物的积累作用达到最终稳定状态后，根据血糖监测的情况进行调整，逐渐增加药物剂量，直至把血糖控制到理想程度。此时的药物剂量可在一段长时间内不再改变，血糖正常也不能减少降糖药的剂量，减少了血糖依然会高，血糖偶尔高不要轻易增加降糖药的剂量，要寻找原因，针对原因解决问题。

No.7 正确掌握调整口服降糖药的周期

任何药物都有它的作用高峰时间和作用消失时间，我们把药物作用减少到一半的时间叫作"半衰期"，5个半衰期后可认为药物基本排出体外。临床上发现，用口服降糖药或调整口服降糖药，第一周血糖变化不明显，第二周逐渐下降，第三周末血糖降到一定程度不再下降，可认为是该药量的最终结果，故口服降糖药的周期需每3～4周调一次。

No.8　做好监测记录作为调药的依据

血糖未控制好的原因很复杂，包括吃饭的时间、摄入量、食物种类，进餐次数，运动的时间、方式、程度，降糖药的种类，联合用药的搭配、药物剂量，近期的特殊情况是否对血糖有影响等多种因素。要把具体问题找出来才能提出正确的治疗方案。糖尿病监测记录做得越详细就越能体现疾病的真实状况，治疗才能有的放矢，只偶尔做做监测或不做监测是对自己不负责任，其后果不言而喻，认真科学地对待疾病，才是对自己负责。

274. 不同降糖药服药时间有哪些不同？

诗曰：吃药时间有讲究，分为进餐前中后。一天一次早餐前，药随三餐有先后。"波糖"类药餐中服，二甲双胍在餐后。根据药物半衰期，决定用药之次数。

注解：降低血糖的药物有很多种，不同药物的服用时间是不同的。如果不按照要求服用，就达不到降糖效果，可能反而会引起血糖波动。那么，降糖药什么时候吃效果最好呢？下面介绍不同降糖药的服用时间。

No.1　空腹服

胰岛素增敏剂要早晨空腹服用。此类药物，如吡格列酮等，主要作用部位是脂肪、肌肉和肝脏组织，它可以增加细胞受体对胰岛素的敏感性，帮助代谢综合征病人更有效地利用自身分泌的胰岛素，使葡萄糖尽快被人体细胞利用，从根本上使血糖降低。由于此类降糖药作用时间较长，一次服药，降糖作用可以维持24小时，因此，每日仅需服药一次，建议病人每天早餐前服药，效果最好。

No.2 饭前服

磺脲类降糖药要在饭前服,饭前服指必须在饭前 30 分钟服用。磺脲类降糖药,也可以简记成格列类,它包括格列本脲、格列齐特、格列吡嗪、格列喹酮等。这类降糖药的作用要通过刺激胰岛 B 细胞才能发挥作用,所以这类药宜在饭前 30 分钟服用。当食物中的糖分解被吸收时,这类降糖药正好发挥作用。

No.3 饭前 5 ~ 20 分钟服用

非磺脲类胰岛素促泌剂要在饭前 5 ~ 20 分钟服用。此类药物包括瑞格列奈、那格列奈等,它们也是作用于 B 细胞,刺激胰岛素分泌,但其作用机制不同于磺脲类。它在血糖浓度低时不刺激胰岛素分泌,或血糖浓度恢复正常,作用立即停止。本类药起效快,作用时间短暂,餐前半小时或进餐后给药可能引起低血糖,故应在餐前 5 ~ 20 分钟口服。服药必吃饭,服药不吃饭,起不到降糖作用。

No.4 饭时服

阿卡波糖、伏格列波糖要在饭时服。饭时服即与第一口饭同时"嚼服"。阿卡波糖主要作用于小肠内,竞争性抑制糖苷水解酶,从而延迟和减少小肠内碳水化合物分解为葡萄糖,延迟小肠内葡萄糖的吸收,使饭后血糖幅度下降。该药与吃第一口饭同时嚼服效果最好,如在饭后或饭前过早服用,效果就要大打折扣。

No.5 饭后服

二甲双胍类要在饭后服。二甲双胍主要通过增强肌肉、脂肪等外周组织对葡萄糖的摄取和利用,而起到降低血糖作用。由于该药对胃肠道有些刺激,故宜在饭后服。

No.6 其他时间

另外,降糖药要根据药物的半衰期来决定用药次数。口服降糖药有长效、中效、短效之分,长效制剂(格列美脲、格列吡嗪、格列本脲)

每日服用 1 ～ 2 次即可，中、短效制剂（格列齐特、格列吡嗪、格列喹酮等）每日需服 2 ～ 3 次。

275. 降糖药漏服应该怎样补救？

诗曰：降糖药物偶服漏，根据情况来补救。磺脲类该餐前服，漏服补上餐"延后"。"波糖"应在餐中补，饭后补服"打折扣"。不同药物不同补，参考血糖有帮助。

注解：降糖药漏服的处理应视具体情况而定，其影响因素主要有以下几个方面：漏服药物的种类、漏服的时间、漏服的次数和血糖控制情况等，尤其是所用降糖药物的种类，是决定不同处理办法的基础。下面就结合不同种类的降糖药物谈谈对这类问题的处理。

1. 磺脲类药物：这类药物品种繁多，按照起效快慢及作用维持时间上分可分为短效和中长效两大类。

短效药物往往要求每餐前半小时服用，比如格列吡嗪、格列喹酮。如果到了吃饭的时候才想起来，可以将吃饭的时间往后推半小时，如果吃饭的时间不能改变，也可以偶尔一次餐前直接应用，但要适当减少药量。这样做可能会引起餐后 2 小时血糖较平时略高，但能够减少下一餐前出现低血糖的风险。如果到了两餐之间才想起来，那需要立即测量血糖，若血糖轻微升高，可以增加活动量而不再补服；若血糖明显升高，可以当时减量补服，不能把漏服的药物加到下一次用药时间一起服。但是如果到了下一餐前才想起来漏服药了，那就不用补服。正确的处理方式是测餐前血糖，如果餐前血糖升高不明显，就依旧按照原剂量服药，无需任何改变，如果升高明显，可以适当减少下一餐用餐量，使血糖尽快恢复到正常范围。

现在，越来越多的糖友选择中长效的磺脲类药物，主要有以下几种，格列吡嗪控释片、格列齐特缓释片和格列美脲。这类药物往往要求病人于早餐前半小时服用，一般一日只用一次，这类药因为服药次数少，可以明显减少漏服的次数。

如果早餐前漏服药而于午餐前想起，可以根据血糖情况，按照原来的剂量补服药物。如果到了午餐后才想起来，可以视情况半量补服。如果年龄较大或者平时血糖控制较好的病人，可以漏服一日，以免造成夜间低血糖。

2. 餐时血糖调节剂：这类药物的代表是瑞格列奈和那格列奈。漏服此类药物的处理方法与短效磺脲类药物类似。如果两餐之间想起前一餐忘记用药，根据监测血糖的结果决定是否减量补服。如果马上到下一餐时间了，则无需补服，要测餐前血糖，若升高不明显就无须改变用药和进餐量，若血糖升高明显，可以适当减少下一餐餐量，使血糖尽快恢复到正常范围，减少漏服药的影响。

3. α-葡萄糖苷酶抑制剂：阿卡波糖是这类药物的代表。因为这类药物的作用机制是延缓肠道中碳水化合物的吸收，所以餐中想起漏服药还可以补上，吃完饭再补药，降糖效果会大打折扣。

4. 双胍类药物：二甲双胍是这类药物的代表。此类药物不增加胰岛素的分泌，单药应用一般不会出现低血糖。如果二甲双胍的用量较小，可以通过加大活动量的方式降低血糖而无需补服。联合用药的病人也最好仅采用增加活动量的方式，或者在明确血糖水平确实高以后再补服，以减少由于用药时间变化，导致多种药物相互作用而出现低血糖反应。要是已经到了下一次使用二甲双胍的时间就无需再补了。

5. 胰岛素增敏剂：这类药物的代表是罗格列酮和吡格列酮。这类药物只需要一日一次服用，起效较慢，单独使用一般不会引起低血糖，所以单药应用者漏服当日均可补服，联合用药者只要血糖不低也可当日补上。到了次日无需再补。

要想减少漏服降糖药事件的发生，养成按时、规律服用降糖药的习惯是非常重要的。一旦真的忘记服药，就要采取正确的补救措施以期把漏服药的危害性降到最低。

276. 合理应用口服降糖药的注意事项有哪些？

诗曰：促泌增重低血糖，相应措施可预防。双胍抑酶搅肠胃，小量开始渐惯常。噻唑腿肿增体重，心功Ⅲ级忌"出场"。了解药物"坏脾气"，注意事项记端详。

注解：不同类的降糖药有不同的服用禁忌，正确合理地服用降糖药对糖尿病病人控制病情和治疗疾病有着重要的作用，那么在口服不同的降糖药时需要注意哪些问题呢？

1. 促胰岛素分泌剂：此类药物主要包括磺脲类和非磺脲类（即格列奈类），其不良反应主要是体重增加和低血糖（后者发生频率及程度较前者轻）。病人服药时的注意事项主要有：①为了药物被更好地吸收，促胰岛素分泌剂应在餐前或餐中服用。②此类药物有引起低血糖的可能，病人应学会采取必要措施，预防低血糖。③格列奈类药物（瑞格列奈和那格列奈）应在餐前服用，如果在进餐的时候没有进餐，则不要服药。如果准备增加一餐或进食零食较多，则应该增加药物剂量。

2. 双胍类：以二甲双胍为代表的双胍类降糖药物的不良反应有胃部不适、恶心或腹泻。不良反应通常与药物剂量相关，大多可以自行缓解。通常情况下二甲双胍不会引起低血糖。双胍类药物中的苯乙双胍可引起一种严重的不良反应——乳酸性酸中毒，特别是肾功能不全的病人容易发生。二甲双胍较少发生乳酸性酸中毒，但有肾功能不全的糖友，服用二甲双胍也可引起乳酸性酸中毒，故在服药期间应定期检查肾功能。此外患有严重心脏病或肺部疾病者禁用二甲双胍。服药期间注意事项：①进餐时或进餐后马上服用，每天服药 1～3 次。②开始服药时选择进正餐时服用，从最小的剂量开始，逐渐增加，直到血糖得到控制，逐渐增加剂量有助于减少胃肠道的不良反应。

3. 噻唑烷二酮类：如罗格列酮，此类药物的不良反应可能表现为下肢浮肿和体重增加。服药期间注意事项：①此类药物的疗效要在开始服药后 1～2 个月才能完全体现出来。②服药时间与进餐无关，但应尽可能固定。③此药会增加心衰风险，心功能Ⅲ级以上者禁用。

4. α-葡萄糖苷酶抑制剂：如阿卡波糖和伏格列波糖，此类药物常见的不良反应有胃肠胀气、腹痛、腹泻，不良反应的严重程度通常与药物剂量有关。此类药物不会引起低血糖。服药期间注意事项：

①遵医嘱服药，通常每天服用 3 次，进餐同时服用（在吃第一口食物时服用）。②如果不进餐则不需服药。③从最小剂量开始服药，逐渐增加剂量直到血糖得到良好控制，逐渐增加剂量有助于减少胃肠道不良反应。④如果与可能导致低血糖的药物（如促胰岛素分泌剂或胰岛素）联合应用，发生低血糖时应食用单糖如葡萄糖片、含糖果汁等治疗，避免食用饼干等淀粉类食物。

277. 哪些药物会导致糖友的血糖升高?

诗曰：普通药物能"升糖"，用药不可不提防。皮质激素最常见，"松"字尾巴齐"登场"。某些利尿降压剂，"抑泌"作用助"升糖"。抗菌调脂药物中，有的也会"搞名堂"。

注解：临床用药中发现，能让血糖升高的"非调糖"药有如下几种。

No.1 糖皮质激素类药物

一些药物本身就具有升高血糖的作用，其中最突出的是激素类，即糖皮质激素类药物。一般来说，糖皮质激素对血糖的影响是短暂、可逆的，随着激素用量的增加或减少，血糖也相应地升高或降低。糖尿病病人使用时，一定要咨询医生，除非必要，尽可能避免。如果合并某些疾病必须应用，要及时调整降糖药物，监测血糖，避免由于血糖急剧升高导致的并发症。如地塞米松、泼尼松、泼尼松龙、氢化可的松、倍他米松等。

No.2 某些降压药

一些药物会抑制胰岛素分泌，如降压药。糖尿病病人常因伴发高血压而服用双氢克尿噻等利尿降压药。这些药物能抑制胰岛素的分泌，使血糖升高。伴有高血压的糖尿病病人服用利尿降压药后常会使糖尿病难以控制，甚至发生昏迷。因此，有高血压的糖尿病病人不宜服用利尿降压药，可以选择其他类型的降压药。

临床用药发现速尿、双氢克尿噻（复方降压片的主要成分之一）等利尿剂可以升高血糖。而美托洛尔、比索洛尔等 β 受体阻滞剂等既能升高血糖，又能掩盖降糖过程中的低血糖症状，故糖尿病病人服用时应慎重。非洛地平、硝苯地平等钙拮抗剂也有轻微的升高血糖的作用。而血管紧张素转化酶抑制剂和血管转化酶受体阻滞剂，如厄贝沙坦、缬沙坦、氯沙坦、卡托普利、依那普利等对血糖的影响较小，是糖尿病合并高血压病人的首选。

No.3 某些抗菌药

在抗菌药中，可诱发血糖升高的有加替沙星、莫西沙星等（它们既会升糖也会降糖）。此外，抗结核药异烟肼、利福平等也有升糖的副作用。

No.4 某些调脂药

一项最新的研究表明，大剂量的他汀类调脂药会升高血糖。所以，糖尿病病人在选用调脂药时应慎重。

No.5 其他药物

有些药物与口服降糖药合用时，会产生拮抗作用，使降糖药疗效降低，导致血糖升高，如口服避孕药、黄体酮等。

278. 哪些非降糖药会引起低血糖？

诗曰：无故手抖心发慌，原来竟是低血糖。并非降糖药过量，而是"常药"在串场。群众演员当主角，业余歌手高声扬。多种药物副作用，也会引起低血糖。

注解：有些不是口服降糖药（普通常用药——"常药"），但其具有降低血糖的副作用，这种"降糖"的副作用，我们姑且说是"业余"的降糖作用。这些有降糖作用的非口服降糖药会降低血糖，甚至引起低血糖昏迷，严重者可造成不可逆的脑损伤和死亡。因此，糖友一定要在医生的指导下用药，不可掉以轻心。

能使血糖降低的药物主要有阿司匹林等解热镇痛药，比如糖尿病病人患骨性关节炎、类风湿等病时，将阿司匹林与格列本脲、甲苯磺丁脲、氯磺丙脲等联用，会使血药浓度增大，还能减慢降糖药的代谢与排泄，再则阿司匹林本身也有降糖作用，以致发生低血糖昏迷，因此宜改用其他药物治疗上述疾病。此外，吲哚美辛和保泰松等也会导致血糖过低，需要格外谨慎。

此外，心血管药物治疗药，如 β 受体阻滞剂普萘洛尔、琥珀酸美托洛尔缓释片等，它们是抗心律失常药物，还能降血压、治疗心绞痛，作用广泛，使用的人很多。普萘洛尔与格列本脲合用时，会使格列本脲的作用增强，通过抑制糖原分解和抑制胰高血糖素的分泌引起严重低血糖。抗心律失常药如双异丙吡胺，单独治疗或与其他降糖药配伍时，胰岛素分泌过量和反向调节不足引起的低血糖症可以被加重。肾功能受损、高龄和营养不良是双异丙吡胺诱发低血糖症的风险因素。另外，西苯唑林也有类似的作用。

抗生素中的氯霉素、青霉素与胰岛素、磺脲类口服降糖药同用时，能竞争性与血浆蛋白结合，使游离降糖药量增加，药效增强而引发低血糖。其他抗菌、抗病毒药物如土霉素、吗啉胍、异烟肼也有降低血糖的作用。氟喹诺酮类药物中的加替沙星等则可能造成血糖调控紊乱，包括出现高血糖与低血糖（将在下一则介绍）。抗抑郁剂阿米替林可增加胰岛素敏感性，引起低血糖。抗痛风剂丙磺舒和抗代谢药甲氨喋呤，也有类似上述氯霉素、青霉素的降糖机制，一样可引起低血糖。

其他如精神与麻醉药氟哌啶醇、双异丙酚。止血药氨基苯环酸、抗过敏（组织胺）药、降压药优降宁、金属解毒药二巯基丙醇、心血管药酚妥拉明等，均有降低血糖的作用。

在此，提醒糖友们，必须了解和认识某些非降糖药的降糖作用。当糖友患有其他疾病时，应尽量选用其他药物治疗，若因病情需要非用上述有降糖作用的药物时，则需充分注意，若出现低血糖症状，必须及时处理。

279. 糖友抗感染为何尽量避免使用加替沙星?

　　诗曰: 抗菌药物扰血糖, 加替沙星堪称王。开始3天血糖低, 随后出现高血糖。糖友像坐"过山车", "高""低"昏迷人惶惶。几种"沙星"爱"添乱", 另选良药有商量。

　　注解: 加替沙星是一种常用的第三代喹诺酮类广谱抗菌药, 对革兰阴性菌和革兰阳性需氧、厌氧菌及不典型菌具有抵抗作用, 通过生物转化最终经肾脏排出。临床上主要用于治疗呼吸、泌尿生殖等系统的感染。有数据表明, 使用加替沙星后低血糖的发生率比其他抗菌药高出4倍, 而使用加替沙星出现高血糖的风险是其他药的17倍, 所以糖尿病病人尽量勿用加替沙星。

　　加替沙星自1999年被批准上市以来, 全球有多例使用加替沙星后病人出现低血糖或高血糖的报道。在目前WHO药品不良反应数据库中, 有关加替沙星的不良反应报告共2500例, 不良反应表现共计6178例次, 其中糖代谢紊乱938例次(占15%), 包括低血糖症、高血糖症、高血糖昏迷、低血糖昏迷等。

　　加替沙星在使用过程中, 既可导致血糖降低又可导致血糖升高。通常治疗头3天内开始出现血糖降低, 而严重高血糖通常在给药后第3天出现。极少数血糖代谢紊乱者因此陷入昏迷或丧失生命。经研究发现, 短期使用加替沙星可以刺激胰腺中的胰岛B细胞释放胰岛素, 引起低血糖。但长时间使用该药会损害胰岛B细胞, 导致胰岛素生产和释放明显降低, 引起高血糖。幸运的是, 对于加替沙星引起的血糖波动, 只要及时停药, 并给予相应的治疗, 结局大多较好。

　　像加替沙星那样让血糖忽升忽降像搭乘"过山车"的药物, 还有左氧氟沙星、莫西沙星、洛美沙星等喹诺酮类抗菌药, 它们能够使胰岛素的分泌紊乱, 诱发低血糖或高血糖, 其中以加替沙星和莫西沙星较为严重, 应尽可能避免使用。而头孢类抗生素对血糖的影响较小, 糖尿病病人可优先选择。

哪些人不宜使用？糖尿病病人以及老年人在使用加替沙星时风险很高，尤其是伴有以下并发症者更要慎用：①肾功能不全者。加替沙星95%以原型从尿中排出，肾功能障碍病人对加替沙星的清除力下降，因此必须调整剂量。②肝功能损害者。国外有肝功能损害病人发生血糖异常不良反应的报道。③病人合并使用影响血糖的药品，包括降血糖药品（如胰岛素、格列本脲）和升血糖的药品（如糖皮质激素）或影响加替沙星代谢的药品（如丙磺舒）等。

280. 哪些糖友不宜使用口服降糖药？

诗曰：口服降糖适应证，主要2型消渴症。1型必用胰岛素，口服药物无效应。降糖药物会伤胎，糖尿孕妇不适应。肝肾不全酮中毒，服药降糖不对应。

注解：糖尿病病人不宜使用口服降糖药的情况很多，有些是绝对不能用，有些只是相对不能用，或者说是使用时要相当小心。

（1）1型（胰岛素依赖型）的糖尿病病人不宜单用口服降糖药。此型糖尿病病人之治疗依然要以胰岛素注射为主。因为1型糖尿病病人的胰岛细胞遭到免疫攻击而破坏，几乎不能分泌胰岛素，而所有口服降糖药的作用都是建立在胰岛B细胞尚有部分功能的基础上，所以1型糖尿病病人单独使用口服降糖药不能使血糖有效下降，必须用胰岛素替代治疗。1型糖尿病病人特别是不能用磺脲类和格列奈类降糖药。当然，双胍类降糖药及阿卡波糖与胰岛素合用还是很有效的。

（2）糖尿病孕妇应一律停用口服降糖药，以免血糖控制不佳，同时引起胎儿发育有异常。因为口服降糖药能通过胎盘而影响胎儿，也能通过乳汁排泄而影响婴儿，所以喂奶的女性也不要服用口服降糖药。

（3）肝、肾功能不全者不用或慎用口服降糖药。因为口服降糖药全部都须肝代谢，大多数都要经肾排出，肝、肾功能不良的病人服用口服降糖药可能发生药物积累中毒或发生低血糖症，还可能进一步损害肝、肾功能。

（4）糖尿病急性并发症：如感染、糖尿病酮症酸中毒、高渗性非酮症糖尿病昏迷等病人使用口服降糖药效果很差，有些还可能加重酮症酸中毒或引起乳酸性酸中毒，最好不用。

（5）比较严重的糖尿病慢性并发症，特别是发展到Ⅲ期或Ⅲ期以上的肾及眼底病变者，单用降糖药效果不佳，应停用口服降糖药并及时改用胰岛素治疗。当然，在使用胰岛素的同时，加用适宜的口服降糖药还是有益的。

（6）其他急症：如心肌梗死、手术、创伤等情况发生时，也应短期改用胰岛素治疗。

281. 口服降糖药失效的原因及其对策是什么？

诗曰：降糖药物失效应，分为原发继发性。原发病例属少数，多数属于继发性。促泌药物最常见，能否逆转要判定。可能逆转应调整，否则胰岛素上阵。

注解：有的糖友开始服用口服降糖药后血糖一直控制得比较满意。但是过了一段时间药效却不如前段时间那么好了。于是怀疑药品质量有问题，后来换用同类进口药品后还是不见效。在排除了药品过期、质量问题、用法不当等原因之后，是否还存在其他原因？一旦出现这种情况，"糖友"应该如何正确应对呢？

No.1 口服降糖药为什么失效

根据药物失效发生的早晚，口服降糖药失效分为"原发性失效"和"继发性失效"。有的人在糖尿病确诊之初，口服足量胰岛素促泌剂即不起作用，血糖始终居高不下，谓之"原发性失效"，这种情况多见于发现时病情已处于晚期、胰岛功能严重衰竭的"糖友"，原发性失效的发生率为5%。"继发性失效"是指在用药初期血糖可得到满意控制，随着时间的推移，药效越来越差，将药物加至最大剂量血糖仍得不到理想控制（空腹血糖＞10.0毫摩尔／升）。继发性失效的发生率每年为 5% ~ 15%，应用胰岛素促泌剂治疗 5 年，将有 30% ~ 40% 的病人发生继发性失效。

口服降糖药失效主要见于胰岛素促泌剂，包括磺脲类药物和格列奈类药物。因为此类药物主要是通过刺激胰岛 B 细胞分泌胰岛素发挥降糖作用，其起效的前提是体内存在一定数量的胰岛 B 细胞。研究表明，2 型糖友在诊断之初，胰岛功能就已降至正常人的 50%，此后，随着病程的延长，病人胰岛功能将以大约每年 5% 的速度衰减，直至完全衰竭。由此不难理解为什么 2 型糖友服用胰岛素促泌剂开始阶段效果好，以后越来越差，最终完全失效。因为在病程早期，病人仍保留一定的胰岛功能，而到晚期，一些病人胰岛功能基本已完全衰竭。换句话说：胰岛 B 细胞分泌功能逐渐衰竭是导致胰岛素促泌剂失效的主要原因。

No.2 口服降糖药失效能否逆转

这个问题不能一概而论。如果是由于胰岛功能完全衰竭所致，逆转的可能性几乎没有，但有些病人之所以服用磺脲类药物血糖控制不好，原因在于饮食控制不严、运动过少、腹泻导致药物吸收不良、药物用法不当、存在应激因素（如感染、创伤、急性期心梗脑梗等）或同时应用对胰岛素有拮抗作用的药物（如激素、利尿药、避孕药等），等等。这些情况均不属于真正的口服降糖药失效，因为在消除这些干扰因素之后，药效可以重新恢复，故又称之为"口服降糖药假性失效"。

No.3 失效后怎么办

一旦发现磺脲类药物失效，应及早加用胰岛素联合治疗，这对于迅速控制血糖、减轻高血糖的毒性作用、保护残存的胰岛功能很有意义。不仅如此，两者联用还可节省外源性胰岛素用量，避免高胰岛素血症的危害。临床上有些继发性失效的病人，配合胰岛素治疗一段时间后，胰岛 B 细胞功能得到明显改善，可以重新恢复对口服降糖药的敏感性。当然，如果病人胰岛严重受损，丧失分泌功能，则应完全换用胰岛素治疗。

有些病人心理上有强烈的"胰岛素抵抗"，明明已经出现口服降糖药失效，但对使用胰岛素却一再拖延甚至拒不使用，致使血糖长期居高不下。高血糖的毒性作用不仅会加速胰岛功能的衰竭速度，而且会导致各种严重的急慢性并发症。所以，拒用胰岛素的做法是非常错误的。

No.4 如何防止和延缓口服降糖药失效

胰岛功能衰竭是造成口服降糖药物失效的主要原因，而长期高血糖的毒性作用又是导致胰岛功能衰竭的罪魁祸首。因此，延缓或避免口服降糖药物失效，最好的办法就是早诊断、早治疗，将血糖长期控制在理想水平，以延缓胰岛功能衰竭。此外，严格控制饮食、加强体育运动、避免肥胖、减轻胰岛素抵抗，也是必不可少的防治措施。

No.5 如何正确看待口服降糖药失效

发生口服降糖药失效以后，很多"糖友"会产生悲观情绪，反过来又促使血糖升高，使病情进一步恶化。其实，这种担心大可不必，口服降糖药失效并不意味着无药可医、只能坐以待毙，通过联合或改用胰岛素治疗，同样能使血糖得到良好控制。但是，有些"糖友"明知口服降糖药失效，却拒不使用胰岛素，而是盲目加大用药剂量或滥用偏方、秘方，导致血糖长期居高不下，引起各种并发症，实不足取。

"糖友"用药期间一定要定期监测血糖，以便在发生药物失效时及时发现，并及时调整治疗方案。

282. 中医中药治疗糖尿病的作用怎样?

诗曰：中医辨证治"三消"，"三消同治"顾三焦。清胃滋肾兼补肺，结合西药效更高。西药降糖效果好，中药调治别小瞧。中西医药同携手，既治根本又治标。

注解：千百年来祖国医学对糖尿病的治疗积累了丰富的经验，是治疗糖尿病及其并发症的一大宝库。中医、西医在治疗糖尿病方面各有特长，西药在降血糖方面作用强而明显，具有针对性强、靶点清楚、量化操作性好的优势；而中药可以明显改善临床症状，调节病人的身心平衡，提高生存质量。如果用药对症，中药与西药都各有其治疗作用，所以，治疗糖尿病采取中西医结合的方法是值得提倡的。

　　西医发现，糖尿病之发病跟胰岛的功能密切相关，并根据病人是否依赖胰岛素而分为1型（胰岛素依赖型）和2型（非胰岛素依赖型）。中医诊疗糖尿病，是根据不同的临床表现、不同的苔脉情况来辨证用药的。中医对糖尿病的辨证分型有一个逐渐认识、完善的过程。在中医文献中常把消渴病分为上、中、下三消论治。上消主症为烦渴多饮、口干舌燥；中消主症为多食易饥，形体消瘦，大便干结；下消主症为尿频量多，尿如脂膏。这种分型方法有些片面，因为临床上"三多一少"症状并不是截然分开的，往往同时存在，有时表现程度上轻重不同，有的甚至没有症状，故治疗上应三焦兼顾、三消同治，辨证与辨病相结合。《医学心悟·三消》篇说："治上消者宜润其肺，兼清其胃""治中消者宜清其胃，兼滋其肾""治下消者宜滋其肾，兼补其肺"，可谓现今中医治疗糖尿病之大法。

　　其实，对于糖尿病的发病原因，不论是中医还是西医都尚未完全弄清楚。西医认为遗传因素和环境因素是起病之源；中医辨证是阴虚燥热，发为消渴，累及肺、脾（胃）、肾三脏。临床上不少缺乏"三多一少"症状的病人，西医对这种现象并未能说出其所以然，而对没有"三多一少"症状的病人，中医就难辨证其是"上消""中消"或"下消"了。因此说，无论西医还是中医，都要不断进行研究，解开糖尿病发病之谜。

　　西医应用胰岛素和降糖药治疗糖尿病取得了明显的效果，不少糖尿病病人在胰岛素或降糖药的长期治疗中能够正常地生活和工作，有的还能够"带病长寿"，这是不争的事实。而中医药治疗糖尿病取得优越效果者也不乏其例。唐代名医王焘，用中药将其父亲的糖尿病治好（不一定是"治愈"），在《外台秘要》中就有记载。新中国第一任最高法院院长谢觉哉服用"玉泉散"而使病情缓解也是真人真事。国民党元老陈立夫笃信中医药，他58岁得了糖尿病，用中西药结合的方法来控制糖尿病病情，结果活到103岁才告别人间。

　　笔者认为，应用胰岛素和降糖药控制血糖，加上饮食控制和适当运动的方案是基本疗法。中医对病人进行辨证论治，根据病人具体的寒热虚实来拟方遣药，以调节病体和脏腑，解除某些症状和改善病人的体质和抵抗力。因此，中西医药携起手来，就能达到"标""本"兼治的目的。

283. 中医治疗糖尿病的基本原则是什么？

诗曰：中医中药治消渴，必须遵守五原则。整体观念顾全局，辨证施治不离辙。三消证治肺胃肾，润清滋补各有别。控制饮食少贪欲，调摄情志畅气血。

注解：中医治疗糖尿病有 5 项基本原则。

No.1 整体观念的原则

中医治病的最大特点和优点是整体观念、辨证施治和因人施治，把人体当作一个统一体，因人而异地分析、治疗。中医认为作为一个疾病来说，糖尿病的共性是热与虚，尤以肾阴虚多见。阴虚则生内热，燥热则伤阴津，所以病人常有津液不足的表现，证见口干、舌燥、喜饮、盗汗等，同时因肝阴、心阴、脾阴、肺阴和胃阴的不足而出现一系列临床表现。到了晚期，阴虚日久，导致脾肾阳虚，临床上又出现了虚寒之证。糖尿病的血管及神经并发症则多属于气滞血瘀之证。所以中医治疗糖尿病的主要治则包括清热润燥、滋阴补肾、活血化瘀等，除能减轻症状、治疗并发症外，还有轻度降糖的作用。

No.2 控制饮食的原则

中医认为糖尿病的发生和饮食有关，饮食控制的好坏直接影响着治疗的效果。这方面跟西医的观点相同。孙思邈是世界上最早提出饮食治疗的先驱，他曾提出糖尿病病人"慎者有三，一饮酒、二房事、三咸食及面"。唐王焘还提出了限制米食、肉食及水果等。他们均强调，不节饮食"纵有金丹亦不可救"！

No.3 适当运动的原则

《诸病源候论》提出，消渴病人应"先行一百二十步，多者千步，然后食"。《外台秘要》亦强调："食毕即行走，稍畅而坐。"主张每餐食毕，出庭散步。说明适当运动是防治糖尿病的有效措施之一，这一点和现代医学的认识也是完全一致的。

中医讲"恬淡虚无，真气从之""精神内守，病安从来"，要求人心态平和、平静，少一些贪欲。

No.4 调摄情志的原则

糖尿病的发生和发展都和情绪有一定关系。因此糖友要正确对待生活和疾病，"节喜怒""减思虑"。保持情志调畅，气血流通，以利病情的控制和康复。

No.5 辨证施治的原则

传统的中医治疗糖尿病是根据临床症状进行三消论治。"治上消者宜润其肺，兼清其胃""治中消者宜清其胃，兼滋其肾""治下消者宜滋其肾，兼补其肺"。

284. 糖友需补充哪些维生素？

诗曰：糖尿病补维生素，ABCE 应足够。B 族成员有多种，勿忘硫胺钴胺素。"VC"有助心血管，"VE"减少罹患数。提高糖友免疫力，可以补充硒元素。

注解：目前，全世界对糖尿病的发病原因和机制还没有完全弄清。糖尿病病人除了要接受临床治疗外，也要注意补充维生素。

糖尿病病人碳水化合物、脂肪、蛋白质的代谢紊乱会影响体内维生素的需要量，调节维生素的平衡有利于糖友纠正代谢紊乱以防治并发症。与糖尿病情及治疗有关的维生素主要有以下几种。

1. 维生素 A：不少糖友体内缺乏维生素 A，这是由于糖尿病病人肝脏转化维生素 A 的机能减退，导致维生素 A 缺乏。缺乏维生素 A 容易降低呼吸道的抗病功能，往往容易并发肺结核，因此，糖友应补充维生素 A。

2. B 族维生素：维生素 B_1、维生素 B_2、维生素 B_6、维生素 B_{12} 等 B 族维生素是糖代谢的辅酶主要成分，也可辅助治疗多发性神经炎，糖尿病病人应该适当补充。补充维生素 B_1 和维生素 B_{12} 有助于防治糖尿病的神经病变并发症，若维生素 B_1 和维生素 B_{12} 缺乏，病人会出现肢体感觉异常，如麻木、疼痛、瘙痒等症状，而且还有肌张力下降、肌肉萎缩甚至麻痹。维生素 B_1（硫胺素）和维生素 B_{12}（钴胺素）可减少和缓解末梢神经炎等糖尿病神经病变。

此外，长期应用二甲双胍治疗的糖友会加重维生素 B_{12} 缺乏，常规用量可能不足以纠正二甲双胍导致的 B_{12} 丢失，故要增加摄入。

3. 维生素 C：维生素 C 具有防止糖尿病引起的血管病变的作用。并且，它还具有防止糖尿病病人发生各类感染的作用，能控制人体的感染类疾病。因此，糖尿病病人要注意对维生素 C 的补充。

4. 维生素 E：在芬兰和美国的一项研究结果表明，人体缺少维生素 E 容易患糖尿病。体内维生素 E 含量低的男子患糖尿病的危险是正常人的 4 倍。因此，糖友要适当补充维生素 E。

此外，补充微量元素硒在糖尿病病人中也不可少。硒能提高人体的免疫力，而人在患上糖尿病以后，免疫力极其低下，对各种病的抵抗力都有所下降，如伤口很难愈合，容易患上其他各种疾病，但硒对人体有很好的保护作用，适当补硒会有极大的积极作用。

285. 哪些糖友需要服用阿司匹林？

诗曰：阿司匹林治"糖族"，为避心脑遭"埋伏"。通过阻断"环合酶"，抑制血小板聚集。根据心血管风险，医生指导定期服。高危中危应服用，低危不宜常规服。

注解：临床研究证实，2 型糖尿病是心脑血管疾病的独立危险因素，与非糖尿病病人相比，糖尿病病人发生心脑血管疾病的风险增加 2 ~ 4 倍，可见，糖尿病病人常常会遭遇"心梗""脑梗"危险事件的"埋伏"。而绝大多数糖尿病病人的心脑血管疾病与血栓形成有关，这其中，血小板功能占有重要地位。体外研究显示，糖尿病病人的血小板对促血小板聚集剂反应性极高，其主要原因在于血栓素的产生明显增多。阿司匹林通过阻断环氧合酶（COX）进而抑制血小板合成血栓素，从而达到抑制血小板聚集、防止血栓形成的作用。由此，为了预防心脑血管意外的发生，根据发生心脑血管意外的风险高低，可在医生指导下定期服用阿司匹林。

1. 高危人群：心脑血管风险高的糖友需常规应用小剂量阿司匹林。心脑血管风险高的糖友是：有心脑血管疾病家族史、高血压、吸烟、血脂异常、蛋白尿者，这些是心脑血管的危险因素。糖友年龄男性大于 50 岁、女性大于 60 岁合并上述这些危险因素的任何一种，最好在医生指导下服用小剂量的阿司匹林，预防心脑血管疾病的发生。

2. 中危人群：中等心脑血管风险的糖友可考虑使用小剂量阿司匹林。但最好全面筛查心脑血管情况，咨询内分泌科医生是否需要服用阿司匹林。属于心脑血管中度风险的糖友是：有 1 个或 1 个以上心脑血管疾病危险因素的中青年病人（男 < 50 岁、女 < 60 岁），或者没有心脑血管疾病危险因素但年龄比较大的病人（男 > 50 岁、女 > 60 岁）。

3. 低危人群：心脑血管风险低危的糖友：男性 < 50 岁或女性 < 60 岁且无心脑血管危险因素者，其 10 年内心脑血管风险低于 5%。对于低危人群不宜常规应用阿司匹林，因为此类病人应用阿司匹林后发生出血性并发症的潜在风险可能超过其心脑血管获益。

286. 糖友怎样服用阿司匹林？

诗曰：服用剂量有概数，一百毫克已足够。药效针对血小板，选时晚上十点后。为免药物损伤胃，肠溶保证安全度。假若没有出血征，终身服用可接受。

注解：首句"一百毫克"即每天服用100毫克左右（75～150毫克）。

服用阿司匹林的最佳剂型：阿司匹林有普通型片剂和肠溶型片剂。普通型片剂在胃内溶解，容易损伤胃黏膜，尤其是伴有消化性溃疡的糖友长期服用阿司匹林有引起胃出血的风险。肠溶型片剂只在肠道碱性环境中溶解，不会伤胃黏膜。因此，选择优质肠溶型阿司匹林片剂服用更安全。

最佳剂量：据2002年英国总结的全球287个试验点结果的报道，每天服用75～150毫克效果最好。低于75毫克效果不能肯定，剂量过高，效果不增加多少，还会增加不良反应。最佳剂量为每日100毫克。

服用时间：晚间10时以后人体活动少了，喝水量也少了，血液黏稠度增加了，血液流动缓慢，血小板容易聚集。新生的血小板产生时间也是在晚间10时以后，服用阿司匹林2小时后血药浓度才会达到高峰，2～4小时才能发挥抑制血小板聚集的作用，从而防止血栓形成。大量临床资料显示，心肌梗死或缺血性脑卒中的高发时间段多在凌晨和早晨6～8时。所以，晚饭后睡前1次服用阿司匹林效果会更明显。

长期服用：血小板寿命平均10天左右，每天有1/10的血小板是新生的，每天服用阿司匹林可以抑制新生的血小板聚集。有聚集功能的血小板90%被抑制，就能发挥预防心血管疾病突发事件的作用。若擅自停用阿司匹林48小时，则体内有聚集功能的血小板受到的抑制率低于80%，此时防止心血管疾病突发事件的保护作用即丧失。所以必须坚持每天服用1次阿司匹林。只要服用过程中无明显出血，就应该终身服用。

287. 手术能够"治愈"糖尿病吗？

诗曰：胃转流术治肥胖，意外发现血糖降。此种手术独特处，改变食物常流向。"致糖因子"遂减少，"胰"敏感性则向上。"歪打正着"治糖尿，解除2型有指望。

注解：手术能够治疗糖尿病，一桩"歪打正着"的医学发现。1980年，英国研究人员颇瑞斯 W.J 开始采用胃转流手术治疗肥胖症病人。随后，这一手术方式在欧美发达国家迅速推广，迄今已有上百万的病人受益。

逐渐成为一种成熟的外科技术。让人意外的是，医生在对减肥手术的病人进行回访调查后发现，合并 2 型糖尿病的病人接受减肥手术后，血糖很快恢复正常，且不再需要采取任何降糖药维持。2003 年肖尔（Schauer）研究小组报道了 1160 例肥胖症病人实施腹腔镜胃转流手术的临床治疗结果，其中 240 例病人伴有 2 型糖尿病手术后约 83% 的病人血糖恢复正常。2004 年，布赫瓦尔德（Buchwald）等在《美国医学会杂志》（*Joural of the American Medical Association*，JAMA）上发表了一篇非常有影响力的论文，他们对 136 项相关研究中 22094 例接受减肥手术的肥胖症病人进行分析。结果显示，在 2 型糖尿病病人中有 76.8% 的血糖水平恢复正常，86% 有显著改善。随后有越来越多的临床治疗观察结果显示，胃转流手术能明显改善合并 2 型糖尿病肥胖症病人的血糖和糖耐量，相当多的病人术后不需要服用降糖药物并能长期保持正常血糖。这一发现引起了中外医学专家的高度重视。

胃转流手术（gastric by pass，GBP）的独特之处在于改变了食物的正常生理流向，手术通过阻断胃、切断空肠、胃肠吻合、肠肠吻合（十二指肠和空肠吻合）等步骤最终完成。

术后消化道功能分为 2 个区域：①食物转流区，指大部分的胃、十二指肠及部分近段空肠，这段上消化道手术后不再受食物刺激，导致分泌及合成"致糖尿病因子"减少。②食物流经区，即小部分胃、远段空肠及回肠，这段消化道提前接纳未消化或未完全消化的食物，导致分泌激素增加，通过"肠道—胰岛轴"增加了胰岛素的敏感性，同时促进胰岛素分泌，从而达到控制血糖的作用。

288. 胃转流手术的适应证与禁忌证是什么？

诗曰：病人开刀"修理"胃，手术指征有宜忌。只适 2 型糖尿病，某些病人也禁忌。术后虽然可停药，并非消渴已治愈。糖尿标签尚未脱，饮食管理勿放弃。

注解：胃转流手术并非所有糖尿病病人都可以做，它有严格的适应证和禁忌证。手术的适应症主要是肥胖、药物难掌握和非高龄的糖友。而有些糖友就相对不能进行手术，比方：①1型糖尿病、妊娠期糖尿病、其他特别类型糖尿病及2型糖尿病病人胰岛B细胞功效衰竭者。②年纪超过65岁，有心、肺、脑、肾衰等重大并发症而不宜手术者。③有严重心理、智力阻碍者。④近3年内有生育打算的女性。

　　为什么手术只适合2型糖尿病病人，1型糖尿病病人不行呢？这是因为1型糖尿病病人体内胰腺产生胰岛素的细胞已经被彻底破坏，完全失去分泌胰岛素的功能，必须毕生依附胰岛素治疗。另外，假如病人已经出现了如糖尿病足等并发症，也不适合手术。我国专家在2014年制定了《中国肥胖和2型糖尿病外科治疗指南》，其中指出，糖尿病病人要符合如下条件才能考虑手术治疗：①年龄在15～65岁，2型糖尿病病程不超过15年，保存有一定程度的胰岛素分泌功能（空腹血清C-肽正常值下限的1/2）。②如果病人的体重指数（BMI）超过32.5，则应积极进行手术；当体重指数在27.5～32.5，药物治疗效果不佳，且合并其他代谢紊乱及肥胖合并症时可以考虑手术；体重指数在25～27.5时，应慎重开展手术。③此外，如果男性腰围达85厘米时，可酌情提高手术推荐等级。

　　对上述标准进行对照后，我们会发现，其实大部分糖尿病病人都未必符合手术指征，这无疑会让人们感到失望，可失望的却还远远不止这些。

　　所谓手术"治愈"糖尿病，是说病人术后逐渐停用所有降糖药物血糖依旧维持正常，但这并不意味着病人就此完全摆脱了疾病的标签，可以无视任何饮食禁忌而大快朵颐。实际上，手术之后的病人依然需要执行严格的饮食管理原则，而且由于手术破坏了胃肠道正常吸收功能，必须额外补充足量维生素和微量元素。对于运动锻炼的要求也依然不能打折扣，要保证每周150分钟的运动。

　　总的说来，外科手术已成为糖尿病治疗的重要组成部分。对于符合要求的肥胖糖尿病病人，尤其是在药物治疗没有取得良好效果的情况下，应积极考虑手术治疗。广大糖友也要认清手术治疗的真正涵义，不符合手术标准的病人不能盲目追求手术，更不能对手术抱有不切实际的幻想，对手术相关并发症更要有清晰的认知和心理准备。

第十一章　糖尿病的健康教育及预防

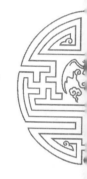

289. 为什么要进行糖尿病健康教育?

诗曰: 糖尿危害多不知, "能吃能睡"不调理。不少糖友已患病, 症状不显不就医。有的就医不及时, 贻误病情悔晚矣。若能及早受教育, 抓紧防治就不迟。

注解: 1995 年, WHO 对糖尿病防治提出的口号是"减轻因为对糖尿病无知而付出的代价", 这个口号道出了糖尿病教育对防治糖尿病的极端重要性。目前, 因为对糖尿病的无知付出的代价实在是太惨重了。有人发现, 多数糖尿病病人得到明确诊断之时, 实际上已在不知不觉中患糖尿病多年, 许多病人已经有了相当严重的糖尿病慢性并发症, 甚至已接近失明、肾衰或截肢的边缘。许多人对糖尿病的危害一无所知, 觉得"能吃能睡, 不痛不痒""没什么了不起", 结果贻误了病情。许多人不知道糖尿病应怎样检查, 怎样处理, 或者有病乱投医, 随便听信一些巫医假药的欺骗宣传, 使病情一直得不到正确的治疗而任其发展。所以, 大力宣传糖尿病防治知识, 使之做到家喻户晓, 人人皆知, 懂得糖尿病应该如何预防、如何检查、如何治疗是极为重要的。现在进行一些糖尿病教育, 就会使糖尿病的发生率、致残率及致死率明显下降, 使个人、家庭、单位以致国家免受很大的损失。

对糖尿病病人进行教育, 医护人员负有重大的作用, 医生和护士在给病人诊疗护理及随访观察中, 除了进行具体操作, 还要讲解需要注意的事项。体检中心或门诊的医护人员, 也要有针对性地对糖尿病病人或检查出有糖尿病早期信号的病人指导如何对待现有情况, 使他们不至于盲目对待疾病。社区卫生院或地区、省市的疾病控制中心, 也必须定期组织人员进行宣传。我国糖尿病病人迅速增加的原因之一, 就是广大群众对糖尿病的防治知识缺乏。不少中青年人不知道饮食不节和肥胖会招来糖尿病, 年纪不大, 腰肥肚腆还以为是身体健壮, 所以, 糖尿病的队伍不断"扩编"。凡此种种, 皆说明健康教育是十分重要的"一驾马车"。所以, 要想有效地控制糖尿病的发展, 就需要医生的正确治疗方案，更需要通过健康教育得到糖尿病病人的密切配合。

290. 糖尿病健康教育的内容包括哪些？

诗曰：健康教育不可少，医患互相配合好。饮食运动两兼顾，生活心理双协调。自我监测应掌握，注射手法需通晓。戒烟节酒不熬夜，用药时机应趁早。

注解：糖尿病的教育已是大势所趋，不仅作为专业人员的医生要走糖尿病教育职业化道路，病人自身也应接受糖尿病教育，学会自我管理，成为糖尿病治疗中的重要成员，而不再是单纯的"病人"。

糖尿病病人教育的主要内容有。

1. **饮食指导**：饮食指导是糖尿病病人治疗的关键，是糖尿病病程中任何阶段预防和"控糖"的措施。不仅有助于纠正饮食引起的糖代谢紊乱，维持理想体重，从而使血糖和血脂达到或接近正常水平，而且还是轻型病人的主要治疗手段。

2. **运动指导**：适当的体育锻炼可使人心情舒畅，有益于身心健康；也可使肥胖病人体重减轻；还可促进葡萄糖进入细胞，促进肌肉和组织对糖的利用，从而降低血糖、减少尿糖，并减少胰岛素的需要量。

糖友的健康教育，除了科学的饮食及必要的体育锻炼之外，还要学会测定尿糖或正确使用便携式血糖仪、了解所使用的降糖药物的注意事项、掌握胰岛素注射技巧等。

3. **生活方面**：要保持规律的作息，不熬夜、戒烟限酒、讲究个人卫生、抵御感染等。病人在管理疾病的同时，也要学会管理自己的情绪，伙伴支持往往是病人自我管理的信心来源，通过参加糖尿病教育班，结识"志同道合"的糖友，不仅可以促进知识的交流，还可以充分调动自己主观性，真正做自己疾病的"管理者"。

这里必须着重提醒的是，糖尿病病人要主动接受糖尿病教育。对于糖尿病病人来说，仅仅依靠医师的药物来治疗疾病是绝对不够的，病人的自我保健意识和健康知识水平，病人及家属战胜疾病的毅力和信心，都在治疗和控制糖尿病中起着医院不可替代的重要作用。

291. 糖尿病能不能预防?

诗曰：糖尿可治也可防，三个层次不撤岗。首先争取不得病，定期就诊验血糖。已成糖友及早治，控食锻炼加药方。若已出现并发症，致残致命要严防。

注解：由于糖尿病的确切病因尚未被阐明，因此，到目前为止还缺乏对其的根治手段。但是经过长期的研究和观察，我们已经掌握了糖尿病发病的相关因素，明确了一些诱发和加重糖尿病的"环境因素"（如饮食、运动、不良嗜好、心理状态，等等），因此，目前认为糖尿病是可以预防的。

糖尿病的预防可分为3个层次：首先是糖尿病的预防，也就是说让能够不患糖尿病的人不患糖尿病；其次是糖尿病并发症的预防，也就是说得了糖尿病，要及早发现，积极正确地治疗，使病人不患糖尿病的并发症；最后是降低糖尿病的致残率和致死率，也就是说有了糖尿病的并发症，要好好治疗这些并发症，使糖尿病并发症造成的残疾和过早死亡的比例降到最低水平。

对糖尿病的预防主要应做好2件事：其一是健康教育，即大力进行糖尿病的宣传教育，尽量使糖尿病及其预防手段家喻户晓，人人皆知。其二是健康促进，我们不能仅仅停留在宣讲上，而必须使我们自己尽快改变不正确的生活模式，尤其是采取正确的、科学的饮食习惯，持之以恒地坚持进行体育锻炼，避免肥胖，少饮酒、不吸烟，保持心理上的健康，使糖尿病和其他慢性疾病的发生率降低到最低水平。同时，利用各种手段对整个人群，特别是糖尿病的高危人群进行糖尿病和糖耐量低减的筛查，以期尽早地发现和有效治疗糖尿病。

292. 预防糖尿病的三道防线是什么?

诗曰: 预防糖尿三"防线", 后天因素是关键。合理饮食很必要, 坚持运动常锻炼。血糖必须定期测, 消渴预兆早发现。警惕各种并发症, 以便开展"狙击战"。

注解: 糖尿病为终身性疾病, 其慢性并发症是致死致残的主要原因。为此人们想尽办法全面展开预防和治疗工作, 布起了防治糖尿病的一道道防线。

预防糖尿病应构筑三道"防线", 在医学上称之为三级预防。如果"防线"布设、构筑得及时、合理和牢固, 大部分糖尿病是有可能预防或控制的。这三道"防线"如下。

一级预防: 树立正确的进食观并采取合理的生活方式, 可以最大限度地降低糖尿病的发生率。糖尿病之发生虽有一定的遗传因素, 但起关键作用的还是后天的生活和环境因素。现已知道, 热量过度摄入、肥胖、缺少运动是发病的重要因素。低糖、低盐、低脂、高纤维、高维生素, 是预防糖尿病的最佳饮食配伍。对体重进行定期监测, 将体重长期维持在正常水平是至关重要的。体重增加时, 应及时限制饮食, 增加运动量, 使其尽早回落至正常。要使运动成为生活的一个重要组成部分, 养成终生的习惯。运动不但可消耗多余的热量和维持肌肉量, 而且能提高充实感和欣快感。当然运动要讲究科学和艺术, 要循序渐进、量力而行、照顾兴趣、结伴进行, 以易于获得效果和便于坚持。要戒烟和少饮酒, 并杜绝一切不良生活习惯。双亲中患有糖尿病而本人又肥胖多食、血糖偏高、缺乏运动的高危人群, 尤其要注意预防。

二级预防: 定期检测血糖, 以尽早发现无症状性糖尿病。应该将血糖测定列为中老年人常规的体检项目。凡有糖尿病的蛛丝马迹, 如皮肤感觉异常、性功能减退、视力不佳、多尿、白内障等, 更要及时去测定血糖, 以尽早诊断, 争取早期治疗的宝贵时间。要综合调动饮食、运动、药物等手段, 将血糖长期平稳地控制在正常或接近正常的水平。

还要定期测定血脂、血压、心电图，这些都是血糖控制的间接指标。

三级预防：目的是预防或延缓糖尿病慢性并发症的发生和发展，对病症开展"狙击战"，减少伤残和死亡率。糖尿病病人很容易并发其他慢性病，且易因并发症而危及生命。因此，要对糖尿病慢性并发症加强监测，做到早期发现。早期诊断和早期治疗糖尿病，常可预防并发症的发生，使病人能长期过接近正常人的生活。

293. 糖尿病病人常见的心理误区有哪些？

诗曰：糖友心理误区多，焦虑悲观无奈何。自暴自弃自信失，怨天怨地怨父母。痼疾临身无所谓，控食锻炼嫌啰嗦。亦有药物万能论，矫枉过正吃苦头。

注解：心理因素在糖尿病治疗中扮演着重要角色，国内外研究发现，缓解病人的精神压力或调整其负面情绪，可在一定程度上起到与药物一样的作用。对于糖尿病病人的心理问题应予以高度重视，以下的几种常见误区，需要纠正。

1. 不以为然：糖尿病早期症状较轻甚至根本没有症状，有的病人还可能"红光满面"，给人一种"体格健壮"的假象。不少病人认为血糖高对身体并无大碍，故采取"不以为然"的态度。

2. 恐惧焦虑：由于缺乏糖尿病相关知识或认识不够全面，一些病人产生焦虑、恐惧的心理也在所难免。其实，糖尿病并非不治之症，病人中的长寿者也不在少数。

3. 悲观沮丧：大部分 2 型糖友是已进入老年的退休者。他们原本设想着在辛苦了大半辈子后好好享受生活，快乐地度过晚年。可患了糖尿病后，不仅这不能吃那不能吃，而且天天得服药打针上医院，还时常担忧病情是否会加重。实际上绝大多数病人在诊断后，都会悲观沮丧上好一阵子，而且难以自拔。

4. 抱怨内疚：有的病人在了解到糖尿病与遗传相关时，便抱怨父母怎么偏偏把病"传"给了自己。本身有糖尿病的家长在得知子女也会罹患糖尿病后，深深的内疚感便油然而生。

5. 抗拒对立：如果对负面情绪听之任之，时间一长便很可能发展成与医护人员和家人的情绪对立，甚至抗拒治疗。还有一些病程较长、并发症严重而治疗效果又不明显的病人，很可能对治疗失去信心而自暴自弃。

6. 掉以轻心：有些病人在经过一段时间治疗之后，血糖成功地下降至正常水平，就自认为病已治愈。因为嫌"控糖"措施麻烦，不但自行停药，还放松了对饮食的合理控制，直到血糖急剧上升，病情变本加厉时才后悔莫及。

7. 药物万能：对糖尿病病人来说，药物治疗当然是重要的，但控食、控制体重、劳逸结合、调适心理、戒烟限酒等非药物疗法也非常重要，有的糖友在药物治疗期间，以为只要用药就能"万事大吉"了，于是忽视各项非药物疗法，结果往往疗效不佳或使病情反复。

8. 矫枉过正：有的病人为了快速降糖，便过量、过频地用药，或过度节食、过度运动，最后造成低血糖，严重的还可能导致低血糖昏迷。

糖尿病病人要注意避免上述心理问题，及时调整心态，正确面对疾病，必要时也可请心理医生帮助。

294. 对待糖尿病的两个极端为何不可取？

诗曰：面对糖尿要客观，避免采取两极端。或对消渴"三不管"，或对糖尿"一锅端"。前者血糖渐"攀高"，后者病情难"改观"。不闻不问易加重，急功近利会"翻船"。

注解：糖友被确诊后，往往有两种极端的态度：要么"不闻不问"，非常藐视；要么"急功近利"，过度重视。这两种态度都不利于病情的控制。

No.1 "不闻不问"型

"不闻不问"型的病人一般都只听凭自己的感觉，自认为身体没有不适就拒绝检查和治疗，抱着"眼不见心不烦"的态度，而且在生活上也并不加注意。

殊不知，大多数的 2 型糖尿病病人在不是很严重的时候，都不会出现明显的口渴、多饮、多尿、体重减轻的症状。

这种态度往往会使病人错失最佳的治疗时机，直到许多糖尿病急性或慢性并发症出现时才急着去治疗，到头来后悔莫及。

No.2 "急功近利"型

"急功近利"型病人对待病情过分重视，想快点把血糖降下去，于是不断地换医院、换医生、换治疗方案。

这类糖友对病情要求"绝对控制"，血糖稍有升高就换药、加药或增加药量，可是血糖还是忽上忽下。药越吃越多，越吃越高级，但降糖效果却越来越差。

这类糖尿病病人对待糖尿病往往有一种畏惧心理，非常迫切地想要得到一个满意的结果，甚至想要达到"根治"的目的，于是会出现一些过度治疗的现象，不遵医嘱胡乱吃药，反而导致血糖波动很大，甚至造成低血糖而"翻船"，这也是非常危险的。

295. 老年糖友控糖为何要"悠着点"？

诗曰：老年体衰病患多，"控糖"不宜太严苛。措施目标稍放宽，达标进度逐步"摸"。控食当心少肌症，运动谨防太过头。降糖程度持平稳，唯求血糖不扬波。

注解：老年糖友具有与中青年糖友不同的特点，比如，老年糖友往往同时身患多种老年病，诸如高血压、血脂异常、冠心病、脑梗死，等等，而且人到老年，身体的代谢能力还变差，视力和腿脚也不那么灵活。因此，老年糖友的控糖措施，应当"悠着点"。归纳起来就是不宜"三过"。

No.1 控食不宜过分

控制饮食是糖尿病的治疗原则之一，但是，老年糖友对饮食的控制则不可过分。特别是身体稍胖的老年糖友，不必刻意减肥。许多老年糖友认为，自己身体过胖，血糖过高，都是吃出来的，于是极为苛刻地控制饮食，以致身体日渐消瘦，每每此时，心中还暗喜，毕竟"千金难买老来瘦"！

的确，饮食控制确实是减轻体重、降低血糖的方法之一。但必须知道，随着年龄的增加，人体肌肉量逐渐减少。步入老年后，如果刻意节食减肥，没有适度的能量及蛋白质营养摄入，容易发生少肌症——就是肌肉减少、肌肉功能减退引发的综合征，表现为乏力、站立不稳、易跌倒等，影响日常生活。

因此，老年糖尿病病人不必像青壮年那样，过度限制能量摄入，减轻体重，即使超重或肥胖，也只需保持体重稳定。注意，这不代表可以吃喝无度，依然要在医生指导下确定合理的饮食方案。另外，适当地摄入蛋白质（通常建议每天每千克体重 1.0 ~ 1.3 克，合并肾病时适当减少），对于维持肌肉的质量有重要作用。其中应以优质蛋白质为主，包括动物蛋白（如鱼肉、猪肉等）及植物蛋白中的大豆蛋白（如豆制品）。

No.2 运动锻炼不宜过剧

规律运动，是控制血糖、预防并发症的好帮手。然而，老年糖友常合并各种心肺疾病、骨关节病以及糖尿病并发症，过于剧烈的运动，比如足球、篮球、快跑等，容易加重身体负担，使疾病恶化。

老年糖友应该与中低强度的有氧运动相伴，像快走、太极拳、骑车、乒乓球、羽毛球和高尔夫球，达到运动时心跳和呼吸加快但不急促，运动后轻松愉快，食欲和睡眠良好，疲乏及肌肉酸痛在短时休息后即可消失的状态。若自我感觉无法耐受，需降低运动强度，请医生调整运动方案。运动时间可设定为每周运动 5 天，每次 30 分钟。

No.3 控糖目标不宜过严

血糖长期控制得好坏与否，通常拿糖化血红蛋白这把尺子衡量。一般而言，2 型糖尿病病人的糖化血红蛋白应小于 7.0%。那么，老年病人是否也必须达到这个目标呢？其实，并非如此。其血糖控制目标可适当放宽。

由于某些老年人在严格的血糖控制下，极易发生低血糖，故可根据情况放宽血糖控制目标：身体情况良好，预计寿命在 10 年以上，无并发症，糖化血红蛋白宜小于 7.0%；身体情况良好，预计寿命在 10 年以上，合并较轻并发症，低血糖发生可能性大，糖化血红蛋白宜放宽至小于 7.5%；身体情况一般，预计寿命在 5 年以上，中等程度并发症，低血糖发生可能性大，糖化血红蛋白宜放宽至小于 8.0%；身体情况不佳，预计寿命在 5 年以下，丧失日常生活能力，糖化血红蛋白小于 8.5% 即可。

296. 糖尿病为何不可"过度治疗"？

诗曰：消渴治疗路漫长，急于求成不提倡。治疗原则要掌握，具体措施别过强。限食过火招酮症，控糖过猛低血糖。运动过度亦不妥，事与愿违反升糖。

注解：在糖尿病治疗过程中，有些病人总希望将血糖、血脂、血压、体重都很快控制在完全正常的水平，为此而急于求成，不顾经济负担和肉体痛苦。这些糖友对治疗持有偏见，主要是对糖尿病无法根治不能正确理解，期望值过高。于是常常采取"过度治疗"的措施，以求治疗效果"立竿见影"。然而"欲速则不达"，一些"过火"的治疗行为却"引火烧身"，反而跟自己的愿望背道而驰。

1. 控糖过火：低血糖也很危险——现在的治疗水平还不能将每个时段的血糖都控制在正常水平，病人要根据血糖值、年龄、病情、并发症等诸多因素将血糖控制在理想水平，其标准分为三级：理想、满意和一般。病人根据自己的实际情况适度达标就可以，不妨记住一个数字："七十七"，即空腹血糖低于 7 毫摩尔/升，餐后 2 小时血糖低于 10 毫摩尔/升，糖化血红蛋白低于 7%，又没有低血糖即可。如果血糖控制过度，病人极有可能会出现低血糖，甚至有生命危险。

2. 限食过火：可能出现饥饿性酮症——虽然糖尿病病人的饮食治疗是按照标准体重和劳动强度制订食谱，但有些病人对饮食治疗过于重视，吃东西要以克来计算，从来不吃水果、不喝牛奶，对点心也是从不触碰，他们的原则是宁可少吃也绝不过量。这样的做法带来的结果往往是病人的体重慢慢下降，而血糖却升高，还有可能出现饥饿性酮症。如果继续过度限食，其后果必然是反复出现低血糖和严重的营养不良。

3. 运动过火：太过度反而升糖——有些糖尿病病人对运动降糖情有独钟，认为运动可降糖、降体重、提高胰岛素敏感性、增强身体免疫力，只费力不花钱，何乐而不为。殊不知，运动疗法是把双刃剑，运动适度可降糖，运动过度反而升糖。糖尿病病人运动要根据年龄、体重、血糖水平、有无并发症等进行。运动应当在餐后 30 分钟以后，每次运动时间要控制在 30 分钟左右。

297. 糖友如何正确对待降糖保健品?

诗曰：对待降糖保健品，糖友心里要"把稳"。"降糖神药"多离谱，"断根偏方"更没准。江湖骗子舌如簧，无证游医善鼠遁。"祖传秘方"满街巷，切莫上当亏血本。

注解：目前市面上一些保健品打出了降糖保健的旗号，向广大糖友推销"降糖""控糖"的产品。其实，只有少数保健品对糖尿病病人有某种效果，但跟现行的降糖药物的作用却相去甚远。再就是有些打着"降糖"作用的保健品却对治疗糖尿病基本上是毫无效果的。有些产品虽然取得了国家药管部门的批文，但是，真正能够改善糖友病情的保健品却寥若晨星。

事实上，吃保健品降血糖并不靠谱，糖友治疗时应遵循六大原则。

1. 如果能靠控制饮食和运动将血糖降至正常，就不要盲目用药：临床上经常见到这样的病人，刚诊断为糖尿病，血糖并不很高，就注射了胰岛素，结果体重猛增。事实上病人控制饮食、加强锻炼，不用药，血糖也能降下来。这类病人靠改变生活方式控制血糖是最好的。

2. 越传统的药物越安全：如今控糖的药物五花八门，但是并非都适用于每一个病人，并非都适用。任何药物、任何治疗都不是完美的，都各有利弊。实际上，用的时间越长，越传统的药物越安全。因为经过了多年的临床观察和大浪淘沙，药物的正副作用都已经被掌握，比如二甲双胍、磺脲类等。而且，传统的药物还有一个好处，就是便宜。糖友不要盲目追求新药、贵药，能降糖的药就是好药。

3. 声称能"治愈糖尿病"的药物或治疗方法肯定是骗人的：糖尿病是社会经济发展的"副产品"，随着生活条件好转，人们吃得好、动得少就会患病。目前医学界还没有找到一个能够治愈糖尿病的妙方，但凡说吃什么药或采取什么手段能治愈，一定是骗子，广大糖友不要上当。

4. 处于"临床研究"的阶段不等于"临床应用"：手术治疗对部分病人有一定效果，但观察的时间太短，远期效益还不清楚。

5. 选择中医药治疗要注意副作用：实践证明，西药降糖的效果是最好的，而且使用起来简便、副作用清楚。若糖友想用中医中药治疗，那就应选择正规医院看中医，但不要认为中药没有副作用。

6. 不要轻信降糖保健品：近年来，声称可以降糖的保健品层出不穷，"口服胰岛素""植物胰岛素"等概念让糖尿病病人不知如何分辨。事实上，并没有证据证明有某种保健品可以真正降糖。如果有明显的降糖作用，里面难免会添加西药成分。病人在不知情的情况下和医生开的降糖药混合使用，容易导致低血糖。因此，糖尿病病人不能轻信广告宣传的降糖保健品。

当前，治疗糖尿病的保健品充斥市场：降糖胶囊、降糖冲剂、降糖口服液、降糖纯中药制剂……市场上降糖产品鱼龙混杂，很多降糖产品能生存下来，靠的是虚假宣传。诸多几个疗程可以"包治愈"的保健品或"成药"层出不穷。更有宣传口号是建议病人停用胰岛素或降糖药再用某某"降糖神药"，3个月保证痊愈，不"断根"就退钱……这类骗局经常出现。有些江湖骗子，游走各地，打一枪换一个地方，他们巧舌如簧，抓住糖友急于康复的心理，贩卖自制的假药蒙坑糖友。许多江湖医生针对目前西医无法根治糖尿病的说法，打着"偏方""秘方"的旗号，滥用中草药，号称可以"根治糖尿病"，结果使很多病人上当受骗。

有鉴于此，特别提醒糖友，切勿轻信偏方、神药，要积极配合专科医生，接受正规治疗，服用安全可靠的药。另外，对于糖友来说，血糖不是降得越快越好，也不是越低越好。根据自己的病情，把血糖控制在合理范围内，维持血糖稳定才是最健康的。

298. 贵的降糖药必定比价格低的好吗？

诗曰：选药迷信"新贵洋"，这种做法太外行。"洋产"未必胜国产，老药并非全不良。廉价药品非低效，好药亦非价格昂。用药个体有差异，听从医生开药方。

注解：目前市场上口服降糖药物种类较多，其价格不一，不少糖尿病病人的头脑中似乎都有这样一个"共识"：价格越贵的药物降糖效果越明显，进口药一定比国产的好。其实，这种看法是片面的，药物的价格不能作为选择用药的依据，应该根据每位病人自身不同的疾病状态而定。

胰岛素分泌不足与身体对胰岛素抵抗是糖尿病发病的两大环节，因此口服降糖药主要解决的就是这两个问题。由于每个病人之间存在着个体差异，因此，不同的病人需采用不同类型的降糖药物。除了要对药物有一定的了解外，还要结合糖尿病病人的发病年龄、病程、身高、体重以及其他疾病的病史等因素综合考虑，不能简单地从价格上来选择。否则不仅血糖控制得不理想，还有可能损害身体的其他器官。所以，一定要在专科医生的指导下选择降糖药物。

299. 医生喜欢哪六类糖友？

诗曰：优秀糖友有六型，热爱学习识病情。信任医生善沟通，遵守医嘱心赤诚。持之以恒不"任性"，诊疗措施能执行，各种"单据"不丢失，完整记载全病程。

注解：医学界的行业道德准则——希波克拉底誓言如是说：无论病人是男是女、是自由民还是奴婢，对他们我一视同仁……

有医生表示，作为医生不应该把病人分为三六九等。但在平时接诊中，确实遇到过一些做得相当好的糖友，而且取得了满意的疗效。如果您也患有糖尿病，不妨学学下面这几类糖友。

1. **热爱学习型**：糖尿病治疗的"五驾马车"指的是糖尿病教育、饮食、运动、药物和血糖监测，热爱学习的糖友会主动向医生请教、与病友交流，参加医院组织的各种宣教活动。随着对糖尿病认识的不断深入，他们能够更有效地和医生沟通，明白如何配合医生让血糖达标、预防并发症。

2. **知己知彼型**：糖友们应充分了解自己的病情，知晓糖尿病及并发症的危害，知道自己有无并发症及其预后，对自身既往和目前用药及各项指标的情况了如指掌，这样才能避免随意停药，还能鉴别虚假广告和药品。

3. **资料完整型**：糖尿病是终身性疾病，随着病程延长，并发症可能会逐渐增多，就诊资料也越积越多。糖友整理好血糖监测记录本、化验单和既往住院治疗资料，可以缩短每次就诊时间，让检验的针对性更强。

4. **理解信任型**：这类糖友能够换位思考，理解并信任医生，与医生站在统一战线。在此基础上，医生开出医嘱，糖友能完全理解并严格执行，控制血糖、减少并发症也就不那么困难了。

5. **善于沟通型**：糖友们每次就诊，如果能够主动清楚地描述自己的症状、提出治疗目标，可以帮助医生更早、更准确地诊断，也方便医生适时调整治疗方案，实现个体化治疗。

6. **持之以恒型**：糖友选择同一医生就诊，便于医生掌握病情，减少不必要的重复沟通，节约就诊时间。同时，糖友如果能坚持规律治疗，不"任性"地随意停药，做到每年系统体检或住院全面调节血糖，可以减少或延缓并发症发生。

300. 2 型糖尿病治疗理念的十大转变是什么？

诗曰：2 型治疗新转变，"四早""两并"臻完善。"早强""早胰"争主动，"早相""早联"更稳健。高糖状态需控制，血糖波动乃关键。增敏药物无后患，促泌制剂退"二线"。

注解：随着对糖尿病研究的不断深入，当今糖尿病的治疗理念较以往发生了很大的变化。与传统治疗模式相比，对2型糖尿病新的治疗理念更趋于科学和理性，更接近疾病的本质。具体介绍下面十大转变。

1. 起始治疗由"单一生活方式干预"转变为"生活方式与药物干预双管齐下"：对于新诊断糖友的治疗，传统做法往往是先从单一的生活方式干预开始，经过一段时间（通常是1~2个月）的观察，血糖控制仍不理想再启动药物治疗。然而这种做法至少存在2个弊端：①不利于血糖尽早控制达标。②由于"糖毒性"没得到及时解除，往往会错失逆转和修复病人胰岛功能的最佳时机。所以，现在强调2型糖尿病病人一经确诊，就应同时启动生活方式干预及药物治疗，并推荐二甲双胍作为与生活方式干预共同开始的一线治疗药物。

2. 由"阶梯式治疗"向"早期强化治疗"转变："早期强化治疗"是基于近年来大量循证医学研究成果提出的治疗新理念，其益处主要体现在2个方面。一是强化治疗能够有效地保护、改善和修复病人自身的胰岛功能。二是强化治疗可以显著减少糖尿病的慢性并发症，尤其是微血管并发症。一般说来，强化治疗更适合于初发的、年轻的、没有血管并发症的糖友。

3 由"首选口服降糖药"向"早期应用胰岛素"转变：由于胰岛素抵抗持续存在，胰岛B细胞的功能随着病程发展而进行性下降。而早期补充胰岛素，不仅能使血糖迅速控制达标，还可以减轻自身胰岛B细胞的负担，有利于改善和修复自身的胰岛功能，使血糖长期维持正常。

4. 由"胰岛素促泌药"向"胰岛素增敏药"转变：很多2型糖尿病的病因主要是"胰岛素抵抗"，而"胰岛素不足"则是次要的。不恰当地过度使用胰岛素促泌药（如格列本脲），不但不能保护胰岛B细胞，反而会加速胰岛B细胞的衰竭，导致降糖药的继发性失效。相反，胰岛素增敏药（如噻唑烷二酮类）可以直击胰岛素抵抗，对胰岛B细胞和大血管均有保护作用。

5. 由"普通胰岛素促泌药"向"早时相胰岛素促泌药"转变：

早时相胰岛素（第一时相）分泌缺陷会造成餐后高血糖和高胰岛素血症。现已知，2型糖尿病的早期即已出现早时相胰岛素分泌缺陷，而早时相胰岛素促泌药（如瑞格列奈、那格列奈）具有"快进快出"的优点，可明显改善胰岛B细胞早时相胰岛素分泌，产生类似生理性胰岛素分泌的模式，因此可以较好地降低病人的餐后血糖水平，而且低血糖风险小，对胰岛B细胞具有一定的保护作用。

6. 由"单一药物治疗"向"早期联合用药"转变：新的治疗模式推荐早期联合治疗，即在单一药物的半量（最大允许剂量的一半）不能使血糖得到满意控制时，不再一味地增加单药剂量，而是积极采取非同类药物联合治疗。

早期联合用药可以充分发挥不同药物之间的互补作用，增强降糖疗效；减少因各自药物剂量过大可能带来的不良反应；有助于改善胰岛素抵抗，保护胰岛B细胞的功能，防止口服降糖药继发性失效。

7. 由"只重视控制空腹血糖"向"空腹血糖、餐后血糖并重"转变：研究证实，餐后高血糖在大血管病变（主要指心脑血管疾病）中起到关键作用。与空腹血糖相比，检测餐后血糖不仅有助于早期发现糖尿病，而且能够更好地预测心血管事件的发病风险。

8. 由"重点控制高血糖"向"控制血糖波动"转变：糖尿病慢性并发症的发生与发展不仅与血糖整体水平升高有关，而且与血糖的波动性密切相关，血糖波动性越大，慢性并发症的危险性越大，血糖忽高忽低比稳定性高血糖的危害更大。因此，既要降糖，更要稳糖。

9. 由"单纯降糖"向"控制多重心血管危险因素"转变：目前认为，2型糖尿病应当超越以血糖控制为中心的治疗理念，代之以对各种心血管危险因素的全面控制，进而达到减少糖尿病慢性并发症、改善病人预后的目的。

10. 由"重治轻防"向"防治并重"转变：通过对"糖尿病前期"人群进行早期干预（生活方式干预或药物干预），不但可以减少糖尿病的发生率，还可以减少心血管疾病的发生率。最新的IDF（国际糖尿病联盟）指南将病人"自我血糖监测"也作为生活方式干预的一部分，因为安全、有效的干预需要血糖监测作保障。